北京中医药大学特色教材

针灸推拿临床解剖实训

（供中医学、针灸推拿学、中西医临床医学等相关专业用）

主 编 薛卫国

U0302411

全国百佳图书出版单位

中国中医药出版社

·北 京·

图书在版编目（CIP）数据

针灸推拿临床解剖实训 / 薛卫国主编. -- 北京：中国中医药出版社，2024.8. --（北京中医药大学特色教材）

ISBN 978-7-5132-8899-6

Ⅰ. R24

中国国家版本馆 CIP 数据核字第 2024H6U675 号

中国中医药出版社出版

北京经济技术开发区科创十三街 31 号院二区 8 号楼
邮政编码　100176
传真　010-64405721
保定市中画美凯印刷有限公司印刷
各地新华书店经销

开本 787×1092　1/16　印张 11.75　字数 269 千字
2024 年 8 月第 1 版　2024 年 8 月第 1 次印刷
书号　ISBN 978-7-5132-8899-6

定价　49.00 元
网址　www.cptcm.com

服 务 热 线　010-64405510
购 书 热 线　010-89535836
维 权 打 假　010-64405753

微信服务号　zgzyycbs
微商城网址　https://kdt.im/LIdUGr
官 方 微 博　http://e.weibo.com/cptcm
天猫旗舰店网址　https://zgzyycbs.tmall.com

如有印装质量问题请与本社出版部联系（010-64405510）
版权专有　侵权必究

北京中医药大学特色教材

《针灸推拿临床解剖实训》编委会

主　　编　薛卫国（北京中医药大学）

副 主 编　刘佳利（北京中医药大学）

　　　　　　张　忠（北京中医药大学）

　　　　　　张立万（福建省健康管理师协会）

编　　委（以姓氏笔画为序）

　　　　　　于天源（北京中医药大学）

　　　　　　王　舜（北京中医药大学）

　　　　　　王荣国（北京中医药大学）

　　　　　　李　可（北京中医药大学）

　　　　　　陈幼楠（北京中医药大学）

　　　　　　周英奕（北京中医药大学）

　　　　　　姚斌彬（北京中医药大学）

　　　　　　鲁梦倩（北京中医药大学）

学术秘书　周英奕（北京中医药大学）

前 言

为进一步深化教育教学综合改革，依托学校一流学科和一流专业的优势与特色，全面推进适应国家发展战略需求，建设信息技术与教育教学深度融合、多种介质综合运用、表现力丰富的新形态高水平教材，北京中医药大学启动了"特色教材建设项目"。

本套特色教材以习近平新时代中国特色社会主义思想为指导，紧密结合高等教育发展和教育教学改革的新形势，按照"立德树人、以文化人"的宗旨，将教材建设与教学、科研相结合，以我校专业建设、课程建设、教育教学改革成果为依托，力争建设一批体现中国立场、中国智慧、中国价值及中医药优秀文化，符合我校人才培养目标和培养模式，代表我校学术水平的高质量精品教材，充分发挥教材在提高人才培养质量中的基础性作用。

本套特色教材从最初的立项到书稿的形成都遵循着质量第一、特色突出的原则。每一个申请项目都经过学校教学指导委员会初选，再由校内外专家组成评审委员会对入围项目进行评审，教材书稿形成后又由校内外专家进行审读，严把质量关。根据教学需要，先期推出十余本特色教材，内容涵盖中医学、中药学、中西医临床医学、针灸推拿学、护理学等专业，既有理论阐述，又有临床实践及实验操作。本套特色教材在编写过程中融入了课程思政的内容，并在融合出版方面进行了适当探索。

本套特色教材的建设凝聚了北京中医药大学多位中医药行业高等教育工作者的集体智慧，体现了他们齐心协力、求真务实、精益求精的工作作风。谨此向全体组织人员和编写人员致以衷心的感谢。尽管所有组织者与编写者竭尽心智，精益求精，本套特色教材仍有进一步提升的空间，敬请广大师生提出宝贵意见和建议，以便不断修订完善。

北京中医药大学
2023 年 11 月

编写说明

肌肉骨骼及外周神经、血管解剖在针灸推拿临床中的重要性与价值不言而喻。然而，由于教学课程设置方式和以传授知识为核心的教学方式，导致相关基础与临床、理论与实践之间产生了脱节。解剖学仅通过剖割观察解剖结构，与针灸推拿临床中的体表触摸存在明显的差异；经络腧穴学的腧穴定位主要依赖于体表平面定位，缺乏与临床相似的探穴、扣穴技能。同时，刺法灸法学、按摩推拿学、针灸治疗学等临床课程对于揣穴及解剖触摸的讲解并不详尽，缺乏针对性讲授及训练。因此，当前针灸推拿专业教学急需基于临床解剖的针灸推拿实用技能训练及教材。

本课程作为专业基础课与专业临床课之间的桥梁，旨在将理论知识与临床技能相结合，将传统腧穴与现代解剖相结合，以及将静态解剖与功能解剖相结合。课程以体表肌肉骨骼系统、周围神经、动脉等结构的"望、触、动"训练，以及揣穴、经脉经筋触摸等技能训练为主要内容。

本教材分为绪论、上篇、下篇三部分。绪论部分对本课程的教学内容、教学方法及肌肉骨骼系统总论进行了详细说明；上篇、下篇以肌肉、骨骼局部解剖为主线，融合了针灸推拿临床解剖知识，着重于望、触技能的实训，旨在贯通基础课与临床课中的体表触摸、揣穴技能教学。上篇涵盖了头、颈、胸、肩、上肢的相关内容，并从手三阴三阳的角度进行了解剖与针灸推拿相关性的阐释；下篇包括腰骶骨盆、髋及下肢的相关内容，并从足三阴三阳的角度进行了解剖与针灸推拿相关性的阐释。

本教材的特点在于，它以正常人体解剖学的骨骼、肌肉、脊神经、动脉知识为基础，融入了局部解剖学、体表解剖学、腧穴解剖学知识，构建了一个与针灸推拿临床紧密联系的交叉解剖学知识体系及触摸技能训练方法。本教材旨在帮助学生实现《解剖学》书本知识的体表触摸，实现《经络腧穴学》体表腧穴的立体揣穴，并从骨骼肌肉及外周神经系统、动脉解剖的角度，对传统经穴、经筋进行现代阐释，使学生尽快掌握针灸推拿学的解剖知识，早日步入针灸推拿的临床殿堂。

本教材的编写思路：以骨骼、肌肉局部解剖为主线，突出针灸、推拿诊疗操作中的体表触摸技能与揣穴技能，使触诊、揣穴、针刺、点穴操作与骨骼、肌肉、神经、动脉解剖紧密结合，深化学生对腧穴解剖的理解。同时，结合肌骨功能解剖学及筋膜学说，初步构建"以骨筋解剖为基础的经脉经筋体系"，强调神经血管与经脉、肌筋膜张力线与经筋之间的相关性，并通过触摸操作提高学生对经脉经筋的认识。

感谢兄弟院校李义凯、李乃奇、王志福、牛坤、李永平、范志勇、李应志、张宽等老师的鼎力支持，感谢孙红梅教授、郭长青教授、赵百孝教授对本教材的悉心指导，感谢多年来使用本校自编教材的师生们提出的宝贵意见，这些建议使本教材得以逐步完善。

《针灸推拿临床解剖实训》编委会

2024 年 6 月

目 录

绪 论 …………………………………………… 1
　第一节　针灸推拿临床解剖的定义及
　　　　　课程任务 ……………………… 1
　　一、针灸推拿临床解剖的定义 ……… 1
　　二、针灸推拿临床相关解剖学知识 … 1
　　三、针灸推拿临床解剖课程任务 …… 3
　第二节　解剖对针灸推拿的重要性 …… 3
　　一、解剖知识对中医针灸推拿理
　　　　论的支撑作用 ………………… 3
　　二、解剖在针灸推拿诊治中的重
　　　　要作用 …………………………… 4
　第三节　针灸推拿临床解剖的学习和
　　　　　研究方法 ……………………… 6
　　一、针灸推拿临床解剖教材内容
　　　　及编排 …………………………… 6
　　二、针灸推拿临床解剖学习方法 …… 7
　第四节　肌肉骨骼系统解剖概述 ……… 8
　　一、肌肉骨骼系统的组成及功能 …… 8
　　二、脊柱功能解剖概述 ……………… 11
　　三、中医筋骨理论、经脉经筋理
　　　　论与肌骨系统 ………………… 19

上篇

第一章　颈项部针灸推拿临床解剖 … 24
　第一节　颈项部概述 ………………… 24

第二节　颈项部的体表标志和体表
　　　　投影 ……………………………… 24
　　一、体表标志 ………………………… 24
　　二、体表投影 ………………………… 25
　第三节　颈段脊柱正常解剖 ………… 25
　　一、颈段脊柱骨骼肌肉解剖 ……… 25
　　二、颈部的重要神经血管 ………… 28
　　三、颈前部解剖 …………………… 31
　第四节　颈段脊柱运动 ……………… 32
　　一、颈段脊柱运动功能 …………… 32
　　二、颈椎生物力学 ………………… 34
　第五节　颈项肩背部结构触摸 ……… 36
　　一、项部骨性触摸 ………………… 36
　　二、颈项部肌肉触摸 ……………… 37
　　三、颈项部神经及动脉触摸 ……… 38
　第六节　颈项部常用腧穴解剖触摸
　　　　举隅 ………………………………… 39

第二章　头部针灸推拿临床解剖 …… 43
　第一节　头部概述 …………………… 43
　第二节　头部的体表标志和体表
　　　　投影 ……………………………… 43
　　一、体表标志 ……………………… 43
　　二、体表投影 ……………………… 44
　第三节　头部正常解剖结构 ………… 45
　　一、头部骨及骨连结 ……………… 45
　　二、头部肌肉 ……………………… 46
　　三、头部重要神经血管 …………… 47
　　四、翼腭窝解剖 …………………… 49

第四节　头部结构触摸·············49
一、颅骨骨缝触摸·················49
二、骨关节肌肉触摸···············49
三、神经血管触摸·················50
第五节　头部常用腧穴解剖触摸
举隅·····················50

第三章　胸背部针灸推拿临床
解剖·················54
第一节　胸背部概述···············54
第二节　胸背部的体表标志和体表
投影·····················54
一、背部体表标志·················54
二、胸部体表标志·················55
三、胸背部的解剖标志线···········55
第三节　胸廓正常解剖与功能·······55
一、胸廓解剖·····················55
二、胸背部肌肉···················58
三、胸背部重要神经血管···········59
第四节　胸廓的运动···············60
第五节　胸背部结构触摸···········61
一、背部结构触摸·················61
二、胸部结构触摸·················63
第六节　胸背部常用腧穴解剖触摸
举隅·····················63

第四章　肩部针灸推拿临床解剖······66
第一节　肩部概述·················66
第二节　肩部的体表标志和体表
投影·····················66
第三节　肩部正常解剖结构·········67
一、肩部骨骼肌肉解剖·············67
二、肩部重要神经血管·············71
第四节　肩复合体的运动···········71
第五节　肩部解剖结构触摸·········73
一、肩部骨性结构触摸·············73

二、肩肱关节肌肉触摸·············73
三、肩关节复合体相关肌肉
触摸·····················74
第六节　肩部常用腧穴解剖触摸
举隅·····················75

第五章　臂肘前臂腕手部针灸推拿
临床解剖···············77
第一节　臂肘前臂腕手部概述·······77
第二节　臂肘前臂腕手部体表标志和
体表投影·················77
一、体表标志·····················77
二、体表投影·····················78
第三节　臂肘前臂腕手部解剖·······78
一、臂肘前臂腕手部骨骼肌肉
解剖·····················78
二、上肢重要局部解剖结构及重
要神经血管···············83
第四节　臂肘前臂腕手部运动·······85
一、肘关节运动···················85
二、腕关节运动···················85
三、掌指及指间关节运动···········85
第五节　上肢部结构触摸···········86
一、上肢部体表标志触摸···········86
二、上肢骨骼触摸·················87
三、上肢肌肉触摸·················87
四、上肢神经干及动脉触摸·········88
第六节　上肢常用腧穴解剖触摸
举隅·····················89

第六章　颈胸肩上肢功能解剖的
整体性·················93
第一节　上交叉综合征·············93
第二节　肌筋膜链与经筋···········94
第三节　手经脉经筋解剖阐释·········96

下篇

第七章　腰骶骨盆部针灸推拿临床
　　　　解剖 …………………… 100
　第一节　腰骶骨盆部概述 ………… 100
　第二节　腰骶骨盆部的体表标志和
　　　　　体表投影 ……………… 101
　　一、体表标志 ………………… 101
　　二、体表投影 ………………… 101
　第三节　腰骶髂部正常解剖 ……… 102
　　一、腰骶骨盆骨骼肌肉解剖 … 102
　　二、腰骶髂部重要神经血管 … 106
　第四节　腰骶髂的稳定与运动 …… 108
　第五节　腰骶髂部结构触摸 ……… 109
　　一、腰骶髂部骨性触摸 ……… 109
　　二、腰骶髂部肌肉触摸 ……… 110
　第六节　腰骶髂部常用腧穴解剖触摸
　　　　　举隅 …………………… 110

第八章　髋部针灸推拿临床解剖 …… 114
　第一节　髋部概述 ………………… 114
　第二节　髋部体表标志及体表投影 … 114
　第三节　髋部解剖 ………………… 115
　　一、髋部骨骼肌肉解剖 ……… 115
　　二、髋部血供、神经及局部解剖 … 119
　第四节　髋关节的稳定与运动 …… 121
　　一、髋关节的稳定性及负重静
　　　　力学 …………………… 121
　　二、髋关节运动学 …………… 123
　第五节　髋股部结构触摸 ………… 125
　　一、臀部结构触摸 …………… 125
　　二、腹股沟区结构触摸 ……… 126
　第六节　髋部常用腧穴解剖触摸
　　　　　举隅 …………………… 126

第九章　腹部针灸推拿临床解剖及
　　　　核心稳定 ……………… 129
　第一节　腹部概述 ………………… 129
　第二节　腹部的体表标志和体表
　　　　　投影 …………………… 129
　　一、体表标志 ………………… 129
　　二、腹部分区 ………………… 130
　第三节　腹部正常解剖结构 ……… 130
　　一、腹壁肌肉 ………………… 130
　　二、腰腹核心稳定及下交叉综
　　　　合征 …………………… 131
　第四节　腹部解剖结构触摸 ……… 132
　第五节　腹部穴位解剖触摸举隅 … 133

第十章　股膝部针灸推拿临床
　　　　解剖 …………………… 136
　第一节　股膝部概述 ……………… 136
　第二节　股膝部体表标志和体表
　　　　　投影 …………………… 136
　　一、体表标志 ………………… 136
　　二、体表投影 ………………… 137
　第三节　股膝部解剖 ……………… 137
　　一、股膝部骨骼肌肉解剖 …… 137
　　二、股膝部周围神经血管及局部
　　　　解剖结构 ……………… 140
　第四节　膝关节运动功能 ………… 142
　　一、髋膝下肢力线及膝关节稳
　　　　定性 …………………… 142
　　二、胫股关节运动功能 ……… 142
　　三、髌股关节运动功能 ……… 144
　第五节　股膝部解剖结构触摸 …… 145
　　一、膝部骨性结构触摸 ……… 145
　　二、股膝部肌肉触摸 ………… 146
　第六节　股膝部常用腧穴解剖触摸
　　　　　举隅 …………………… 147

第十一章　小腿踝足部针灸推拿
　　　　　临床解剖 ················· 150
　第一节　小腿踝足部概述 ········· 150
　第二节　小腿踝足部体表标志和体表
　　　　　投影 ··················· 150
　第三节　小腿踝足部解剖 ········· 151
　　一、小腿踝足部骨骼肌肉解剖 ··· 151
　　二、小腿踝足部神经血管 ······· 154
　第四节　踝足关节运动 ··········· 155
　　一、踝关节运动 ··············· 155
　　二、足部关节运动 ············· 156
　　三、踝足部关节运动相关肌肉 ··· 156
　第五节　小腿踝足部结构触摸 ····· 157
　第六节　小腿踝足部腧穴解剖触摸
　　　　　举隅 ··················· 158

第十二章　髋膝踝足下肢功能解剖
　　　　　的整体性 ··············· 162
　第一节　步态分析介绍 ··········· 162
　　一、行走的运动学描述 ········· 163
　　二、行走中的下肢运动链 ······· 164
　第二节　颈胸腰下肢肌筋膜链及足经
　　　　　筋解剖阐释 ············· 167
　　一、对经脉经筋系统的重新认识 ·· 167
　　二、腰骨盆下肢的骨筋脉体系 ···· 168
　　三、意拳撑抱桩的形气神 ········ 171

附录　针灸推拿临床解剖实训内容
　　　及触摸视频 ················· 173

主要参考书目 ····················· 176

绪　论 ▷▷▷▷

第一节　针灸推拿临床解剖的定义及课程任务

一、针灸推拿临床解剖的定义

针灸推拿临床解剖是与针灸推拿临床紧密相连的解剖学知识体系及其临床应用，旨在为针灸推拿提供解剖学上的有力支撑。

人体解剖学是专门探究正常人体形态结构的科学领域。其中，大体解剖学和局部解剖学主要通过刀具剖割和肉眼直接观察进行研究，这为深入学习其他基础医学和临床医学领域奠定了坚实的基础。然而，不同的临床学科和专业往往需要更为详尽的解剖学知识以及各自独特的研究手段，以满足各自学科的临床需求。正因如此，临床解剖学得以兴起。临床解剖学是与临床实践紧密相连的解剖学体系。

二、针灸推拿临床相关解剖学知识

针灸推拿临床所涉及的相关解剖知识，主要涵盖与针灸推拿临床常见疾病的诊断与治疗紧密相关的解剖知识，这些知识贯穿于中医外治法的针灸推拿临床的各个环节，如诊断过程中的望诊、触诊，穴位的体表定位、揣穴，以及针刺、手法作用部位的相关解剖等。

（一）体表标志

在人体体表，我们能用肉眼观察到或用手触摸到的骨性突起、凹陷、肌肉轮廓及皮肤皱纹等，都被称作体表标志。利用这些体表标志，我们可以判断体内血管和神经的走向，确定内部器官的位置、形态和大小。它们不仅可作为临床检查、治疗的参考，还是针灸腧穴定位的重要标志，具有非常重要的实用价值。根据皮肤纹理如横纹、发际线等所确定的腧穴位置，与根据肌骨体表标志所确定的腧穴位置可能有所不同，但两者在临床上均可根据实际情况灵活应用。

腧穴位置的准确确定，主要依赖体表标志。我们既可以在体表标志的局部直接取穴，即采用体表标志法；也可以在距离标志较近的部位，用手指同身寸进行度量。对于距离标志较远的部位，则可在两个标志之间按一定比例折算距离，这通常使用骨度分寸法表示。因此，在针灸推拿临床中，体表标志对于腧穴的体表定位是必不可少的知识。

此外，艺术体表解剖学也对针灸推拿医生了解人体体表解剖结构大有裨益。例如，体表所见的突起可能是由丰富的皮下脂肪造成的，也可能是由于肌肉的隆起；而骨突部位在体表可能呈现为突起，也可能表现为凹陷。

（二）体表解剖结构及层次

《灵枢·经脉》云："骨为干，脉为营，筋为刚，肉为墙，皮肤坚而毛发长。"从解剖结构及功能两方面很好地描述了人体除脏腑之外的外在组成。五体"筋、脉、肉、皮、骨"等人体外在结构被称为内在五脏的外显。

筋以束骨，全身各骨借关节相连，形成骨骼，构成坚硬的骨支架，支持体重，保护内脏，赋予人体基本形态。筋肉附于骨，构成人体的基本轮廓。骨肉之外附以皮肤，形成人体的鲜活外观。而脉行于分肉之间，通行血气，渗灌滋养皮、肉、筋、骨。

《素问·皮部论》云："皮有分部，脉有经纪，筋有结络，骨有度量，其所生病各异。"就外经病而言，其病有皮部、经筋、经脉、络脉、骨等不同病变；就脏腑病而言，其病形诸外者，可表现于皮部、经筋、经穴、络脉、骨等不同层次。作为疾病诊察部位，体表不但可反映局部病变，还可反映整体及脏腑病变。

同时，针灸推拿在人体体表的刺激可能作用于体表的不同解剖层次及结构，从而产生具有特异性的调节作用。酸、麻、胀、重可能是不同解剖结构受到刺激后的特有感觉，也可能投射于特异性中枢部位，产生不同的调节作用。

因此，从疾病诊察与治疗两方面而言，针灸推拿医师需要对体表结构有深入了解。人体体表解剖层次分为皮肤、皮下组织、深筋膜、骨骼肌和骨骼，其中还有血管和淋巴管、神经和神经末梢。

（三）肌肉骨骼系统局部静态解剖及运动功能解剖

肌肉骨骼系统及其表面皮肤是中医针灸推拿经穴的所在，它们不仅是疾病反应的部位，也是治疗时的刺激部位。在临床诊断中，望诊、触诊、动诊等与其紧密相关，而在临床治疗中，取穴、针刺、手法等操作，都需要医生对相关解剖知识有深入了解。针灸推拿在治疗肌骨病症方面的优势在于能够调节其局部及整体功能，因此，动态解剖及运动解剖在临床诊治中显得尤为重要。

作为针灸推拿临床的主要病症，肌肉骨骼系统病症的诊断与治疗基于肌肉骨骼系统的解剖、生理、病理知识。对肌肉骨骼系统解剖的深刻理解是诊治这类病症的基石。在针灸推拿治疗中，患者通常处于静态体位以接受针刺和推拿治疗。然而，也有在针刺、推拿治疗过程中需要患者主动或被动运动的情况，治疗后还需指导患者纠正姿势并进行功能锻炼。不良姿势导致的关节、肌肉不平衡及张力改变，都可以通过望诊和触诊来明确识别，这为针灸推拿的诊治提供了有力的评估诊断依据。

关节的局部静态解剖涉及组成关节的骨端、关节囊、韧带及其周围的肌肉，而动态解剖则关注关节运动时骨与骨之间的相对位移以及周围相关运动肌肉的功能状态。静态和动态解剖都包括标准体位、运动轴面的关节组织关系及状态，同时也涉及非标准体位的组织关系和状态，特别是患者出现疼痛、功能障碍时，以及接受针刺推拿特殊体位时的组织关系和状态。

（四）肌肉骨骼系统解剖的整体认识

随着核心稳定、肌肉平衡、体态评估、步态分析、肌筋膜链等理论的提出，临床医生越来越重视肌肉、骨骼系统的整体性，这为经脉经筋及穴位解剖和功能提供了重要的结构及功能阐释素材。肌肉骨骼系统的结构与功能整体性同样隶属于动态功能解剖范畴，然而，它与肌肉骨骼系统的局部解剖及功能分属不同的层面。此外，我们还需考虑肌肉骨骼系统组织的神经感知与支配，以及肌肉骨骼系统组织的血液供应情况。在针灸推拿临床实践中，我们需要对肌肉骨骼系统从点、线、面到立体的解剖结构与功能有全面的认知。

综上所述，肌肉骨骼系统及其相关的神经系统、脉管系统将成为针灸推拿临床解剖研究的主要对象。

三、针灸推拿临床解剖课程任务

《针灸推拿临床解剖实训》课程是在系统解剖学、局部解剖学及经络腧穴学等学科知识的基础上，采用望、触、动为主要学习研究方法，致力于将解剖学知识转化为针灸推拿的临床技能，从而满足刺法灸法学、针灸治疗学、按摩推拿学对解剖学、经筋、经脉、穴位知识的需求。本课程充当了沟通针灸推拿基础学科与临床学科的桥梁。

本课程的主要内容为人体体表标志及相关骨骼、肌肉、神经、血管的触摸，以及经脉、经筋、穴位揣摸，旨在引导学生构建起以骨筋解剖为基础的经脉经筋知识体系。课程重点讲解人体的正常组织结构，特别是肌肉骨骼系统，同时探讨支配和供应肌肉骨骼系统的神经和血管。在温习肌肉骨骼系统、外周神经、动脉大体解剖之后，我们将分部位详细阐述与针灸推拿临床密切相关的解剖知识，特别强调体表骨性标志及骨骼肌的触摸技巧，以及关节局部与整体的功能解剖。同时，在回顾经络腧穴基础知识的基础上，本课程将深入探讨经穴经筋的揣摸与局部解剖之间的内在联系。

第二节　解剖对针灸推拿的重要性

一、解剖知识对中医针灸推拿理论的支撑作用

针灸推拿临床解剖作为一门交叉学科，不仅为针灸推拿的临床诊断与治疗提供了坚实支撑，同时也为探索中医针灸推拿的理论内涵指明了方向。

近年来，中医学理论研究明确指出，中医具备解剖学与形态学的基础。无论是脏腑，还是经脉、经筋，它们都是实体与功能的综合体。《灵枢·经水》有云："夫八尺之士，皮肉在此，外可度量切循而得之，其死可解剖而视之。"由此可见，解剖知识在构建中医针灸推拿理论体系中扮演着不可或缺的角色。

《灵枢·海论》云："夫十二经脉者，内属于脏腑，外络于肢节。"多年来对经络实质的研究并未发现除神经、血管、淋巴管等现有解剖结构之外的特殊结构。实际上，神经血管的结构与功能可以被用来解释经络现象。经络的概念经历了一个从"血脉"到"经脉"的演变过程，这表明经络理论并非完全是抽象或功能性的概念。中医经典中的解剖类描述采用了与现代解剖、形态不同的名词与思路，这可能关注的是与实体结构不同的"虚空"部分。同时，组织间液通道也被用于解释经络的结构。

经筋理论在针灸推拿理论中占据举足轻重的地位，与肌筋膜等肌肉骨骼系统的软组织有着紧密的联系。从解剖学的角度来看，经脉是无形的、难以捉摸的。然而，我们可以清晰地看到并触摸到分布于经脉周围的肌肉、肌腱和韧带等经筋结构。当然，若将神经血管束视作经脉，那么我们同样能够触摸到位于肌肉间隙的神经干和动脉。肌肉软组织的解剖学为经筋理论提供了宝贵的补充。不过，相较于肌肉软组织解剖学理论，经筋理论目前还显得不够明晰。《灵枢·刺节真邪》曰："一经上实下虚而不通者，此必有横络盛加于大经之上，令之不通，视而泻之，此所谓解结也。"解除"横络""结筋"，可改善经脉、经筋病候。

二、解剖在针灸推拿诊治中的重要作用

针灸推拿所作用的部位必须准确，针灸推拿是触诊诊断与治疗艺术的完美结合。只有确保刺激的部位准确无误，方能取得预期疗效。要想掌握针灸推拿的专业知识与基本实践技能，需将中医与西医学的基础知识与基本技能融会贯通。

（一）经络腧穴诊察与体表解剖学

经络腧穴理论乃针灸推拿学的基石。传统中医学认为，针灸推拿所作用的是人体的经络腧穴系统。经络、腧穴，这些人体脏腑气血输注于体表的特殊所在，亦是疾病在体表的敏感反应之处。因此，对某些经络、腧穴的细致诊察，可成为疾病诊断的有力辅助。医者以手触摸患者体表、肢节，实现对局部乃至整体病情的初步诊察。同时，此过程还有助于穴位的精准选取以及结筋痛点的及时发现。正如《灵枢·刺节真邪》所云："用针者，必先察其经络之虚实，切而循之，按而弹之，视其应动者，乃后取之而下之。"

诊察经络腧穴之异常，方法虽多，望诊与触诊却最为医者所常用。在详询患者病情之后，医者便可初步判定其病症可能涉及哪些脏腑、经脉。尔后，循相关经脉、腧穴进行望诊与触诊。望诊时，医者或可见到皮肤色泽之变化、瘀斑、瘀点、丘疹、脱屑、肌肉隆起或凹陷等表象；触诊时，则能感到局部压痛、硬结、条索状物、温度变化以及肌肉的虚实等变化。由此，医者便可判断人体经络气血的失衡状况，以及相关脏腑经脉的病情变化，进而为疾病诊断提供重要参考。这恰如《灵枢·官能》所述："察其所痛，左右上下，知其寒温，何经所在。"经络腧穴的诊察，要求医者不仅要熟悉体表解剖，更要能够洞察常态与病态，从而精准地发现病理变化。

经络腧穴不仅是气血输注的重要部位，同时，当人体生理功能出现失调时，它们

也成为邪气侵袭之所。在防治疾病的实践中，这些穴位又是针灸和按摩治疗的关键刺激点。现代中医学将其解释为"体表与内脏相关"理论，即体表作为内脏状况的反应区域，内脏疾病往往会在体表产生相应的反应。当用手触摸时，会感受到某些经络腧穴部位出现酸胀感，这些部位可能是内脏疾病的体表反应点，也可能是局部损伤点。

（二）针灸推拿治疗与体表解剖学

通过针刺、按摩等手段对腧穴进行刺激，可有效激发经络的经气，进而疏通经脉、调和气血。同时，这种刺激能够通过经气的运行将治疗信息传达至内脏，对内脏产生调整作用，使阴阳恢复平衡、脏腑功能调和，最终达到扶正祛邪的治疗效果。针灸推拿治疗特别强调得气的重要性，当穴位处出现酸、麻、胀、痛等感觉，并可沿着经络传导至病变部位时，我们称之为"循经感传"。在针灸推拿过程中，若出现循经感传且气血通畅，往往预示着良好的治疗效果。

"有诸内，必形诸外"，这一观点体现了针灸推拿的学科特色之一，即对疾病体表反应进行确切的体察。作为中医学的外治法，针灸推拿通过对局部及远端经穴的刺激，能够产生局部乃至整体的调节作用。而对穴位的刺激，无疑是针灸推拿的另一大学科特色。穴位之"探"与穴位之刺，均是针灸推拿临床中的关键环节，其中涉及大量的解剖学知识。针灸推拿作用的部位主要包括皮下结构、肌肉骨骼系统的软组织以及相关的神经血管结构，这些都有助于穴位的准确探取与刺法选择。在针灸取穴时，我们讲究"探穴"，即首先在体表确定穴位的大致位置，然后通过手的触诊去揣、扪、循，以找到穴位的准确位置。按摩推拿则讲究"循经络，点穴道"，即沿着经络逐步进行按摩，当感觉到异常或患者表示有酸痛、不适时，便可在这个点进行重点按摩。因此，针灸推拿实际上是触诊与治疗的有机结合与统一。在触摸、感知穴位的基础上实施精准刺激。

当针刺按摩手法作用于人体时，我们究竟刺激到了什么？根据现代解剖学的知识，我们刺激的主要是皮肤、皮下组织、肌肉、肌腱、血管、神经干以及深层的骨膜和关节等结构。通过这些刺激，针灸按摩腧穴能够通过人体的神经内分泌免疫调节网络产生广泛、多层次、多系统的生理效应和治疗作用。

穴位究竟是何物？穴位，乃气血汇聚之地，而穴位下的解剖结构则为其赋予了可探寻之形，使得针灸推拿中的揣穴技艺成为人人可学的技能。经穴的解剖结构对针刺手法具有重要的指导意义。深入了解穴位下的解剖结构，不仅有助于我们精准地定位穴位（即揣穴），还能助力针刺时得气并引发循经感传现象。穴位并非简单的体表点状标示，而是一个立体的解剖空间。深入了解穴位下的解剖，可以让我们从不同方向、不同深度对同一穴位进行针刺，进而激发出不同的针感，获得各异的针刺效果。掌握穴位下的解剖知识，就如同庖丁解牛般游刃有余，使得针灸推拿者的手法更加娴熟；同时，这一知识还能为针刺危险穴位提供安全保障。

综上所述，针灸推拿临床的诊断与治疗都离不开系统且精准的解剖知识。作为针灸推拿专业的学生，掌握针灸推拿的基本理论与实操技能至关重要，而解剖知识及其在触诊、针对性治疗中的应用，无疑是这些基本理论与技能中不可或缺的一部分。

（三）中西医结合是提高学生针灸推拿专业技能的有效途径

针灸推拿学科中，中西医知识具有相辅相成的统一性。针灸推拿中"点"的选取，既源于中医学的经穴理论，也融合了西医学的解剖学知识，实现了中医经穴与西医解剖的完美结合，同时也是解剖学基础与临床实践的紧密结合。

从中医学的角度来看，针灸推拿与经络、腧穴以及经筋密不可分。这些中医学的概念都是对人体结构与功能的深入描述。然而，从西医学的角度来认识人体，则运用了一套不同的概念体系，即西医学的解剖、生理和病理概念。尽管这两套概念体系在表述上存在差异，但它们所描述的都是同一个人体。因此，对于同一种结构或功能的描述，其本质并无二致，不同的仅仅是表述的术语而已。例如，中医所说的经筋，在西医学的概念中，大致对应于肌肉、肌腱、筋膜、关节盘、关节囊、神经干等结构。

医生的手下感觉，通常指的是医生通过触诊所获得的感觉。医生借助触诊，能够确定骨骼、肌肉、脏器等正常结构的位置和状态，并能准确辨别患处的异常变化，如关节韧带和肌肉的肿胀、增生粘连等。正如《医宗金鉴》所言："知其体相，识其部位。"医生的手感敏锐，便可通过触诊及时发现患者的病变。

中西医知识在针灸推拿临床诊断与治疗中是相辅相成的。首先，临床诊断与经穴、解剖紧密相连。在针灸推拿的诊疗过程中，从接诊患者的那一刻起，医生就会详细询问患者的症状，仔细检查患者的体征，精确寻找局部的压痛点，并细心体会筋肉的张弛和骨骼的位置，从而得出准确的诊断。这一诊断过程要求医生必须熟知人体的经穴和解剖结构。其次，临床治疗与经穴、解剖的关系同样紧密。治疗的效果往往通过经穴刺激来实现，而明确的解剖知识则让医生在治疗时更加胸有成竹。对体表解剖不同结构的精准刺激，会引发不同的针感，进而产生不同的治疗效果。

第三节　针灸推拿临床解剖的学习和研究方法

一、针灸推拿临床解剖教材内容及编排

《针灸推拿临床解剖实训》课程以《正常人体解剖学》为基础，采用局部解剖学体例编排，深入阐释针灸推拿临床相关的解剖知识。本课程着重强调局部体表标志、体表投影、肌肉的起止与功能，以及其触摸方法，特别突出腧穴与局部肌肉骨关节解剖的内在联系，并深入解析运动状态下的动态解剖，从而构建一个立体且动态的解剖框架，初步搭建起"以骨筋解剖为基础的经脉经筋体系"。因此，学习针灸推拿解剖学，首要任务是掌握相关知识，复习并巩固正常人体解剖学的相关内容，以局部解剖为核心，全面了解人体各部位由浅至深的组成结构及其空间关系。同时，强调理论与实践的结合，即从体表观察并触摸到体表标志、骨骼肌肉、动脉、神经乃至脏腑，深入体会局部腧穴与解剖结构之间的联系，理解局部运动时解剖结构的相互关系及其变化，以及整体运动时解剖结构之间的协调与影响，从而提升对经络腧穴及经筋的认知。

针灸推拿临床所涉及的相关解剖知识，主要聚焦于与针灸推拿临床常见疾病的诊断与治疗密切相关的解剖内容，凸显针灸推拿作为中医外治法的独特临床特色。这包括对体表望诊、触诊以及治疗部位的解剖知识要求。在学习过程中，应适当参阅《体表解剖学》《局部解剖学》《功能解剖学》《断层解剖学》《影像解剖学》等专业书籍与图谱，同时结合尸体解剖标本、塑化解剖标本以及解剖 3D 软件等辅助工具进行深入学习。

二、针灸推拿临床解剖学习方法

针灸推拿临床实践与解剖学紧密相连，并在临床操作中频繁应用。然而，为了更精确地整合和系统化本课程知识，我们仍需综合运用多种研究方法进行深入探究。

现阶段，本课程主要采用望诊、触诊、动态观察和影像学等研究手段，这些手段特别适用于肌肉骨骼系统以及穴位触摸的学习。"知常达变"，即只有深入了解正常人体的解剖知识，熟练掌握观察和触摸体表解剖标志及结构，才能为临床中的望诊、触诊（包括静态触诊和动态触诊）、动诊（包括主动运动和被动运动）、影像诊断，以及针刺、点穴、拨筋、正骨等提供坚实的解剖基础和技术储备。

（一）望

望，包括望局部与整体，基于对体表解剖和体态姿势的熟知，通过肉眼观察局部肌肉的轮廓、皮肤皱纹，并审视邻近及全身形态。

教材中各章节均涉及局部境界与分区、体表标志及投影，建议主要通过望，辅以触摸，以辨识体表解剖结构。考虑到皮下脂肪的存在，所观察到的体表形态实为骨骼、肌肉与脂肪的综合轮廓。体型较瘦者，其体表的骨性和肌肉标志更为明显。体态姿势包括标准解剖姿势、各种体位及动态姿势。体位和运动的变化都会影响体表轮廓，因此，在观察局部和整体时，需结合肌肉收缩、关节运动及特殊体态。

望诊最好在自然光下进行，采取合适体位，并充分暴露观察部位。鉴于肌肉骨骼系统的关联性，观察局部时也应显露相关部位。如检查上肢和肩胛带时，需显露上半身；检查脊柱、骨盆和下肢时，宜完全显露。

判断体态姿势是否正常，主要依赖望诊。从侧面可观察脊柱的颈曲、胸曲、腰曲和骶曲。考虑到人体的左右对称性，望诊时常需左右对比。

（二）触摸

触摸需建立在对局部解剖结构的深刻理解之上，通过手感去探知各层次解剖结构的形态、大小和张力等特性。

解剖层次由浅至深包括皮肤、皮下组织（即浅筋膜，内含疏松结缔组织和脂肪组织）、深筋膜、骨骼肌、神经、血管和骨骼。深筋膜由致密结缔组织组成，包裹体壁、四肢肌肉、神经和血管等，深入肌群间并附着于骨面，还包绕神经、血管形成神经血管鞘。在手腕和脚踝处，深筋膜增厚形成支持带；在体内特定区域，它还增厚形成韧带。

由于解剖结构在深度、大小、质地和张力上存在差异，触摸时通常能清晰辨别四肢和体壁的不同结构及其相邻关系。体表骨性标志常可直接触及。在肌肉较薄区域或肌肉间隙，配合关节活动，常可触到骨关节连接处或骨骼局部。肌肉具有一定弹性，确定肌肉起止点后，连接这两点即可触到其间的肌腱和肌腹，在肌肉收缩时尤为明显。了解动脉在体表的投影后，可在体表摸到动脉搏动。同样，掌握神经在体表的投影后，可在肌肉或骨骼间隙摸到条索状物，稍做按压或拨动即会产生远端麻木感。依据腹腔内脏器在体表的投影，施加适当压力可摸到内部器官的位置、形状和大小。

触摸能力是临床触诊与手法操作之根本，对针灸推拿专业的学生至关重要。熟练触摸正常解剖结构后，若能触及异常大小或质地的结构，便可辅助临床诊断。此外，触摸在手法操作中还有助于精确定点。针刺揣穴为针灸推拿之核心技艺。"知针者信其左，不知针者信其右"，道出了针刺的精髓。推拿点穴前，揣、按得穴亦不可或缺。

（三）动

在活动时结合望诊与触诊，能更清晰地感知动态结构。在特定体态下，肌肉收缩会使体表形态更明显，便于观察和触摸。肌肉收缩驱动骨关节运动时，关节骨端的触感会更为显著。相较于标准解剖姿势，不同姿态和运动状态下的解剖结构会有显著变化，因此采用望触手段所得的信息也会有所不同。

"动"包括主动运动和被动运动，两者均可与望诊、触诊结合，以深入研究和理解肌肉关节的解剖结构。主动运动或抗阻力运动更适用于观察肌肉形态和肌力，而被动运动则更便于触摸关节骨端和观察关节的活动范围与幅度。

"动"还可分为局部运动和整体运动。局部运动主要是指单关节的活动，而整体运动可能涉及单个运动链上的多个关节，或是多条肌筋膜链的协同活动。在肌肉收缩运动时，我们可以通过观察和触摸来感知其起止点和肌腹的动态变化，同时在整体运动时，也能观察和触摸到肌筋膜链的变化情况。

（四）影像学方法

"司外揣内""外治"乃中医针灸推拿之独特诊疗方法，而 X 线、CT、MRI 及肌骨超声等非侵入性检查手段，则为人体解剖研究提供了便捷之途。X 线平片可清晰呈现骨结构、关节及其间隙；CT 检查能更详尽地展示椎骨、椎间盘与脊髓。MRI 检查对于椎间盘、脊髓及脏器的显现更具精确性。近年来，肌骨超声在临床中的广泛应用，为针灸推拿相关解剖学习提供了优良平台。

第四节　肌肉骨骼系统解剖概述

一、肌肉骨骼系统的组成及功能

（一）肌肉骨骼系统组成

肌肉骨骼系统由骨、骨连结和骨骼肌构成，约占成人体重的 60%。

骨是人体的硬性支架，骨连结则包括关节软骨、关节囊、韧带等，是维持骨支架稳定的关键结构。肌肉，这一软性结构，在收缩时不仅产生运动，其肌腱部分附着于关节周围，也起到稳定作用。骨架由骨与骨连结组成，在肌肉收缩时实现运动。换言之，骨作为支架在运动中如杠杆般工作，关节是运动的中心点，而骨骼肌则是产生动力的器官，堪称运动的引擎。

在神经系统的控制下，骨骼肌进行收缩和舒张。收缩时，它以关节为支点，拉动骨骼改变位置，从而产生运动。骨骼与肌肉间的血管对肌肉骨骼系统的功能也至关重要，它确保了系统新陈代谢的正常运转。肌肉骨骼系统与其中的神经、脉管组织共同形成一个结构与功能相统一的整体，并且与中枢神经系统、脉管系统紧密相连。无论是骨、关节、骨骼肌，还是相关的神经、血管，任何部分的故障或功能失调，都会导致肌肉骨骼系统整体功能的紊乱。

（二）对肌肉骨骼系统运动功能的描述和解析——运动学与动力学

姿势维持乃肌肉骨骼系统之关键功能，然而运动实为人体之常态。即便在站立、端坐之时，肌肉筋膜亦保持某种主动或被动的张力状态。肌肉骨骼系统的生物力学基础知识，常用于阐述该系统的正常功能，并用以分析劳损性、退变性肌骨病症的发病机制。运动学主要研究骨骼与关节的运动规律，而动力学则探讨力对人体之作用，即引发或阻止运动的力。

1.骨运动学及关节运动学

人体运动主要通过四肢与躯干的旋转实现，骨运动学与关节运动学则精准地描绘了这些运动。

骨运动学详尽描述了四肢或躯干如何绕着各自的旋转轴在冠状面、矢状面或水平面内运动。具体可表现为绕矢状轴在冠状面内的内收与外展、绕冠状轴在矢状面内的屈曲与伸直，以及绕垂直轴在水平面内的内旋与外旋。

此外，骨运动学还涉及关节远端骨面相对于近端骨面的旋转运动学，以及关节近端骨面相对于远端骨面的旋转运动学。例如，"屈膝"动作即描述了股骨与胫骨间的相对运动。若进一步阐述，可以是胫骨绕股骨旋转，或股骨绕胫骨旋转。当前，有专家运用"开放运动链"与"封闭运动链"理论来描述身体关联部位的运动。所谓运动链，指的是相关联的多个身体部位的连接。"开放"与"封闭"之区分，主要在于四肢末端是否稳固。在"开放运动链"中，末端自由；而在"封闭运动链"中，末端稳固，其近端关节则可自由活动。如屈膝动作，可以股骨固定而胫骨自由活动，亦可胫骨固定而股骨自由活动。

关节运动学则专注于关节面之间的运动描述。关节面间存在三种基本运动形式：滚动、滑动与旋转。以肩关节为例，当肱骨外展时，肱骨头会沿着肩胛骨关节盂的浅槽滚动；同时，为保证肱骨头稳固于关节盂内，肱骨头会向下滑动。当肩关节外展至90°后进行内旋或外旋时，即发生肱骨头在关节盂上的旋转。值得注意的是，关节在紧缩位与松弛位时，其关节面的运动特性有所不同。通过滚动、滑动、旋转等概念来描述关节面之间的运动，有助于我们将关节处的运动概念化，并已广泛应用于指导关节及其周围结缔组织损伤的手法治疗。

2. 骨骼关节运动的受力分析

力能产生、停止或改变运动，而肌肉产生的力是推动人体运动或保持静止的动力源。因此，深入研究肌肉骨骼系统的运动功能，必然涉及对骨骼关节的受力分析。

为便于阐述，我们通常将影响肌肉骨骼系统运动或稳定性的主要力量分为内力和外力两大类。内力主要由身体内部结构产生，其中肌肉主动收缩力是主导，同时也包括关节周围连接组织在受拉伸时所产生的抵抗力，即张力。外力则指的是来自身体外部的力，例如重力和负重。

力矩，作为一种使物体产生旋转的力，它作用于与特定旋转轴相垂直的平面内。力矩会驱动物体绕旋转轴旋转，而没有力臂的力则会使物体进行线性移动。

在与特定旋转轴垂直的平面内，可能同时存在多个力矩。内力矩是由肌肉收缩力与其力臂的乘积得出，而外力矩则是外力（如重力）与其力臂的乘积。当内外力矩不平衡时，关节会发生旋转；而当它们平衡时，关节则处于稳定状态，这被称为静态旋转平衡。人体的运动和姿势都依赖于内力矩与外力矩之间的瞬时协调，而主导方向和程度则由更具影响力的力矩所决定。

张力是与拉力相对的抵抗力。主动肌与拮抗肌常交替收缩以产生拉力，并同时形成有益的张力对抗，从而确保人体关节的流畅运动和灵活性。

关节的平衡通常是多块肌肉收缩力和张力的综合体现。肌肉的收缩可以对抗重力，从而维持人体或特定姿势的平衡状态。

3. 肌肉收缩的种类

正常肌肉具有三种收缩方式，分别是等长收缩、向心收缩与离心收缩。

等长收缩即肌肉收缩但其长度维持恒定。在此过程中，关节内力矩与外力矩达到平衡，无肌肉缩短现象，关节亦无旋转动作。

向心收缩指肌肉收缩并明显缩短，从而产生拉力。当关节的内力矩超越外力矩时，可促使关节更快地朝肌肉收缩的方向旋转。

离心收缩则表现为，肌肉虽收缩并产生拉力，但并不缩短，反而因遭遇更强大的力量而被拉长。此时，关节的外力矩占据优势，导致关节沿此较大的外力矩方向旋转。

在离心收缩中，肌肉并未缩短反而被拉长，因此我们更倾向于使用"激活"这一术语，而非"收缩"。

4. 肌肉运动功能力学分析

肌肉运动功能的描述通常以关节中立位为基准，且参照关节近端骨节面。例如，在肩肱关节中，当肩胛骨固定时，肌肉收缩可使肱骨在冠状面进行内收和外展，在矢状面进行屈曲和伸展，在水平面进行内旋和外旋。

在探讨肌肉骨骼系统的运动功能时，需依据具体情况进行深入分析，特别是关注肌肉被激活时关节的解剖学位置。首要步骤是确定关节的活动自由度，即其能够在哪些平面上运动。一块肌肉有能力在所有运动平面上驱动相关关节进行运动。接下来，需分析该肌肉在特定平面上的旋转轴及其力臂。以三角肌后束对肩肱关节的运动功能为例，我们首先要明确肩肱关节能在冠状面、矢状面和水平面上运动。进而，在中立位时，三角肌后束能驱动肩肱关节在冠状面内收、矢状面后伸、水平面外旋。此外，还需考虑肌肉激活时关节的解剖学位置，以揭示其在特殊位置的独特运动功能。例如，当肱骨充分外展并超过旋转轴时，三角肌后束的功能将从内收肩肱关节转变为外展和上举肩肱关节。

二、脊柱功能解剖概述

作为中轴骨架，脊柱是身体的支柱，上托颅骨，下连髋骨，中附肋骨。脊柱不仅可承受重力，缓冲震荡，保护脊髓及神经根，还参与胸、腹、盆壁的构成，保护胸、腹、盆腔脏器。

（一）脊柱整体形态及功能

从前面观察，成人脊柱位于人体中轴。椎体从上向下随负载增加而逐渐加宽，以第2骶椎最为宽阔。从后面观察，棘突在背部正中形成纵嵴。颈椎棘突短而分叉，近水平位。胸部棘突细长，斜向后下方，呈叠瓦状。腰部棘突呈板状，水平伸向后方。正常人的脊柱有轻度侧弯，如惯用右手的人，脊柱上部略凸向右侧，脊柱下部则代偿性地略凸向左侧。

从侧面观察，成人脊柱存在四个生理弯曲，分别是颈曲、胸曲、腰曲及骶曲。在站立姿势下，也即中立标准解剖体位时，颈曲和腰曲呈现前凸，而胸曲和骶曲则呈现后凸。当人体在运动或处于不同姿势时，这些生理弯曲的形态会发生动态变化。脊柱的进一步伸展会加大颈椎和腰椎的前凸程度，同时减小胸椎的后凸程度；而当脊柱屈曲时，颈椎和腰椎的前凸程度会减小或变得平直，胸椎的后凸程度则会增加。值得注意的是，骶尾部的前凹后凸形态相对较为稳定。

脊柱的生理弯曲是在生长发育过程中逐步形成的，以适应人体直立行走的需求。新生儿的脊柱是向后凸出的弧形，但随着婴儿开始关注周围环境，抬头动作会牵引头颈部的脊柱，逐渐形成颈曲。当婴儿开始站立时，屈髋肌群会牵拉腰段脊柱向前弯曲，以更好地适应直立行走。一旦婴儿能够直立行走，腰段脊柱的自然前凸就有利于将重力通过重力线传递至双足，从而支撑身体保持直立。在学会行走之后，颈曲和腰曲才最终稳定下来。

脊柱不仅具有支撑、平衡和传导来自头颅、躯干及上肢的重量的功能，还能维持人体的重心稳定，并吸收作用于脊柱的各种应力和震荡。脊柱在矢状面上的生理弯曲为其提供了韧性和弹性，使得脊柱在承受压力时能够产生弹性形变，而非静止地支撑巨大的压力。

（二）脊柱骨骼肌肉解剖

1. 椎骨一般形态

脊柱由 32~33 个脊椎骨组成，其中包括 7 块颈椎、12 块胸椎、5 块腰椎、5 块骶椎以及 3~4 块尾椎。由于成年后骶椎和尾椎各椎骨会相互融合，分别形成 1 块骶骨和 1 块尾骨，因此，脊柱也可以被视为由 26 块椎骨组成。

一块椎骨包含前方短圆柱形的椎体和后方的椎弓两部分。椎体的后面略微凹陷，与椎弓一同构成椎孔。

椎弓又分为椎弓根和椎弓板。椎弓上有 7 个突起：其中有一个棘突，它伸向后方或后下方，其尖端可以在体表摸到；还有左右各一的横突，分别向两侧延伸，它们的尖端也可以在体表两侧被摸到。棘突和横突都是肌肉和韧带的附着点。此外，还有一对上关节突，它们位于椎弓根和椎弓板结合处，并向上方突起；以及一对下关节突，同样位于椎弓根和椎弓板结合处，但向下方突起。

2. 椎骨之间的连结

椎骨通过椎间盘、韧带及滑膜关节相互连结。这种连结分为前方的椎体间连结与后方的椎弓间连结，它们共同维持脊柱的静态稳定结构。一个脊柱节段包括上下椎骨、其间的椎间盘和关节突关节、韧带，这是脊柱的基本结构及功能单元。

（1）椎体间连结

椎体主要依靠椎间盘以及前、后纵韧带相连。

椎间盘是连接相邻椎体的纤维软骨盘，它包括纤维环、髓核和软骨终板三个部分。椎间盘提供牢固的椎体间连接，只允许椎体有少许弯曲，以适应生理活动和维持椎管排列。椎间盘是椎体间的主要联系与支持结构，同时也是脊柱运动和吸收振荡的主要结构。它能承受身体重力，重新分布施加于椎体的力，起到平衡缓冲外力的作用。

椎间盘外围是纤维环，中央是髓核，上下椎体连接处是终板。纤维环由同心的纤维层组成，髓核是富有弹性的胶状物质，占椎间盘切面的 50%~60%。椎体终板是椎间盘的上下边界，位于椎体松质骨和椎间盘之间。终板中央有薄层透明软骨覆盖，即软骨终板。

典型的髓核由纤维环包绕。在椎间盘的水平切面上，每一纤维层围绕着椎体纵轴，其纤维斜行或螺旋环绕。纤维环上下连接椎体，有弹力纤维存在于椎间盘与椎体的连接组织内，而软骨终板和椎体交界处不存在弹力纤维。软骨终板会随年龄的增长而退变变薄，产生囊性变和松弛，并伴随髓核水分减少。软骨终板退变会使椎间盘体液交换作用减少，加速椎间盘退变。软骨终板与椎体间弹力纤维的缺失是椎间盘发生退变膨出、突出的重要解剖学基础。

椎间盘的厚薄在脊柱不同部位有所不同。一般而言，凡是运动较多的部位如颈部和腰部，椎间盘较厚；在胸部则较薄。椎间盘在下腰部最厚，而在第 2~6 胸椎最薄。颈椎椎间盘前缘高度为后缘的 2~3 倍，这样可使椎间盘适合于上、下位椎体的形状并维持颈段的生理前屈。

椎体连接还包括所有椎体前方的前纵韧带和椎体后方的后纵韧带。

前纵韧带是位于脊柱腹侧面的强壮的纤维束，起自颅骨，止于骶骨。在上颈椎，前纵韧带最狭窄，呈索条状，附着于寰、枢椎和其间的关节囊。沿脊柱下行时变宽，如在下腰椎处前纵韧带覆盖了椎体前外侧大部和椎间盘。前纵韧带分为三层，其深层纤维只跨越一个节段，中层纤维分布于 2~3 个节段，而外层纤维连接 4~5 个椎体。前纵韧带与椎体前唇的骨膜紧密相连，但与纤维环的连接较为松散。

后纵韧带位于椎体的后部，椎管前壁的上端，起于枢椎的覆膜，止于骶骨，中部纤维从上至下逐渐变窄。后纵韧带最显著的特征是其呈节段性的纺锤形外形。后纵韧带分为两层，浅层纤维较长，跨越几个椎体；深层纤维连接两个椎体，其外侧扩展沿椎间盘背侧走行。深层纤维在外侧扩展处的附着牢靠，而在后纵韧带中央存在一个呈菱形状的附着区，即在椎间盘的背侧有潜在性的筋膜裂隙。后纵韧带外侧扩张处最薄弱，髓核易由此突出。

（2）椎弓间连结

椎弓间连结包括椎弓板、棘突、横突间的韧带连结和上、下关节突间的滑膜关节。椎体前面、后面各有前纵韧带、后纵韧带连接，横突之间有横突间韧带连接，椎弓板之间有黄韧带连接，棘突之间有棘间韧带，棘突的端部有棘上韧带、项韧带连接。

关节突关节属于滑膜关节，由上下相邻的关节面构成。关节囊完整，薄而松弛，包绕上、下关节突的基底部。不同脊柱区域的节段运动特征取决于关节突的关节面取向。颈椎的关节面向上约呈 45° 倾斜，胸椎的关节面近似额状位，上腰椎的关节面近似矢状位，下腰椎的关节面呈前内向后外的斜位。

上下相邻的椎弓板间有成对的黄韧带连接。左右两侧的黄韧带在棘突根部相连。黄韧带的纤维与椎弓板垂直，向上附着于椎弓板的腹侧面，向下连于下位椎弓板的上缘。由于上、下位椎弓板的重叠，黄韧带也呈叠瓦状排布，这一形态可从其腹面观上看到。黄韧带含有大量的弹性纤维，有较强的延伸能力。黄韧带的弹性在一定程度上有助于人体的直立，更重要的是保持韧带的紧张度，尤其是在后伸状态下，可避免韧带的折叠凸向椎管而压迫神经。

横突间韧带是横突间的韧带连接，它很难与附着的肌腱相区别。横突间韧带在颈段是较坚韧的细纤维，在胸段与肋间韧带混杂，在腰段最为明显。

棘间韧带是连接于相邻棘突间的纤维膜，纤维斜行排布，起于上位棘突的基底，止于下位棘突的骨嵴和尖部。

棘上韧带是连于棘突尖部的连续纤维性结构，能控制脊柱过度前屈。其浅层为长纤维，跨越数个节段；深层为短纤维，分布于两三个节段。

3. 运动脊柱的肌肉

从肌肉分布部位、肌肉功能等角度，运动脊柱的肌肉有多种分类方法。一般而言，前方是屈肌，后方是伸肌，两侧为侧屈肌肉，斜行分布的为旋转肌；位于邻近节段的肌肉可产生精细动作，跨多个节段的肌肉可产生大幅运动。脊柱运动往往是脊柱相关肌肉的共同协调运动。

脊柱后方的肌肉大致分为浅层和深层：浅层为竖脊肌（骶棘肌），包括内侧棘肌和外侧的最长肌、髂肋肌。最长肌依据所在位置分为胸最长肌、颈最长肌、头最长肌；髂肋肌依据所在位置分为腰髂肋肌、胸髂肋肌、颈髂肋肌。深层为多裂肌、回旋肌、颈半棘肌。颈部浅层还有斜方肌、头夹肌、颈夹肌、肩胛提肌，深层还有枕下肌群。脊柱前方的肌肉有腰大肌、颈长肌、头长肌等。脊柱侧方的肌肉有腰方肌等。腹壁肌肉如腹直肌、腹外斜肌、腹内斜肌、腹横肌也参与脊柱运动。

（三）脊柱与神经、血管相关解剖

1. 椎管与脊髓

椎管是由各脊椎的椎孔相连而成的骨纤维通道。上通过枕骨大孔与颅腔相通，下达骶管裂孔而终。椎管的弯曲与脊柱的弯曲一致。

椎管的前壁为椎体后面、椎间盘后缘及后纵韧带，后壁为椎弓板、黄韧带和关节突关节，两侧壁为椎弓根和椎间孔。

在横断面上，各段椎管的形态和大小并不完全相同。椎管在颈部最宽大，在颈膨大以下变窄，以第4~6胸椎最为狭小；在腰椎区又扩大，然后逐渐变窄。颈段上部近枕骨大孔处近似圆形，往下逐渐演变为三角形，前后矢径短，左右横径长；胸段大致呈椭圆形；腰段上、中部由椭圆形逐渐演变为三角形；腰段下部椎管的外侧部逐渐出现侧隐窝，使椎管呈三叶形；骶段呈扁三角形。

椎管内容物有脊髓、脊髓被膜、脊神经根、血管及结缔组织等。椎管可分为中央椎管及侧椎管。前者主要指硬膜囊占据的部位；后者为神经根通道，即神经根管，经椎间孔（管）与外界相通。硬脊膜外填充着脂肪，并向外分布至神经根的腹侧面和下面。这些脂肪有固定作用，对出入椎管的结构形成一个有力学支撑和减缓牵拉作用的袖套。构成椎管壁的任何结构发生病变，均可使椎管腔变形或变狭窄，压迫椎管内容物。椎间盘突出、关节突关节退变和椎体后缘增生等可引起侧椎管狭窄，压迫脊神经根。

脊髓位于椎管内，呈前后稍扁的圆柱形。上端在枕骨大孔处与延髓相连，下端在成人一般平第1腰椎体下缘。经脊髓前外侧沟穿出的根丝形成31对脊髓前根，经后外侧沟传入的根丝形成31对脊髓后根。后根上有膨大的脊神经节。与每对脊神经前后根相连的一段脊髓，称为一个脊髓节段。脊髓第4颈髓节段至第1胸髓节段处形成颈膨大，第2腰髓节段至第3骶髓节段形成腰骶膨大。脊髓表面被有软脊膜、脊髓蛛网膜和硬脊膜。脊髓的下端向下延为无神经组织的终丝；在第2骶椎水平以下硬脊膜包裹终丝，附于尾骨背面，有稳定脊髓的作用。

2. 椎间孔与脊神经

上位椎骨的椎下切迹和下位椎骨的椎上切迹共同围成一个孔，即椎间孔。此孔的上、下部分别由相邻的椎弓根所围成。其腹侧的大部分区域被椎间盘的背侧以及覆盖在上面的后纵韧带的侧向扩展部分所占据，而其背侧则主要是关节突、关节囊和黄韧带。穿过椎间孔的结构有脊神经根、小动脉以及分布于椎管内骨和软组织的神经，即窦椎神经。神经根的横截面积占据了椎间孔外孔截面积的10%~35%。椎间孔与其穿过的结构之间存在着微量的相对运动，而它们之间的空隙则由疏松的结缔组织和脂肪所填充。椎间孔韧带是位于椎间孔内外的正常生理组织结构，这些纤维隔能够分隔脊神经与血管，对管壁较薄的椎间静脉起到保护作用，同时不会压迫到神经根。

每个脊髓节段都会分出一对脊神经前根和一对脊神经后根，而同侧的这两根神经会在椎间孔处汇合成一条脊神经。人体总共有 31 对脊神经，它们被划分为五个部分：8 对颈神经、12 对胸神经、5 对腰神经、5 对骶神经以及 1 对尾神经。

第 1 颈神经干穿过寰椎与枕骨之间的空隙而伸出椎管，第 2 至第 7 颈神经干则分别穿过相应序号的颈椎上方的椎间孔，而第 8 颈神经干则是通过第 7 颈椎下方的椎间孔穿出。全部的 12 对胸神经干和 5 对腰神经干都是通过相应序号的椎骨下方的椎间孔穿出。至于骶神经，第 1 至第 4 骶神经分别从相应序号的骶前孔和骶后孔穿出，而第 5 骶神经和尾神经则是通过骶管裂孔穿出。

由于椎管相较于脊髓更长，从脊髓发出的腰、骶、尾部的脊神经前、后根，在椎管内必须继续延伸一段距离，方能从对应的椎间孔穿出。由于各部椎体的高度和椎间盘的厚度存在差异，脊神经前、后根在椎管内的走向及长度也各有不同。颈神经根最为短小，其路径近乎水平；胸神经根则较长，且呈斜向下行；而腰骶尾神经根更为修长，几乎垂直下行，形态与下垂的马尾相似，因此得名马尾。此马尾被硬脊膜所包覆。

脊神经干甚短，一旦穿出椎间孔，便迅速分支为前支、后支、脊膜返支及交通支。

后支通常比相应的前支更为纤细且短，它们穿越相邻椎骨的横突之间或骶后孔向后延伸，以节段性的方式分布于枕、项、背、腰、骶及臀部的皮肤，同时也覆盖脊椎两侧深层的骨骼肌。

前支较为粗壮，主要分布于躯干的前外侧以及四肢的骨骼肌和皮肤。除了胸神经前支维持着清晰的节段性之外，其他部位的脊神经前支会相互交织成不同的神经丛（如颈丛、臂丛、腰丛、骶丛），之后再细分支配各自的区域。

交通支则是连接脊神经与交感干之间的细小分支。

脊膜返支，又被称为窦椎神经，在接纳交通支的交感神经纤维后，经由椎间孔重返椎管，进而分布于脊髓的被膜、血管壁、骨膜、韧带以及椎间盘等部位。当窦椎神经受到刺激时，可能引发腰部及股后肌的反射性痉挛与疼痛。若切断窦椎神经，则会导致椎间盘、后纵韧带及硬脊膜的本体感觉消失。

3. 脊柱的血供

脊柱的各椎骨由多支来自节段动脉的营养血管供血，包括前中央支、后中央支、椎弓板前支和椎弓板后支。前中央支和椎弓板后支源自脊柱外部血管，而后中央支和椎弓板前支则来自脊柱支，它们穿入椎间孔为神经、硬脊膜及硬膜外组织提供营养。在脊柱中央区域，内动脉（包括后中央支和椎弓板前支）主要负责滋养椎体和椎弓。

节段动脉成对地直接起源于主动脉，每根节段动脉均从主动脉后部发出，沿椎体侧方延伸，在横突附近分支为一个侧支（肋间支或腰支）和一个背支。背支经过椎孔旁，发出脊柱支以滋养构成椎管的骨骼及其内容物。脊柱支进一步分出后中央支、椎弓板前支和神经内支。

后中央支跨越椎间盘后侧面，分为头侧和尾侧两支，为相邻的两个椎体提供血液，当穿过后纵韧带平面时，会分支供养该韧带，最后在进入椎体背面中央的大凹陷前分支至硬脊膜。

节段动脉的背支在发出进入椎孔的血管后，穿过两个横突间，然后发出一根细小的关节支至关节突的关节囊。在该点远端，此支又分叉为背侧支和内侧支，较大的背侧支在竖脊肌内分支滋养肌肉，而内侧支则沿着椎弓板、棘突的轮廓走行。椎弓板后动脉跨过椎弓板后，立即分支滋养肌肉，并同时发出细小的营养支进入骨骼。这些支中最大的一支通过关节囊内侧的营养孔穿入椎弓板。

成人的椎间盘几乎完全缺乏血管，仅有纤维环周围有些小血管伸入，其主要营养依赖于椎体内经软骨板来的血管。

（四）脊柱生物力学

运动生物力学是运用运动学、静力学和动力学的基本原理，结合解剖学、生理学研究人体运动的科学。

1. 脊柱运动学

脊柱不仅有支持体重、保护脊髓的功能，还具备前屈、后伸、旋转、侧屈等多种运动能力。虽然相邻两个椎骨间的活动范围有限，但整个脊柱的运动幅度相当大，且能进行各种方向的运动。

脊柱的骨骼运动可描述为在三个主要平面内的旋转动作。每个平面或自由度都与一个靠近椎间盘的旋转轴相关联。脊柱的运动可以概括为四种类型：①围绕冠状轴进行的前屈和后伸运动。②围绕矢状轴进行的侧屈运动。③围绕垂直轴进行的旋转运动。在矢状轴和冠状轴运动的基础上，也可以进行环转运动。④跳跃时，脊柱曲度的变化会产生类似弹簧的压缩与复原动作。

脊柱的关节运动主要涉及关节突关节间的相对运动。多数关节面都比较平整，因此，常用靠近、分离和滑动等术语来描述这些关节运动。

脊柱的功能单位（functional spinal unit，FSU），也被称为脊柱运动节段或脊柱结构与功能单位，是由相邻的两个椎骨及其间的软组织连结而成。FSU 的前部结构包含椎体、椎间盘以及前、后纵韧带；后部结构则包括椎弓、椎间关节、横突、棘突和各种韧带。FSU 是展现与整个脊柱类似生物力学特性的最小单元。研究显示，当对 FSU 施加负载时，它可展现出三维六自由度的运动，即产生 3 个方向的位移和 3 个方向的转角。在描述其三维六自由度运动的曲线中，有一条主运动曲线代表与加载方向相同的运动，而其他 5 条则为耦合运动曲线，描绘的是其他方向的运动。尽管 FSU 在功能性运动或静止时都持续承受着不同的荷载，但它主要还是承受轴向的压缩荷载。

椎间盘占据了脊柱总高度的 20%~33%，它主要的生物力学功能是抵抗压缩力，同时，它对脊柱的活动也起着决定性的作用。椎间盘的运动中心位于髓核，由于髓核具有不可压缩的特性，因此其运动学功能与轴承非常相似。得益于椎间盘的存在，脊柱能够沿着冠状轴、矢状轴和垂直轴进行平移和旋转活动。脊柱的伸屈活动主要依赖于椎间盘和椎间韧带的支撑，而其伸屈的范围则受到椎间盘大小、形态以及生化特性的影响。随着脊柱的运动方向变化，髓核的位置也会相应调整。例如，当脊柱前屈时，椎间隙前方会变窄，使得髓核向后移动，从而增加了后方纤维环所承受的压力；而在脊柱后伸时，后方的椎间隙会减小，髓核则向前移动，导致前方纤维环的压力增大。同样地，在脊柱侧屈时，髓核会移向弯曲的一侧；而在脊柱旋转时，纤维环中斜行方向的纤维会按照运动方向的反方向受到拉伸，与此方向相反的纤维则会变得松弛。

脊柱运动节段中的椎间盘与左右关节突关节形成联动结构。关节突的关节面方向各异，因此不同节段的活动方向和范围也有所区别。颈椎关节面接近水平，所以能进行大幅度的屈伸、侧屈及旋转动作；胸椎关节面呈冠状排列，加之胸廓的限制，使其活动范围受限；腰椎关节面与水平面呈 90°，与冠状面呈 45°，其屈伸幅度由上至下渐增，但旋转和侧屈则显著受限。此外，关节面排列不同导致脊柱各段椎间盘中髓核位置有所差异，进而影响脊柱水平旋转的轴心位置。颈部和腰部旋转轴心在椎管后部与椎板联合处，而胸部旋转轴心则位于椎间盘中心。

脊柱在任一平面内的运动往往会引发另一平面的运动，此现象称为脊柱联合运动或耦合运动。例如，颈椎和上胸椎侧屈时常伴随旋转，棘突会转向侧屈的凸侧。关于脊柱耦合运动的力学解释多样且不甚明确，可能涉及肌肉作用、关节面排列、关节形状、肋骨附着、结缔组织硬度及脊柱生理弯曲的几何特征等因素。

脊柱活动通常是多个节段的协同运动。例如，弯腰时脊柱前屈的初始 50°~60° 主要发生在腰部，随后骨盆前倾以进一步增加屈曲。同样，躯干的侧屈活动也是胸段和腰段脊柱的协同运动。

脊柱各部的运动性质和范围存在差异，这种差异主要取决于关节突关节的朝向与形态、椎间盘的厚薄、韧带的分布及其厚度等，同时也受个体年龄、性别和日常锻炼情况的影响。脊柱的颈部和腰部运动相对灵活，但损伤也常常发生在这两个部位。颈部颈椎的关节突关节面略呈水平状，关节囊较为松弛，且椎间盘相对较厚，因此屈伸和旋转的运动幅度都比较大。胸部胸椎与肋骨相连，其椎间盘较薄，关节突关节面呈冠状排列，棘突以叠瓦状排布，这些结构特点限制了胸椎的活动范围。腰部椎间盘最厚，使得屈伸运动十分灵活，但其关节突关节面接近矢状方向，这在一定程度上制约了腰部的旋转运动。

2. 脊柱静力学

（1）脊柱负荷与应力分布概述

物体所受的力被称为负荷。脊柱主要承受身体重力、肌肉收缩力、韧带产生的预应力以及外部负荷。尽管脊柱会受到拉伸、弯曲和旋转负荷的作用，但其主要承受的是压缩负荷。

在多数情况下，椎体和椎间盘会分担大部分负荷，而关节突关节仅承受最多 33% 的负荷。当椎体承受载荷后，该载荷会从椎体上方的软骨终板，经椎体皮质骨或松质骨，传递至下方的软骨终板。椎间盘同样是脊柱的关键承载结构。由于椎间盘的弹性模量远小于椎体，因此在脊柱承受较小负荷时，椎间盘就容易发生形变，从而起到吸收振动、减缓冲击和均匀分布外力的作用。椎间盘具有较强的抗压能力，当负荷增加到一定程度时，骨骼会首先受损，导致软骨板发生骨折。

当外部负荷作用于脊柱时，椎体和椎间盘会产生应力和应变。由于髓核具有液压作用，它的基本功能是抵抗并重新分布脊柱内的压力。纤维环则主要负责承受拉伸载荷。

受压的髓核向外扩张、脊柱的轴向旋转和弯曲等动作都可能使纤维环处于拉伸状态。

由于脊柱具有伸展性，椎体和椎间盘具备震荡吸收能力，加之前、后纵韧带的稳定作用以及黄韧带的黏弹性，整个脊柱可以被视作一个可变形的弹性柱体。矢状面上的生理弯曲使脊柱形似弓状，进一步增强了其弹性。当脊柱承受压力负荷时，其韧性和稳定性体现在能够产生弹性形变，而非静止地支撑巨大压力。在解剖姿势下，重力会产生扭矩，有助于脊柱各个生理弯曲保持最佳形态。这种由重力产生的外部扭矩在各个弯曲部位的顶点达到最大值。

尽管存在较大的个体差异，但当人体处于解剖位姿势时，重力线会依次穿过颞骨乳突附近、第 2 骶椎前方、膝关节前方，直至踝关节。在脊柱中，重力线会经过各个生理弯曲的顶点部位（如 C_4 与 C_5、T_6 和 L_3）的凹侧。

当人站立时，为了保持躯干的稳定，相关肌肉会持续活跃。这些肌肉产生的外部支持力有助于稳定脊柱，并调整其上的负荷。因为躯干的重力线偏向腰椎的腹侧，所以脊柱经常受到前屈力矩的影响。为了抵消这种趋势，竖脊肌会产生收缩力，与韧带的牵拉力共同作用以抵抗前屈。重力线位置的任何细微变化都可能改变脊柱的运动方向和幅度。为了恢复躯干的平衡，需要增加肌肉收缩力来对抗因前屈力矩而引起的晃动。竖脊肌、腹肌和腰大肌的协同收缩，对于维持脊柱的中立位和躯体的稳定至关重要。此外，骨盆的位置也会影响到肌肉收缩对脊柱产生的负荷。当骨盆前倾或后倾时，会改变脊柱上的静态负荷，从而影响维持姿势所需肌肉群的活动状态。

（2）不同姿势下脊柱负荷的变动

椎间盘内压测定显示，卧位时脊柱所受负荷最小，放松站立时负荷相对较低，坐位时负荷会有所增加。

当前屈位站立时，腰椎间盘会呈现向前膨出的状态，此时纤维环后侧的应力远大于躯干伸展之时。当脊柱进行旋转运动时，随之产生的扭转力矩会进一步加大椎间盘的应力。

与无支撑坐位相比，有支撑坐位腰椎所受的负荷相对较小。这是因为靠背能够支撑部分上身的重量，从而减少肌肉的收缩力。若靠背向后倾斜或在腰部使用支撑物，还可以进一步降低椎间盘的负荷。

脊柱所承受的最大负荷往往来源于体外的负荷。携带或上举重物并进行水平移动是脊柱常见的一种受力状态。在此过程中，影响腰椎负荷的因素包括物品相对于椎体运动中心的位置，物品的大小、形状和重量，腰椎的旋转或弯曲程度，以及负荷的速率等。由于所持物品的重量与上半身重量产生的弯曲扭矩相互叠加，导致持物并向前弯腰时脊柱所受的负荷远大于直立持物时的负荷。

3. 脊柱动力学概述

身体的多数运动均会增强肌肉收缩力，进而增加脊柱的负荷。

在慢走或轻微摆动身体时，脊柱负荷的增长相对平缓。步行速度与脊柱负荷之间存在近似线性的正相关关系。随着身体前屈角度的增大，伸肌群的收缩力会增强，从而使脊柱承受的压缩负荷增加。

进行如俯卧位"小燕飞"、仰卧起坐等锻炼，可强化竖脊肌、腹肌和腰大肌，这些锻炼都会使脊柱负荷上升。在做仰卧起坐时，若手臂上举过头或双手抱头，会显著增大力矩，这是因为上半身的重心远离了脊柱的运动中心。如果仅肩膀离地，可以减少腰椎的活动，进而使得椎间盘的负荷相较于完全屈曲时明显降低。而当双膝向胸部靠拢、臀部抬离地面的"反向蜷曲"动作时，这一动作能锻炼腹直肌和腹内外斜肌，同时避免腰大肌过度活动，因此其产生的椎间盘应力比仰卧起坐要小。

4. 脊柱稳定性与脊柱不稳概述

脊柱稳定性指的是椎骨在身体所有生理活动中保持其整体性，并防止异常位移的能力。而脊柱的临床稳定性，则是指脊柱在承受生理负荷时，能够限制椎骨移位，从而避免对脊髓和神经根造成损伤或刺激的能力。

庞哲毕于 1992 年对脊柱稳定系统进行了探讨，他认为这一系统包含三个子系统：首先是椎骨、椎间盘、椎间关节及韧带，它们构成了脊柱的主要解剖结构，形成了脊柱的静力（被动、内源性）稳定平衡系统；其次是脊旁肌，作为脊柱的动力系统，对维持脊柱的平衡稳定起着至关重要的作用，被称为脊柱的动力（主动、外源性）稳定平衡系统；最后是神经调控系统，它包含位于韧带、肌腱和肌肉中的各种力和运动传感器，以及神经控制中心，能够调控脊旁肌，确保静力稳定结构中的各个组成部分在应力、应变、位移和角度上发生变化，从而保持脊柱的稳定性。这三个子系统在概念上虽然独立，但在功能上却是相互依赖的。任何一个子系统的损伤或退化，都会引发另外两个子系统的适应性变化以进行补偿。

脊柱不稳则是指在脊柱承受生理荷载时，无法维持椎骨之间的正常位置，导致过度或异常的活动，进而刺激或损伤脊髓及神经根。目前，关于脊柱不稳的诊断标准仍存在争议。在临床上，主要通过过屈过伸动态 X 线检查来进行诊断，如果过屈、过伸位片相邻的椎体成角超过 15° 或移位超过 3mm，则可判定为脊柱不稳定。

腹内压力能够有效减轻腰椎负荷，并增强腰椎的稳定性。这种压力的产生主要来源于膈肌、腹肌以及盆底肌的协同收缩，其中腹横肌可能是产生腹内压的主要腹部肌肉。由于腹内压能够形成脊柱的伸展力矩，因此可以有效减小腰椎的负荷。随着腹内压的增加，整个腹腔会形成一个近似的圆柱体结构，这种结构在稳定性方面要优于由单个椎骨组合而成的脊柱结构。值得注意的是，腹横肌与膈肌的收缩具有高度的协同性，并且它们的收缩反应会比上肢肌肉或其他腹部肌肉的出现更早。腹内压力与躯干肌群的协同收缩，在增强脊柱稳定性方面起到了重要的作用。然而，反复持续的运动可能会导致躯干肌群的疲劳，进而降低脊柱的稳定性。近年来提出的核心稳定概念中，脊旁肌构成后壁，腹肌形成前壁和侧壁，盆底肌和膈肌则分别位于稳定结构的底部和顶部。这一结构的共同作用，可稳定脊柱并通过上下肢近端肌肉带动远端肌肉，从而让整个人体的肌肉骨骼系统更加协调地运作。

三、中医筋骨理论、经脉经筋理论与肌骨系统

中医针灸推拿的核心理论是经络腧穴，然而，关于经络和穴位的实质，目前尚未形

成合理统一的认识。经络连接脏腑与肢节，揭示了体表与内脏的关联。人体神经系统、心血管系统和筋膜系统是三大具有整体性的系统，外部刺激能引发内脏乃至全身的反应。由于本教材内容的限制，我们仅从肌肉骨骼系统及其相关的神经血管角度出发，提出了"以骨筋解剖即功能为基础的经脉经筋体系"，简称"骨筋脉理论"。筋骨构成了人体的支撑结构，筋骨理论从肌肉骨骼的解剖和生理角度来解释人体局部关节的功能；同时，经脉经筋理论则从神经肌肉的调控角度来阐释人体运动的整体性。

（一）筋骨理论与肌肉骨骼系统解剖功能的相似性

筋骨关系可以概括为"筋束骨，骨张筋"。《素问·痿论》有言："宗筋者，主束骨而利机关也。"筋通常包含两方面含义：一是束骨之筋，二是利节之筋。"筋"字由"肉""力"和"竹"构成，意指能产生力量的有纹理的纤维状肉类组织。其中，关节囊与韧带属于束骨之筋。在正常人体结构中，"筋"约束骨骼，骨骼则为筋提供支撑与附着；肌肉与筋膜则属于利节之筋，通过肌肉的主动收缩带动骨骼，从而实现关节运动。筋骨间的这种结构关系奠定了"骨正筋柔"作为人体正常运动的基础。

中医学所述的筋骨，实质上描述的是肌肉骨骼系统的解剖结构与功能。"骨"在中医与西医中的理解是一致的，但"筋"的含义则更为广泛。在针灸推拿理论与实践中，"筋"这一术语频繁出现。《灵枢·经脉》论及筋骨时指出："人始生，先成精，精成而脑髓生，骨为干，脉为营，筋为刚，肉为墙，皮肤坚而毛发长。"《灵枢》中还有专门的经筋篇，详细论述了十二经筋的走向、汇聚点及病症。在疾病诊断中，有"筋伤""筋挛""筋出槽"等说法，而在针灸推拿的作用机制中，则提到"舒筋""理筋"。目前普遍认为，"筋"指的是除骨骼外的肌肉骨骼系统软组织，包括肌肉、筋膜、肌腱、腱鞘、韧带、关节囊、关节软骨、关节盘及椎间盘等，还涵盖相关的神经组织。所有这些软组织的损伤，都被归类为"筋伤"的范畴。

古人对筋骨的解剖认识清晰，《灵枢·经水》载："夫八尺之士，皮肉在此，外可度量切循而得之，其死可解剖而视之。"同时，古人对筋骨有整体性理解。中医针灸推拿理论不仅基于古代解剖知识，还融入对人体生理病理的深入观察，受古代阴阳五行哲学影响，构建了以五脏为核心的整体人体观。筋、脉、肉、皮、骨"五体"与肝、心、脾、肺、肾五大系统相对应，这些解剖结构及其功能构成中医学理论的有机部分。在病理方面，《黄帝内经》也从解剖角度探讨，如风寒湿相结合引发痹证，具体分为皮痹、肌痹、筋痹、脉痹、骨痹。刺法亦根据"五体"不同，分为刺皮、刺肉、刺脉、刺筋、刺骨。督脉取穴的"脊椎法"体现了古人对解剖学中骨与脉关系的深刻理解。

中医秉承"有诸内，必形诸外"的观察思路，主要采用望、触、动的研究手法，这使得其观察结果与通过解剖获得的知识各有侧重，从而形成了包括筋骨在内的独特解剖、生理和病理理论体系。

《医宗金鉴》于人体头面、胸背、四肢骨论之甚详，言："盖一身之骨体，既非一致，而十二经筋之罗列序属，又各不同，故必素知其体相，识其部位，一旦临证，机触于外，巧生于内，手随心转，法从手出。"此书对医者要求甚高，平素即需熟知身体之结构，尤需掌握各部骨骼、经筋之形状与分布。"骨之截断、碎断、斜断，筋之弛、纵、卷、挛、翻、转、离、合，虽在肉里，以手扪之，自悉其情"，临证时可辨识骨骼、经筋之异常，并使之归位、复原。

"骨错缝"是中医筋骨病症的特有概念，指骨与骨相对位置之微小改变，常致连结骨之关节囊、韧带等"筋"之损伤。基于伤科疾病筋骨理论，于治疗伤科疾患时，须考虑筋与骨在解剖结构、肢体运动方面的联系与区别，此即具伤科特色之"筋骨整体观"指导思想。于筋骨辨证之上，行调骨、理筋之术。

（二）经脉经筋理论与肌肉骨骼系统功能解剖的联系

在中医学理论中，筋骨与经脉紧密相连。"骨为干，脉为营，筋为刚，肉为墙"，筋、脉、肉、皮、骨共同构建人体。"脉"包含血脉与经脉两层意思，脉内气血流动推动并滋养筋骨，与西医学中神经血管系统对肌肉骨骼系统的营养和调控作用相似。

论及"筋"，常见词组有"筋骨"和"经筋"，应如何理解这两个词中的"筋"？中医骨伤科学将肌肉骨骼系统损伤划分为骨折、脱位和筋伤，其中筋伤之"筋"与筋骨之"筋"意义一致。而"经筋"是基于经脉走向和气血灌注对筋肉系统的重新分类。经筋均从四肢末端起始，汇聚于骨骼和关节，经脉气血的滋养使得经筋能正常活动躯干和四肢。

筋骨辨证通常着眼于单个关节的结构与功能，包括其解剖结构、运动功能及相关肌肉，还有运动时主动肌、拮抗肌、协同肌的相互配合。局部解剖专注于人体的特定部位，即便以关节为中心，也仅关注该关节的结构与功能。关节运动需要主动肌、拮抗肌和协同肌的共同配合。主动肌指在动作中起主导作用、发力更多的肌肉；拮抗肌则产生与主动肌相反的动作；协同肌是在活动时与另一肌肉或肌群协调配合，共同完成动作的肌肉组织或肌群。在肌肉评估与治疗中，需对主动肌、拮抗肌和协同肌进行综合分析与治疗。

而经筋类似于现代肌肉骨骼系统中的链式运动结构。现代肌肉骨骼康复所强调的运动链，指的是人体多个部位通过关节依序连接，形成的链式运动结构。上肢由肩带、肩关节、上臂、肘关节、前臂、腕关节、手等组成上肢运动链；下肢则由髋关节、大腿、膝关节、小腿、踝关节、足等组成下肢运动链。

人体运动并非单一环节的运动，而是以关节为枢纽，多个相邻环节协同，以相关骨骼肌为动力，在神经系统的支配与协调下，共同完成链式活动。人体运动极其复杂，然而神经系统能够精准地掌控它。

捷克医师兼物理治疗师弗拉迪米尔·扬达（Vladimir Janda）博士，在对比康复领域的结构学派与功能学派理论分歧后，提出了"链反应"概念，从而丰富了人体运动链的内涵。他主张关节链、肌肉链、神经链共同构成人体运动链系统。其中，关节链通过骨骼系统维持身体姿态和运动；肌肉链则通过肌肉的协同作用，以及链式肌肉和筋膜的配合，确保运动的稳定性；神经链则通过保护性反射、神经发育运动的进阶以及运动感知觉系统来控制动作。

关节链包含两个或更多相邻的关节。当某个关节功能异常或姿势不正时，中枢神经系统会调整人体的动力分布，导致相关关节出现代偿现象。关节的位置和结构决定其功能，有学者根据稳定与灵活的特性对人体主要关节进行了分类：肩胛、肘、腰、膝和脚趾等关节被归为稳定关节；而颈、肩、胸、腕、髋、踝等关节则被归为灵活关节。扬达还根据功能和结构的不同，将人体的关节链分为了姿势链和动力链。

姿势链是指人体在站立或维持特定体态时，身体各关节间的相对位置。姿势链的形态对人体运动时的动能传导效率有着决定性的影响。良好的身体姿势有助于人体重心在各关节间的均衡分布，使得运动时的力量输出更为流畅；而不良的体态则会导致人体正常的力学结构发生改变，进而造成关节压力和肌肉力量的不均衡，从而加速疲劳并增加受伤的风险。例如，坐姿不当时头部过度前倾，会导致胸椎、腰椎和骨盆等关节出现代偿，进而增加背部肌肉和脊柱的负荷。姿势链理论常被用于诊断人体的体态结构和功能问题。

动力链则是由肌肉收缩产生的能量，通过各关节的稳定或灵活配合，从躯干传导至四肢的链式构造。灵活关节不仅表示这些关节具有较大的活动范围，更显示出其强大的产力能力。因此，动力链的流畅度既体现了稳定关节保持平衡的能力，也反映了灵活关节产生力量的能力。动力链的基本工作模式分为两种：开链运动（open kinetic chain，OKC）和闭链运动（closed kinetic chain，CKC）。开链运动侧重于肢体的灵活性、速度和爆发力，此时肢体远端可自由活动，如各种鞭打动作。人体上肢关节的活动主要是开链运动，因此上肢的灵活性更高。而闭链运动则强调关节的稳定性和抗压能力，此时肢体通常进行离心收缩或对抗不可移动的物体。下肢运动以闭链运动为主，因此下肢的稳定性更强。

肌肉链（muscular chains）是运动链系统能量的源泉。它跨越多个关节，为运动提供动力和稳定性。在肌肉链中，一块肌肉的止点与另一块肌肉的起点通过关键节点相连。一个肌肉链中的多块肌肉协同工作，以产生功能性的运动。这些肌肉链的起点多位于骨盆和胸廓，它们与核心稳定结构相结合，共同构成了人体肌肉骨骼系统的整体功能。当人体运动时，核心稳定结构首先收缩，为核心部位的稳定提供支撑，从而为四肢肌肉的发力创造条件和平台，实现上下肢力量的有效传递。

神经链（neurological chains）可大致划分为感知运动系统和神经发展的运动模式。感知运动系统以反射弧为基础结构，通过前馈和反馈机制来调节神经 – 肌肉活动，形成一种链式反应。而神经发展的运动模式则是指从新生儿阶段开始，随着神经系统的逐渐发育和完善，个体逐渐学会奔跑和各种体育技能等复杂的动作模式。

人体运动姿势与动作不同，参与的环节及运动形式便会有所差异。引入人体运动链，可在研究运动机制时保持运动系统的整体性与独立性，既研究局部运动机制，也注重整体运动链的分析。

关节链、肌肉链在神经链协调下共同完成人体运动。其中，骨与关节为基础，肌肉提供动力，神经负责调控，而血液则起滋养作用。中西医有相似之处，中医筋骨、经脉经筋理论中筋骨为基础，经筋为形态，经脉气血为功能，构成中医的"骨筋脉体系"。

筋骨病变可影响神经血管，引发经脉、脏腑病症；反之，经脉、脏腑疾病也会因筋骨失养而导致筋骨病症。

针灸推拿临床解剖课程思维导图见图 0-1。

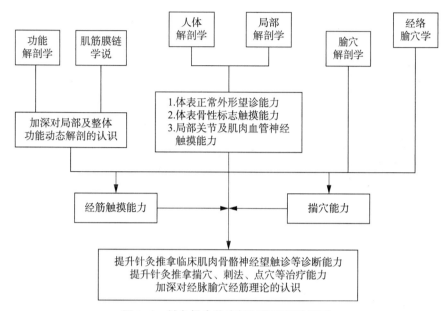

图 0-1 针灸推拿临床解剖课程思维导图

第一章　颈项部针灸推拿临床解剖 ▷▷▷

内容提要： 复习颈项部运动系统的解剖（包括骨、关节、肌肉）；深化对颈椎椎骨、椎骨连结、项部肌肉的认识；深化对颈项部神经、动脉分布的认识；复习颈项部经穴穴下解剖结构；了解颈椎中立位及其动态解剖。

第一节　颈项部概述

颈部位于头部、胸部和上肢之间，其界限由下颌骨下缘、下颌角至颞骨乳突的连线和枕骨上项线与头部划定，同时以胸骨上缘、锁骨上缘、肩锁关节至第7颈椎棘突的连线与胸部及上肢分隔。

颈部包含了连接头部、胸部、上肢的重要结构。前方正中有呼吸道和消化管的颈段；两侧分布有纵向走行的大血管和神经；后部正中有脊柱颈部；颈根部除有斜行于颈和上肢之间的血管神经束外，还有由胸腔突入的胸膜顶和肺尖。

颈部分为固有颈部和项部。固有颈部即两侧斜方肌前缘之间和脊柱颈部前方的部分；项部即斜方肌覆盖区域与脊柱颈部之间的部分。固有颈部又以胸锁乳突肌为标志，分为颈前区、胸锁乳突肌区和颈外侧区。颈前区以舌骨为界，分为舌骨上区和舌骨下区；颈外侧区以肩胛舌骨肌为界，分为枕三角和锁骨上三角。

第二节　颈项部的体表标志和体表投影

一、体表标志

1.舌骨：位于颏隆凸的下后方，口腔底与颈前区皮肤相连处的深层，适对颈3/4椎间盘平面。前方正中可触及舌骨体，循舌骨体向两侧可扪到舌骨大角。

2. 甲状软骨：位于舌骨下方、环状软骨上方，其上缘约平对第 4 颈椎。前方正中可看到左右两个方形软骨板前缘向前突起形成的喉结，成年男性较明显。

3. 环状软骨：位于甲状软骨下方。环状软骨弓平第 6 颈椎横突，此软骨可作为计数气管环的标志。

4. 胸骨上窝：是胸骨柄上方的凹陷处，可触及气管颈段。

5. 锁骨：全长均可摸到，锁骨的内侧端膨大，其内侧 2/3 凸向前，外侧 1/3 凸向后。

6. 胸锁乳突肌：前后缘明显，是颈部重要标志。

7. 锁骨上大窝：位于锁骨中 1/3 上方。在窝底可以摸到锁骨下动脉搏动。

8. 肩胛骨：位于皮下，可以摸到肩胛冈、肩峰和上下角。肩胛冈内侧端平第 3 胸椎棘突，上角对第 2 肋，下角对第 7 肋或平第 7 肋间隙。

9. 斜方肌：自项部正中线及胸椎棘突向肩峰伸展，呈三角形轮廓，运动时略可辨认。

10. 颈动脉结节：即第 6 颈椎横突前结节。位于胸锁乳突肌前缘深处，正对环状软骨平面。

二、体表投影

1. 颈总动脉及颈外动脉：取下颌角与乳突尖连线的中点，由此点至胸锁关节引一连线，即为这两条动脉的投影线。以甲状软骨上缘为界，其下方为颈总动脉投影，上方为颈外动脉投影。

2. 锁骨下动脉：自胸锁关节至锁骨中点引一条凸向上的弧线，其最高点位于锁骨上方 1.2cm 处。

3. 副神经：起自胸锁乳突肌后缘上、中 1/3 交点，终于斜方肌前缘中、下 1/3 交点的连线。

4. 臂丛：大约位于从胸锁乳突肌后缘中、下 1/3 交点到锁骨中、外 1/3 交点稍内侧的连线上。

5. 颈丛皮神经点：位于胸锁乳突肌后缘中点附近，此处是进行颈部皮神经阻滞麻醉的部位。

6. 胸膜顶及肺尖：它们位于锁骨内侧 1/3 的上方，最高处距离锁骨上缘 2~3cm。

第三节　颈段脊柱正常解剖

一、颈段脊柱骨骼肌肉解剖

颈部以颈段脊柱为中心，颈段脊柱由 7 块颈椎椎骨相互连结，其灵活运动得益于周边肌肉的协同作用。同时，其内部有脊髓、脊神经根、椎动脉等重要结构贯穿，而前方则分布着颈动脉、食管颈段、气管颈段等重要组织。本节将深入探讨颈段脊柱、项部和颈外侧区的详细结构。

1. 颈椎

颈段脊柱由 7 块紧密相连的颈椎椎骨组成，其中第 1 颈椎上端与头颅的枕骨相接，第 7 颈椎下端则与第 1 胸椎相连，整个结构与由胸椎、肋骨和胸骨共同构成的胸廓紧密相邻（图 1–1～图 1–3）。

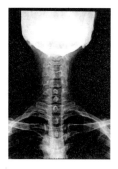 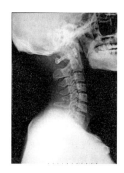 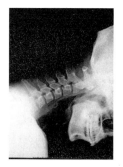

图 1–1　颈椎正位 X 线片　　　图 1–2　颈椎侧位 X 线片　　　图 1–3　颈椎前屈位 X 线片

颈椎的主要形态特征：颈椎椎体相对较小，其横断面形似椭圆。椎孔较大且形状三角。第 1 颈椎，又名寰椎，呈环形，由前弓、后弓及两个侧块所构成，并无椎体。寰椎前弓后正中央有齿突凹，而第 2 颈椎，即枢椎，其椎体上方长出一齿突，与齿突凹共同形成寰齿关节。寰椎后弓上开设了一横行的椎动脉沟，允许椎动脉从中穿过。第 3 至第 7 颈椎的椎体上前缘部分略低，而两侧缘相对较高，形成被称为椎体钩突的两个骨嵴。这些钩突与上方椎体的下侧斜坡状唇缘相连接，构成钩椎关节。

颈椎横突扁宽，有横突孔，第 1 至第 6 颈椎的横突孔均有椎动、静脉穿过；横突外端形成前、后两个结节，分别供前斜角肌和中后斜角肌起始附着（图 1–4）。第 6 颈椎横突末端前方有一结节特别隆起，称为颈动脉结节，颈总动脉经其前方穿行。

第 1 颈椎无棘突，第 2 颈椎棘突较大，第 3～5 颈椎的棘突较短，末端分叉，供肌肉附着；第 6 颈椎棘突较长，而第 7 颈椎棘突不仅长且末端不分叉，成为临床计数椎骨序数和针灸取穴的标志。区别颈 7 与胸 1 棘突的方法：在前后屈伸或左右旋转时，最突起且活动度大的是颈 7 棘突。

颈椎关节突呈横椭圆形，关节面从前上方向后下方倾斜，接近于水平面；当颈部后伸时，相邻的上、下关节面会相互贴近，而前屈时则会相互远离。第 1 颈椎不具备关节突，但其连接前弓和后弓的两侧侧块上，各具有一个椭圆形的关节面，与枕髁形成关节；而其下方则有一个圆形的关节面，与第 2 颈椎的上关节面相连接。

2. 颈椎的连结

颈段脊柱由 7 块颈椎椎骨通过椎间盘韧带、滑膜关节连接而成。第 1 颈椎向上与头颅的枕骨相连，第 7 颈椎向下与第 1 胸椎相连。

当颈部处于中立位，即下颌保持水平位置时，颈段脊柱会呈现出一个凸向前的弧形，这就是我们所说的正常颈椎曲度。在颈椎侧位片上，可以通过各椎体前缘、后缘或棘突根部，描绘出三条光滑的假想曲线。

各椎孔相互贯通，共同构成了容纳脊髓的椎管。在颈椎侧位片上，椎体后缘线与棘突根部线之间的区域即椎管。

相邻椎骨的椎弓上、下切迹共同围成了椎间孔。椎间孔是脊神经根离开椎管的通道，它是一个从内后向前外的斜行通道，前内侧壁是钩椎关节，后外侧壁是椎间关节，上下壁则是椎弓根切迹。颈椎斜位片可以清晰地显示出椎间孔的形状，以及其前方的钩椎关节和后方的椎间关节。

3. 颈椎旁肌肉

颈部肌肉众多，它们分为深浅不同的层次，且左右两侧是对称的。项背部的浅层肌肉包括斜方肌、肩胛提肌和菱形肌，而深层肌肉则包括头夹肌、颈夹肌、头半棘肌、头最长肌以及枕下肌。颈外侧的肌肉有浅层的胸锁乳突肌和深层的斜角肌。此外，颈段脊柱前方还有椎前肌等。这些肌肉就像拉起颈椎和头颅这面大旗的绳索，能够发动并控制脊柱的运动，从而增强脊柱的稳定性（表1-1）。

表1-1　颈项肌肉的名称、起止点、作用和神经支配

肌肉名称	起点	止点	作用	神经支配
颈阔肌	胸大肌和胸锁乳突肌表面筋膜	口角等处	拉口角向下，并使颈部皮肤出现皱褶	面神经
胸锁乳突肌	胸骨柄的前面、锁骨的胸骨端	颞骨乳突	一侧肌肉收缩使头向同侧倾斜，脸转向对侧；两侧收缩可使头后仰	副神经
斜角肌	颈椎横突	前、中斜角肌止于第1肋后斜角肌止于第2肋	一侧肌肉收缩使头向同侧倾斜；两侧收缩可上提第1、2肋，助深吸气	颈神经前支
椎前肌（头长肌、颈长肌）	$C_{3\sim5}$横突前结节	头长肌止于枕骨基底部；颈长肌止于颈椎横突及椎体的前方	使头、颈前屈	颈神经前支
斜方肌（上部）	上项线、枕外隆凸、项韧带	锁骨外侧1/3、肩峰、肩胛冈	上提肩胛骨；如肩胛骨固定，一侧收缩可使头向同侧屈，脸转向对侧；两侧同时收缩可使头后仰	副神经
夹肌	项韧带下部、第7颈椎棘突和上部胸椎棘突	颞骨乳突、第1~3颈椎横突	单侧收缩可使头转向同侧；两侧收缩可使头后仰	颈神经后支
肩胛提肌	上4个颈椎横突	肩胛骨上角	上提肩胛骨；如肩胛骨固定，一侧收缩可使头向同侧屈，脸转向对侧；两侧同时收缩可使头后仰	肩胛背神经（$C_{4\sim6}$）
菱形肌	$C_{6\sim7}$棘突及$T_{1\sim4}$棘突	肩胛骨内侧缘	牵引肩胛骨向内上	肩胛背神经（$C_{4\sim6}$）
头竖脊肌（颈棘肌、颈半棘肌、头半棘肌、头最长肌、头髂肋肌）	下位椎骨的棘突、横突、肋骨等	上位椎骨的棘突、横突及枕骨	后伸脊柱、仰头	脊神经后支

二、颈部的重要神经血管

（一）颈部重要神经

通过颈部的神经包括脑神经和脊神经。

1. 脑神经

副神经：自胸锁乳突肌后缘中、上 1/3 交点处斜向外下，经肩胛提肌表面，至斜方肌前缘中、下 1/3 交点处深面进入该肌，负责支配斜方肌和胸锁乳突肌。

迷走神经：在颈部，它走行于颈动脉鞘内，沿着颈内静脉和颈内动脉及颈总动脉之间的后方下行。

2. 颈段脊髓

在颈段脊柱的内部，由前方的椎体和后方的椎板共同构成的椎管中，有脊髓上下贯通。穿过颈椎椎管内的脊髓部分被称为颈段脊髓，此部分形态较大，形成颈膨大。脊神经的前后根分别从颈段脊髓的前后方发出。

3. 颈脊神经

每个脊髓节段均发出前、后脊神经根，二者在椎间孔处汇合成脊神经。

颈部交感神经包含颈交感干、交感神经节及其分支。颈交感干神经节坐落于脊柱两侧，具体位置在颈动脉鞘后方与颈椎横突前方之间。颈上神经节为最大，位于第 2~3 颈椎横突之前；颈中神经节为最小，处于第 6 颈椎横突前方；颈下神经节则定位于第 7 颈椎平面，它常与第 1 胸神经节合并成颈胸神经节，也被称作星状神经节。交感干神经节由节间支相互连接，构成左右两交感干。颈部交感神经纤维源自脊髓胸段，这些纤维沿交感干上升到颈部，在颈交感神经节进行换元，其节后纤维或随机分布至头颈部、上肢的血管、汗腺以及竖毛肌，或者会沿着颈总动脉及其分支、椎动脉的分支走行，也有可能直接发出心支加入心丛。

脊神经与交感干之间有交通支相连，可实现神经纤维的互换。脊神经从椎间孔穿出后，会分出主要的前支和后支。此外，脊神经还会分出一支细小的脊膜返支，也被称为窦椎神经，它含有交感神经纤维，会经过椎间孔返回到椎管内，并分布于脊膜、韧带以及椎间盘等部位。

颈部拥有 8 对脊神经，其神经根会穿越椎骨间的椎间孔，连接上肢、颈项、肩背以及内脏。脊神经的前支和后支（图 1-4）均包含有感觉纤维、运动纤维以及来自椎旁交感神经节的纤维，因此它们是集运动、感觉及内脏活动于一体的混合神经。

（1）脊神经后支

脊神经后支一般都较细小，呈节段性分布于项、背、腰、骶部的深层肌肉和皮肤。它们经过相邻椎骨的横突之间或穿过骶后孔向后延伸。通常，脊神经后支会绕过上关节突的外侧，向后行至相邻横突之间，然后再细分为内侧支和外侧支。这两个分支又分别发出肌支，支配项、背、腰骶部的深层肌肉，同时发出皮支，支配枕、项、背、腰、骶、臀部的皮肤。

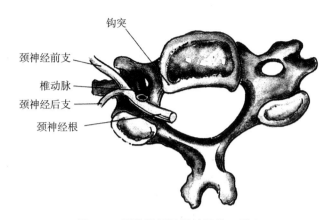

图1-4 颈椎椎骨及脊神经前、后支

除了第1颈神经之外，其余的颈神经后支都会细分为内侧支和外侧支，这些分支主要支配颈项部和枕部的皮肤，并控制颈部的半棘肌、最长肌和夹肌等。

第1颈神经的后支相对较粗，被称为枕下神经。它在椎动脉与寰椎后弓之间穿行，主要负责支配枕下肌。第2颈神经的后支是颈脊神经后支中最大且最长的，主要负责支配最长肌、夹肌和半棘肌等。该神经后支沿着寰枢关节的外侧向后延伸，其内侧支发出的皮支非常粗大，被称为枕大神经。它穿透斜方肌的肌腱到达皮下，负责支配项部和枕顶部的皮肤。由于这条神经长且粗大，位置又较浅，因此它受压迫的机会也相对较多。第3颈神经后支的内侧支同样会穿过斜方肌，被称为第3枕神经，主要负责支配枕下区的皮肤。

头面部的皮肤感觉，除了三叉神经支配的区域外，其余部分均由颈神经来支配。因此，在患有颈椎病的情况下，患者容易出现头痛和耳、面部的疼痛。

（2）脊神经前支

脊神经前支粗大，分布于躯干前外侧和四肢的肌肉与皮肤。在人类中，除胸神经前支保持明显的节段性外，其余脊神经的前支交织成丛，再分支分布。脊神经前支形成的丛包括颈丛、臂丛、腰丛和骶丛，颈部则主要为颈丛与臂丛。

颈丛由第1至第4颈神经的前支交织而成，位于胸锁乳突肌深面，中斜角肌和肩胛提肌起点的前方，包含皮支和肌支。颈丛皮支包括枕小神经、耳大神经、锁骨上神经和颈横神经，自胸锁乳突肌后缘中点附近穿出，放射状分布至枕部、耳郭、颈前和肩部皮肤，负责这些区域的皮肤感觉。颈部手术时，可在胸锁乳突肌后缘中点进行颈部皮神经的阻滞麻醉。颈丛肌支则分布于颈部深肌群、舌骨下肌群和膈肌等，其中膈神经沿斜角肌前方进入胸腔，分布于膈。

臂丛由第5至第8颈神经的前支及第1胸神经前支的大部分组成，分布于上肢的肌肉和皮肤。臂丛先位于颈根部，后伴锁骨下动脉经斜角肌间隙和锁骨后方进入腋窝，其间多次相互编织，可分为根、干、股、束四段，并发出多个分支。臂丛在腋窝内围绕腋动脉形成内侧束、外侧束和后束。锁骨中点上方及腋窝内臂丛较集中，适合手术时麻醉。

通常以锁骨为界，将臂丛划分为锁骨上部及锁骨下部两部分。

锁骨上部发出一些短支，分布于胸壁、背部和肩部肌肉。主要包括胸长神经、肩胛背神经和肩胛上神经。胸长神经（$C_{5\sim7}$）经臂丛后方进入腋窝，沿胸侧壁前锯肌表面下行，分布于前锯肌。肩胛背神经（C_4、C_5）跨越中斜角肌，向后延伸至肩胛提肌深部，再沿肩胛骨内侧缘向下，与肩胛背动脉并行，支配肩胛提肌与菱形肌。肩胛上神经（C_5、C_6）穿过肩胛上切迹，进入冈上窝，再绕肩胛冈外侧缘进入冈下窝，分布于冈上肌和冈下肌。

锁骨下部则发出数条长神经，延伸至肩、胸、臂、前臂和手部肌肉、关节及皮肤。

肩胛下神经（$C_{5\sim7}$）支配肩胛下肌和大圆肌。

胸内侧神经（C_8、T_1）则分布于胸大肌与胸小肌。

胸背神经（$C_{6\sim8}$）沿肩胛骨外侧缘下行，支配背阔肌。

腋神经（C_5、C_6）穿越腋窝后壁的四边孔，环绕肱骨外科颈深入三角肌内部，支配三角肌、小圆肌以及三角肌区域和臂外侧的皮肤。

肌皮神经（$C_{5\sim7}$）在肱二头肌、喙肱肌和肱肌之间穿行，发出分支支配臂前群肌，并从肱二头肌下端外侧穿出深筋膜，这部分称为前臂外侧皮神经，支配前臂外侧的皮肤。

正中神经（$C_6\sim T_1$）主要支配前臂前群肌的大部分、手鱼际肌以及手掌面桡侧三个半指的皮肤。

尺神经（$C_8\sim T_1$）则支配前臂前群肌靠尺侧的一小部分肌肉、手小鱼际肌和手肌中间群的大部分，还支配手掌面尺侧一个半指和手背面尺侧两个半指的皮肤。

桡神经（$C_5\sim T_1$）主要支配臂和前臂的后群肌、臂和前臂的背侧面皮肤，以及手背面桡侧的两个半指的皮肤。

（二）颈部重要动脉

颈总动脉为头颈部主动脉干，经胸锁关节后方上升，位于颈椎前外侧、胸锁乳突肌前缘深面颈动脉鞘内，在甲状软骨上缘处分为颈内和颈外动脉。颈总与颈内动脉交接处有膨大颈动脉窦，窦壁上有压力感受器。

锁骨下动脉自胸锁关节后方斜向外行至颈根部，穿斜角肌间隙，至第1肋外侧延为腋动脉。锁骨中点上方锁骨上窝处向后下第1肋按压，可触及锁骨下动脉搏动。

在前斜角肌内侧，锁骨下动脉分出椎动脉。椎动脉向上穿第6至第1颈椎横突孔，经枕骨大孔入颅腔。椎动脉可分四段。

第一段（颈根部）：起自锁骨下动脉，沿前斜角肌和颈长肌间上行，进第6颈椎横突孔。临床可因前斜角肌痉挛致椎动脉受压。

第二段（横突孔部）：自第6至第1颈椎横突孔。此段椎动脉位于颈神经前支前方。椎动脉内侧为钩椎关节，该关节增生或椎体位移时易刺激、牵拉、压迫椎动脉，致其狭窄，引发头晕、耳鸣，甚或猝倒。

第三段（头下部）：出寰椎横突孔后，椎动脉绕寰椎侧块向后，经寰椎后弓上方的椎动脉沟，再转向前，穿寰枕后膜外缘上行，经枕骨大孔入颅腔。此段椎动脉迂曲大，易因头过度转动受牵拉。

第四段（颅内部）：自枕骨大孔向上，在脑桥与脊髓交界处，两侧椎动脉汇成基底动脉。椎动脉颅内分支供应大脑半球后 1/3、脑干和小脑。内耳迷路也依赖椎动脉供血，故椎动脉供血不足可致耳鸣、眩晕。

三、颈前部解剖

（一）颈前部结构

颈前部包括胸锁乳突肌区和颈前区。

口腔底和颈部交界的地方能摸到舌骨。脖子后仰时，用拇指和示指在两侧可摸到舌骨并能左右移动。以舌骨为界，颈前区分成舌骨上区和舌骨下区。舌骨上区的正中颏下三角能摸到颏舌骨肌；两侧的下颌下三角有下颌舌骨肌、下颌下腺，还能摸到面动脉的跳动。舌骨下方能看到甲状软骨和它正中上方的喉结，男性的喉结很明显。甲状软骨下能摸到环状软骨。环状软骨下面是气管颈部。往旁边摸能摸到甲状腺，吞咽时，甲状腺边缘更清晰。在甲状软骨和胸锁乳突肌之间能摸到颈动脉的跳动，这是摸脉搏的主要位置之一（人迎脉）。甲状软骨上缘水平位置（C_3 与 C_4 间），颈总动脉会分成颈内动脉和颈外动脉，这里较膨大的颈动脉窦窦壁内有感受压力的感受器。在 C_6 水平位置用力往后按，能摸到颈椎横突前结节。

（二）颈筋膜及筋膜间隙

颈筋膜在浅筋膜和颈阔肌的深层，它包围着颈部和项部的肌肉与器官，在血管和神经周围形成筋膜鞘和筋膜间隙。颈阔肌是表情肌，在颈前外侧部的浅筋膜里，面部表情动作大时能看到颈阔肌的收缩（图 1-5）。

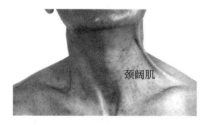

图 1-5 颈阔肌

颈筋膜可分为浅、中、深三层。

1. 颈筋膜浅层

围绕整个颈部，包绕斜方肌和胸锁乳突肌，构成两肌的鞘。

2. 颈筋膜中层（气管前筋膜或内脏筋膜）

前面：紧贴舌骨下肌群的后方，经过甲状腺及其血管、气管颈部和颈动脉鞘的前方。两侧：在胸锁乳突肌深层与颈筋膜浅层相连。上方：附着于舌骨。下方：延续至纤维心包。此筋膜在甲状腺左、右叶的后外侧分为前、后两层，包裹甲状腺，构成甲状腺鞘。在甲状腺与气管、食管上端相邻处，腺鞘后层增厚形成甲状腺悬韧带。

3. 颈筋膜深层（椎前筋膜）

位置：此层位于椎前肌及斜角肌前方。上起自颅底，下续为前纵韧带及胸内筋膜。两侧有颈交感干、膈神经、臂丛及锁骨下动脉等在其后方走行。该筋膜向下外方包裹腋血管及臂丛，构成腋鞘，又名颈腋管。

第四节　颈段脊柱运动

一、颈段脊柱运动功能

（一）颈段脊柱运动特点

颈段脊柱位居颈部中心。颈段脊柱的主要功能是支撑头部、维持头部活动，并保护其中的脊髓、脊神经与椎动脉。

根据刚体运动学理论，颈段脊柱有六个运动自由度：冠状轴的前屈、后伸及左右侧方移动；纵轴上的轴向压缩、拉伸与顺逆时针旋转；以及矢状轴上的左右侧屈和前后移动。在低头、仰头或左右转头时，颈椎的运动是由相邻椎骨间的运动节段累加而成，每个脊柱节段产生微小位移，整体颈椎则呈现大幅运动。因此，每个椎间盘、关节突关节、韧带及肌肉的结构与功能必须良好，才能确保颈椎的前屈、后伸、左右侧屈、左右旋转功能正常，从而维持颈椎的动态稳定性。正常人的颈部活动范围：前屈 35°~45°，后伸 35°~45°，左右侧屈均 45°，左右旋转均 60°~80°。

寰枕关节具有两个运动自由度，两个寰枕关节的联合运动促成头与脊柱间的相对运动。寰枕关节的点头动作发生在矢状面上，其运动是围绕通过两侧枕髁的额状轴进行。可用两示指尖分别置于两侧乳突尖端来大致指示该轴的位置；寰枕关节还能进行小幅度的侧屈运动。

寰枢关节包含三个关节：寰枢正中关节和两个寰枢外侧关节。寰枢正中关节是由枢椎的齿突与寰椎前弓后方的关节面构成，齿突后方配有坚固的寰椎横韧带。齿突被寰椎前弓和寰椎横韧带环绕，使得寰椎能围绕齿突旋转。运动轴垂直穿过齿突，颈部旋转约有 50% 的运动发生在寰枢关节。

在典型的颈椎连接中，关节突关节的关节面方向逐渐从水平变为与水平面和额状面各成 45°。关节面的这种方向性与松弛而有弹性的关节囊相结合，允许关节在两个面上运动。前屈时，上关节突滑向前上方；后伸时则滑向后下方。向右侧屈时，左上关节面滑向前上方，而右上关节面滑向后下方；椎体向右旋转，棘突则向左旋转。

通常颈部活动包括枕－寰－枢复合体的联动及下颈椎的联合动作。前者主导旋转，后者主导屈伸。研究显示，$C_{1~2}$ 的旋转约占颈椎总旋转的 50%，而剩余的 50% 由 $C_{3~7}$ 的中下颈椎共同完成。在颈椎屈伸中，$C_{5~6}$ 的活动范围最大，但侧屈和旋转动作越往下越小。颈椎活动的复杂性源于颈段脊柱各种动作间的共轭（耦合）现象，即在同一轴上同时发生的平移与旋转。椎体在功能节段中的活动是连贯的，关节突的引导活动形成这种共轭特性。例如，屈伸与水平位移、侧屈与旋转、旋转与垂直位移均存在共轭关系。通常，我们将与外载荷同向的脊柱动作称为主运动，其他方向的动作称为耦合运动。不同颈椎层面在侧屈时伴随的轴性旋转角度各异，例如：C_2 每侧屈 3 度就伴随 2 度旋转，而 C_7 每侧屈 7.5 度才伴随 1 度旋转。从 $C_{2\sim7}$，伴随侧屈的轴性旋转角度逐渐减小。

由于颈椎关节突的关节面略呈水平，关节囊较为松弛，且椎间盘较厚，因此颈椎在屈伸和旋转方面有较大幅度。

（二）颈段脊柱运动描述

1. 颈椎屈伸运动

颈椎屈伸运动乃颈椎各运动节段屈伸之叠加结果。

当头颈开始前屈，即点头时，主要为寰枕关节活动。此时，枕骨髁逐渐在寰椎侧块上向后上方旋转，使得枕骨后下缘与寰椎后弓间距逐渐加大。进一步活动则寰枢关节亦逐渐前屈。

颈椎椎体上下两面均现弧形，且椎间关节面由前上方向后下方倾斜，故颈椎运动节段屈伸时，上位椎骨会沿下位椎骨前后滑动。限制颈椎前屈之主要结构含后纵韧带、椎间关节囊、黄韧带、棘间韧带与项韧带。

颈椎前屈时（图 1-3），运动节段上位椎体的下关节突会沿下位椎体的上关节突向前滑移，关节间隙因而有增大趋势。同时，椎间盘亦会产生向前的形变。

颈椎后伸则与前屈截然相反。后伸时，寰枕关节活动时，枕骨髁会在寰椎侧块上逐渐向前上方旋转。需注意的是，寰枕后膜增厚或许会对寰椎后弓与枕骨间的椎动脉产生激惹，进而可能诱发颈椎后伸时的姿势性眩晕。

当颈椎后伸时，运动节段的上位椎骨会沿下位椎骨后滑，特别是上位椎骨的下关节突会向后下方滑移，致椎间孔的上下径缩小；同时，伴随关节囊及黄韧带收缩，椎管的前后径也相应减小。此外，椎间盘亦会发生向后的形变。

限制颈椎后伸的主要结构为前纵韧带。

屈头与屈颈之动作主要由椎前肌群（包括头前直肌、头长肌、颈长肌）、斜角肌及胸锁乳突肌的收缩完成。相较之下，参与后伸抬头动作的肌肉则更多。上颈段抬头相关肌肉包括头后小直肌、头上斜肌、头后大直肌、头下斜肌、头半棘肌、头最长肌及头夹肌和颈夹肌等。下颈段抬头相关肌肉则有颈半棘肌、颈最长肌、颈髂肋肌、肩胛提肌及斜方肌等。总体而言，颈椎屈伸多由左右两侧肌肉同步收缩引发。

2. 颈椎旋转运动

颈椎旋转运动主要发生于寰枢关节，愈往低位，颈椎运动节段的旋转幅度愈小。旋转运动的主要限制结构是连接颈椎的韧带与关节囊。

单个寰枢关节的旋转幅度约占整个颈椎旋转幅度的一半。当头向左侧旋转时，齿突作为旋转轴心保持不动，寰椎左侧侧块后移而右侧侧块前移，左侧关节囊松弛而右侧关节囊紧张。同时，右侧椎动脉上段亦可能受到牵拉或刺激。

脊柱运动节段的旋转，是围绕椎间盘为中心展开的两侧后方椎间关节的活动。颈椎运动节段发生旋转时，上位椎骨旋转侧（如向左旋转时此棘突向右旋转，左侧即为旋转侧）的下关节突会向内后方运动并突起，旋转侧的横突也向后突起；同时，上位椎骨旋转对侧的下关节突会向外前方运动，旋转对侧的横突也向前运动。颈椎旋转运动可能会使旋转侧的椎间孔变大。

与旋转相关的肌肉包括对侧的胸锁乳突肌、斜角肌，以及同侧的头夹肌、颈夹肌、肩胛提肌、头下斜肌、头后大直肌等。

3. 颈椎侧屈运动

寰枕关节存在微量的侧屈运动，而寰枢关节则几乎无侧屈运动。颈椎的侧屈与旋转属于共轭运动，即侧屈时总会伴随旋转。当颈椎侧向一侧时，其棘突会向另一侧旋转。在颈椎侧屈的过程中，可以使得对侧的椎间关节面发生分离，进而扩大对侧的椎间孔，并同时拉伸对侧的脊神经根与椎动脉。

参与侧屈的肌肉包括同侧的胸锁乳突肌、斜角肌、头夹肌、颈夹肌、肩胛提肌以及斜方肌。

二、颈椎生物力学

在研究脊柱生物力学时，我们常运用运动节段（motion segment）或脊柱功能单位（functional spinal unit，FSU）来描述与分析。脊柱的功能单位涵盖相邻两椎体、其间的椎间盘与韧带。它通常被分为前部结构和后部结构，前者由椎体、椎间盘、椎弓及其相连韧带组成，后者则包括椎弓、椎间关节、横突、棘突和韧带。

颈椎的基本生物力学功能包括载荷传递、三维空间的生理活动以及保护颈脊髓。颈椎活动节段作为颈段脊柱的基本单位，对于维持颈椎稳定性至关重要。

通过椎体静加载实验揭示，从颈椎到腰椎，椎体承受的轴向压缩极限载荷逐渐增大，而其相对变形则逐渐减小；在动载荷下，这种变化趋势与静加载相同。

颈椎间盘在整个颈椎承载系统中扮演关键角色，对颈椎活动和负重都至关重要。它不仅能吸收振动、减缓冲击，还能将所承受载荷均匀分布到不同方向。椎间盘的主要生物力学功能包括吸收振荡、冲击能量，维持椎间隙高度，对抗压缩力，并限制相邻两椎体的相对活动在较小范围内。同时，它与后方小关节面共同承受来自头颅的压缩载荷。在日常生活中，椎间盘需承受复杂的负荷，具有抵抗挤压、弯曲和扭转的能力。有研究显示，当对脊柱功能单位施加一定量的压缩力时，终板或椎体可能在椎间盘损伤之前就已发生骨折。椎间盘对扭转外力的抵抗能力较弱，这也是导致椎间盘损伤的主要原因。

颈椎后部组织则具有抗载、引导及抗剪切等功能，对脊柱起着重要的控制作用。研究表明，颈椎后部结构具有较大的负荷功能。关节突与椎间盘之间的负荷分配会随着脊柱位置的变化而改变。在后伸位时，关节突承受的负荷最大；而在前屈伴有旋转时，其负荷也相对较大。颈脊柱的韧带主要由胶原纤维及弹性纤维构成，承担着脊柱的大部分张力载荷。除了黄韧带外，颈部脊柱韧带的延伸率较低，因此可以与椎间盘一同提供脊柱的内源性稳定。

颈部韧带按其部位可分为上颈椎韧带和下颈椎韧带。上颈椎区域的韧带作用特殊，既具灵活的运动性，又具可靠的稳定性。其中十字韧带是稳定 $C_{1\sim2}$ 的重要因素，可防止 C_2 齿状突在 C_1 环内向后移位。中下段颈椎区域的前纵韧带跨越中央颈段脊柱，与间盘连接较松弛；后纵韧带位于椎体背侧，与椎间盘连接较紧密。黄韧带与每一个椎弓板相连，位于椎管后侧。颈椎后侧韧带提供颈椎前屈时的主要稳定力，而前侧韧带则提供颈椎后伸时的主要稳定力。

颈部活动由两部分完成：枕－寰－枢复合体的联合运动及下颈椎的联合运动。前者以旋转运动为主，后者以屈伸运动为主。研究表明，$C_{1\sim2}$ 旋转活动约占整个颈椎轴向旋转的 50%，余下 50% 由中下颈椎 $C_{3\sim7}$ 联合运动完成。颈椎的屈伸以 $C_{5\sim6}$ 运动幅度最大，但侧屈与旋转活动愈往下愈小。整个颈椎节段的联合运动，屈伸约 145 度，轴向旋转约 180 度，侧屈约 90 度。颈椎运动的复杂性还表现在颈段脊柱各种运动之间的共轭（耦合）。其特征是指同时发生在同一轴上的平移和旋转活动。椎体在功能节段的活动是相连的，关节突的引导活动形成共轭特征。如屈伸与横水平面的位移共轭，侧屈与旋转共轭，旋转与轴向垂直位移共轭。通常将与外载荷方向相同的脊柱运动称为主运动，把其他方向的运动称为耦合运动。不同颈椎平面侧屈时所伴随的轴性旋转角度不同，如 C_2 每侧屈 3 度，伴有 2 度旋转；C_7 每侧 7.5 度，伴有 1 度旋转。从 $C_{2\sim7}$，伴随侧屈的轴性角度依次减少。

颈椎运动学在生物力学特征上主要涉及静力学、动力学及其稳定性等方面。目前颈椎静力学的研究重点在于分析平衡状态下椎体、椎间盘乃至韧带的生物力学性能，以及各种不同姿势对颈椎运动的影响。颈椎承受的各种载荷均较其他椎体小，特别是压缩载荷。在松弛站立或坐位时，颈椎负荷较轻；在旋转和侧弯时，负荷会增加；在极度屈曲时，负荷明显升高，其中以下颈椎的运动节段更为明显。在完全前屈、轻度前屈、中立、轻度后伸、极度后伸位时，枕寰关节和 $C_7\sim T_1$ 运动节段运动轴周围的弯曲力矩各有不同，负荷在极度前屈位时最大，中立位和后伸位较低。从前屈到后伸，小关节总负荷将增加 33%。动力学的研究主要在于分析运动过程中作用于颈椎上的载荷及其颈段的动力学特性。学者认为，在颈椎动力学分析方面，研究肌力的作用对脊柱模型的发展具有重要意义。

颈椎的稳定性是指颈椎承载时，颈椎保持平衡形态的能力。一般颈椎的稳定性系指颈段脊柱在生理载荷下无异常改变和无 FSU 的过度或异常活动。通常颈椎承受的载荷有压缩、牵拉、扭转、剪切等形式。在生理载荷下，FSU 不会出现异常应变，因此保证了脊柱的稳定性。采用下颈椎的 FSU 进行生物力学实验，结果发现，切断所有后柱韧带可导致屈曲不稳定；切除所有前纵韧带，可引起后伸不稳。而小关节切除后，颈椎水平位移明显增加。从颈部的肌肉动力学分析可以发现，$C_{4\sim5}$ 的肌肉较弱，且处于颈曲弧顶，稳定性最差。因此，在外伤或软组织慢性损伤、肌肉痉挛所致的平衡失调时，易发生以 $C_{4\sim5}$ 为中心的椎体平移或旋转。

第五节　颈项肩背部结构触摸

一、项部骨性触摸

颈椎椎弓后正中为棘突，紧贴棘突两旁为椎弓板，椎弓根与椎弓板交界处有上下关节突，再向前外为突起的颈椎横突后结节和前结节（图1-4）。本节按棘突线、椎弓板线、关节突线、横突线等四条线，对颈椎的骨性结构进行触摸描述。

从解剖上讲，项部后正中由椎骨的棘突相连而成。各颈椎棘突大小不一，其中第2、第7颈椎的棘突较长、较大，触摸时比较清晰。从枕骨正中线垂直向下摸，首先会触到一处凹陷，再往下触到的第一块骨头便是第2颈椎的棘突。左右轻轻推动，可以发现第2颈椎棘突的端部往往是分叉的。当患者用力向前低头时，可观察到颈部与背部交界处正中有数个骨性突起，其中最隆凸的通常是第7颈椎的棘突，其上方一个骨突为第6颈椎棘突，下方一个骨突为第1胸椎棘突。触摸第7颈椎棘突时，若嘱患者低头、仰头或左右旋转头颈部，会感觉到棘突有上下或左右的移动，而下位的第1胸椎棘突活动度较小或几乎不动，上位的第6颈椎棘突则活动度也较大。通常，在患者低头时，若颈胸交界处有两个突起的棘突，则下方的一个即为第7颈椎棘突；若有三个突起的棘突，则中间的一个为第7颈椎棘突。当患者头颈部后仰时，第一个隆起的棘突便是第7颈椎棘突。第3、4、5颈椎棘突的触摸可能不太清晰，但左右推动时，会感觉到一种坚韧感，并伴随有坚韧组织间的摩擦感，这通常被称为"韧带剥离感"，是由附着于棘突之上的项韧带增厚、变性、钙化所导致的。从颈椎的侧位片上，我们可以清楚地观察到各颈椎棘突的长度。当患者处于低头位时，各棘突间隙会相对扩大。

紧贴棘突线的两侧是椎弓板线。椎弓板本身无法直接触及，因为它被数层肌肉所覆盖，所以用拇指触摸时只能感受到肌肉的弹性。椎弓板线的浅层是项部的斜方肌、夹肌与棘肌，而深层则是椎骨的椎弓板。当用两手夹捏棘突两旁，并在两侧同时前后滑动时，前方可触及关节突的突起，而后方可触及棘突的端部，这样便能间接触及椎弓板。若采用夹捏并上下滑动的方式，便可分别感受到上下椎弓板的位置。

项部第三条线为关节突线，左右各有一条。让患者向前低头，项部正中会显现一条凹陷，即棘突线；棘突线两旁是突起的肌肉，形成第二条线；再往两旁则是凹陷，这条从上到下的凹陷即为第三条线。沿第三条线向下用力按压，可以触到硬质的骨头，这便是上、下关节突之间的柱体。在此处上下推动，可触摸到柱体之间的关节突关节间隙。

第四条线是颈椎横突前、后结节线，左右各有一条。颈椎的前后结节之间即为椎间孔，这是颈脊神经根出椎管的地方。此线位置在胸锁乳突肌的后方，触摸时，骨性结节感觉非常清晰。在乳突的后下方、枕骨下方，可以触摸到第1颈椎横突的后部；在同一水平线上，胸锁乳突肌的前方可触摸到的骨性结节，则是第1颈椎横突的端部。当触摸第2颈椎横突端部时，可先找到第2颈椎的棘突，然后向旁边探寻第2颈椎的关节突，再移向颈椎的侧面，在胸锁乳突肌的后方便可触摸到第2颈椎的横突，它是一个明显的骨性突起。沿着颈椎的侧面，从上至下，可以依次触摸到其他颈椎横突结节，这些结节与胸椎横突是相连续的。其中，第 6 颈椎横突前结节又被称为颈动脉结节。这些骨性结节的浅层被斜角肌所覆盖。

二、颈项部肌肉触摸

肌肉由肌腹及两端与骨相连的肌腱组成。基于起止点的触摸，进一步探寻肌腹，并通过观察肌肉收缩来确认肌肉，这是触诊肌肉的基本方法。

胸锁乳突肌（图 1-6）：起始于胸骨柄前面和锁骨的胸骨端，肌纤维斜向后上方延伸，最终附着于颞骨的乳突。当两侧胸锁乳突肌同时收缩时，可使头部后仰；而单侧收缩则会使头部向同侧屈曲，同时使面部转向对侧。为显露同侧的胸锁乳突肌，医生会用手轻抵患者头部一侧，指导其向该侧屈曲，并向对侧旋转。

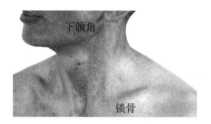

图 1-6 胸锁乳突肌

斜方肌：项背部斜方肌起自枕骨下缘和项韧带，肌束向外下止于锁骨外侧及肩胛骨肩峰、肩胛冈。斜方肌上部肌束收缩可提肩胛骨。从锁骨上窝后缘、项部及上背部，可见其外上缘轮廓（图 1-7、图 1-8）。耸肩时，可在颈背肩交界处触到收缩丰厚的斜方肌外上缘下部；以同侧手抵枕部向同侧旋转，可触外上缘上部薄层肌腹。

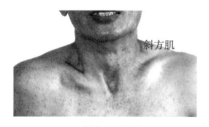

图 1-7 斜方肌（前面观）

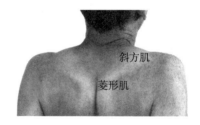

图 1-8 斜方肌（后面观）及菱形肌

菱形肌：位于斜方肌的深面，是脊柱与肩胛骨间呈菱形的肌肉。起于第 6、7 颈椎及上四个胸椎的棘突，肌束斜向外下方，止于肩胛骨的内侧缘。菱形肌收缩时，可使肩胛骨靠近脊柱并向上移动。当沿颈椎棘突旁自上而下触摸到第 6、7 颈椎时，会感觉到突然隆起的斜方肌、菱形肌肌束。沿突起肌束向外下方触摸，可感肌束止于肩胛骨内侧缘。以拇指沿肩胛骨内侧缘向外拨动，可触及菱形肌的肩胛骨内侧缘附着处。

肩胛提肌：位于颈项部两侧，起于上四个颈椎的横突，肌束斜向外下方，止于肩胛骨的上角。其作用为上提肩胛骨，若肩胛骨固定，则使头颈向同侧屈曲。找肩胛提肌先找两个起止点：上四个颈椎的横突和肩胛骨上角。先找第 2 颈椎横突：找到第 2 颈椎棘突，向旁找第 2 颈椎的关节突，再向颈椎侧面、胸锁乳突肌后方可触到第 2 颈椎的横突，是骨性突起。其上下为上四个颈椎的横突。找肩胛骨上角，可顺肩胛骨内侧缘向上触摸，当骨性感觉突然消失，并从内下向外上拨动感到指下有较硬肌肉时，即肩胛提肌的附着处肩胛骨上角。

头、颈夹肌：两者均位于斜方肌深面，都起于上背部。颈肌止于颈部，头肌止于头颅枕骨。头夹肌起于项韧带下部和 C_7~T_4 棘突，向上外止于颞骨乳突和上项线外 1/3，位于胸锁乳突肌止点下方。颈夹肌在头夹肌的侧下方，起于第 3~6 胸椎棘突，止于第 1~3 颈椎横突。双侧收缩使头后仰，单侧收缩则头向同侧斜屈。

头、颈半棘肌：头半棘肌起于第 7 颈椎至第 6 胸椎的横突及第 4~6 颈椎关节突，止于枕骨上、下项线之间的骨面，位于斜方肌起点下方。颈半棘肌在头半棘肌深面，起于第 1~6 胸椎横突，止于第 2~5 颈椎棘突。半棘肌单侧收缩使脊柱转向对侧，两侧收缩则脊柱后伸。

颈竖脊肌：颈髂肋肌起于第 1~6 肋角，止于第 4~6 颈椎横突后结节。双侧收缩使颈后伸，单侧收缩则颈后倾且向一侧屈曲。颈最长肌在颈髂肋肌内侧，起于第 1~5 胸椎横突，止于第 2~6 颈椎横突，作用同上。头最长肌位于颈最长肌内侧，起于第 1~5 胸椎横突及第 4~7 颈椎关节突，止于乳突后面，位于胸锁乳突肌止点深层，主要作用是使头后仰。

枕下肌：枕下肌群含头后小直肌、头后大直肌、头上斜肌、头下斜肌。头后小直肌起于寰椎后结节，止于枕骨下项线近中线处。头后大直肌起于第 2 颈椎棘突，亦止于枕骨下项线，位头后小直肌外侧。头上斜肌起于寰椎横突，止于枕骨下项线。头下斜肌起于第 2 颈椎棘突，止于第 1 颈椎横突。枕下肌群布于寰枢椎与枕骨间，对寰枕、寰枢关节运动有重要作用。触诊时，骨性标志以第 2 颈椎棘突、第 1 颈椎横突最明显，枕骨下项线、第 1 颈椎后弓、第 2 颈椎关节突亦可触及。

斜角肌：在颈部前外侧，有前、中、后斜角肌。斜角肌在胸锁乳突肌深面，前中斜角肌起于第 3~6 颈椎横突前结节，前斜角肌向外下止于第 1 肋骨内侧，中斜角肌止于第 1 肋骨上面；后斜角肌起于第 2 颈椎横突后结节，向外下止于第 2 肋骨。深吸气并屏气时，可在锁骨上窝观察并触及斜角肌；从前向后肌肉排列顺序为胸锁乳突肌胸骨头、锁骨头、前中斜角肌、后斜角肌、肩胛提肌和斜方肌。前、中斜角肌和第 1 肋骨围成三角形斜角肌肋骨裂隙，称斜角肌间隙，臂丛神经及锁骨下动脉穿此而过，约当"天鼎""缺盆"穴处。病理时，此间隙狭窄可致臂丛神经、血管受压。

头长肌、颈长肌在颈椎前方，可在喉结与胸锁乳突肌间向后方以手指按压，触及颈总动脉搏动及颈椎横突前结节，仔细体会肌束感。

三、颈项部神经及动脉触摸

重点是颈丛、臂丛及锁骨下动脉。本节主要触摸锁骨上结构，锁骨下结构归入上肢部。

脊神经根出椎间孔后，经由横突间穿出，分为脊神经前支和脊神经后支。

脊神经前支构成颈丛、臂丛。在横突部位进行点拨，可引发神经的放射感。在 $C_{2\sim3}$ 横突处可刺激颈丛神经根，在 $C_{5\sim7}$ 横突处可刺激臂丛神经根。斜角肌间隙也是臂丛及锁骨下动脉的穿行部位，点拨此部位可产生上肢的放射感。点按时可察觉锁骨下动脉的搏动，大约 10 次搏动后撤去按压力，模特会感到腋窝及上臂有热流感。

脊神经后支绕过上关节突外侧，在对应横突根部上方往后延伸。脊神经后支较细，不易触及，但在关节突外侧其穿行部位进行按压，患者可感受到向头顶部或背部的放射感。在寰枢关节的后外侧，可刺激第 2 颈神经后支，产生向头顶的放射感。在 $C_{5\sim6}$、$C_{6\sim7}$ 椎间关节的后外侧，可刺激第 6、7 颈神经后支，产生向背部的放射感。

第六节　颈项部常用腧穴解剖触摸举隅

1. 风府

体表定位：在颈后区，枕外隆凸直下，两侧斜方肌之间的凹陷中。或后发际正中直上 1 寸。

层次解剖：皮肤→皮下组织→左右斜方肌腱之间→左右头半棘肌之间→项韧带→左右头后大、小直肌之间。

重要解剖结构：深层位于枕骨大孔与寰椎后弓上缘之间，更深层为硬脊膜、延髓。

揣穴：本穴在后正中线，位于枕骨与第 2 颈椎棘突之间凹陷的上半部，两侧分布着左右斜方肌。正坐，头稍仰，使项部斜方肌松弛，从项后发际正中上推至枕骨下，即是本穴。

2. 哑门

体表定位：位于颈后区，第 2 颈椎棘突上际的凹陷中，处于后正中线上。或后发际正中直上 0.5 寸。

层次解剖：皮肤→皮下组织→左右斜方肌之间→项韧带（位于左右头半棘肌之间）→左右头后大、小直肌之间。

重要解剖结构：深层在寰椎后结节与第 2 颈椎棘突之间，更深层为硬脊膜、延髓。

揣穴：本穴位于后正中线，在枕骨与第 2 颈椎棘突之间凹陷的下半部，两侧为左右斜方肌。

3. 大椎

体表定位：位于项后正中线上，第 7 颈椎棘突下凹陷处。

层次解剖：依次为皮肤、皮下组织、棘上韧带、棘间韧带和黄韧带。

重要解剖结构：此处有第 8 颈神经后支的内侧支分布。深层则处于第 7 颈椎与第 1 胸椎棘突之间，再深层为硬脊膜和脊髓。

揣穴：本穴正确定位在第 7 颈椎棘突与第 1 胸椎棘突之间的凹陷处。

4. 天柱

体表定位：在颈后区，与第 2 颈椎棘突上际平齐，斜方肌外缘的凹陷内。

层次解剖：由外向内分别为皮肤、皮下组织、斜方肌、头夹肌、头半棘肌和头后大直肌。

重要解剖结构：该区域走行第 3 枕神经。深层则对应第 2 颈椎椎弓板或第 1 颈椎后弓与第 2 颈椎椎弓板之间的位置。

揣穴：本穴确切位置在斜方肌外缘凹陷，即第 1 颈椎后弓与第 2 颈椎椎弓板之间的区域。

5. 风池

体表定位：处于颈后区，具体位置在枕骨下方，胸锁乳突肌上端与斜方肌上端形成的凹陷内。

层次解剖：结构依次为皮肤、皮下组织、斜方肌与胸锁乳突肌之间的间隙、头夹肌、头半棘肌，以及头后大直肌与头上斜肌之间的区域。

重要解剖结构：深层为枕下三角，椎动脉穿行其中。更进一步则达到枕骨与第 1 颈椎后弓及侧块之间的部位，即寰枕关节所在。

揣穴：穴位位于斜方肌上端与胸锁乳突肌上端之间的凹陷，通过上下滑动可以感触到上方枕骨下缘的突起和下方寰椎侧块的隆起。

6. 完骨

体表定位：位于颈后区，耳后乳突的后下方凹陷处。

层次解剖：依次为皮肤、皮下组织、胸锁乳突肌与斜方肌之间、头夹肌、头半棘肌，以及头后大直肌与头上斜肌之间。

重要解剖结构：深层是枕下三角，有椎动脉穿行。再深入则触及枕骨下缘、第 1 颈椎横突与乳突之间的区域。

揣穴：本穴恰在耳后乳突后下方的凹陷内，上下滑动时可感触到上方枕骨下缘的突起和下方寰椎横突的隆起。

7. 肩井

体表定位：在肩胛区域，为第 7 颈椎棘突和肩峰最外侧点连接线的中点。

层次解剖：由外向内分别是皮肤、皮下组织和斜方肌。

重要解剖结构：深层结构包括第 1 肋骨和胸廓。

揣穴：本穴处于斜方肌的肌束之间，通过前后拨动可以触摸到横行的肌束，用力下按则能触及骨质的第 1 肋骨。

8. 翳风

体表定位：在耳垂后方，乳突和下颌骨之间的凹陷处。

层次解剖：由外至内为皮肤、皮下组织和腮腺组织。

重要解剖结构：穴位区域内走行着耳大神经和耳后静脉，深层则有面神经干穿越。

揣穴：本穴位于乳突下端的前方凹陷中，可沿乳突前内下方探寻茎突，本穴的深层即为茎乳孔所在。

9. 天牖

体表定位：在颈部，与下颌角平齐，位于胸锁乳突肌的后缘凹陷内。

层次解剖：依次为皮肤、皮下组织、肩胛提肌、颈夹肌、中斜角肌，直至第 2 颈椎横突。

重要解剖结构：深层有第 2 颈神经的前支分布。

揣穴：本穴与下颌角平齐，在胸锁乳突肌的后缘可以找到。下按时能触摸到深层的第 2 颈椎横突，前后拨动则可感触到肩胛提肌、颈夹肌和中斜角肌的肌束。

10. 天窗

体表定位：在颈部，横平喉结，位于胸锁乳突肌后缘的凹陷处。

层次解剖：依次为皮肤、皮下组织、肩胛提肌、颈夹肌和斜角肌，直达第 4 颈椎横突。

重要解剖结构：深层布有第 4 颈神经的前支。

揣穴：本穴与喉结相平，处于胸锁乳突肌的后缘。在按压时可触及深层的第 4 颈椎横突，通过前后拨动可感受到肩胛提肌、颈夹肌和斜角肌的肌束。

11. 扶突

体表定位：位于胸锁乳突肌区域，与喉结相平，恰在胸锁乳突肌前、后缘的中间位置。

层次解剖：由外至内分别是皮肤、皮下组织、胸锁乳突肌、颈动脉鞘的后缘、斜角肌，直至第 4 颈椎横突。

重要解剖结构：深层包含颈动脉鞘和第 4 颈神经的前支。

揣穴：本穴位于喉结旁边，准确位置在胸锁乳突肌前、后缘之间。在深层按压时，可触及第 4 颈椎横突的前结节，若向前按压则可感触到颈总动脉的搏动。

12. 天鼎

体表定位：在颈部，与环状软骨相平，位于胸锁乳突肌的后缘。

层次解剖：由外向内依次是皮肤、皮下组织、胸锁乳突肌、斜角肌、臂丛神经，最后到达第 6 颈椎横突。

重要解剖结构：深层主要为臂丛神经。

揣穴：本穴紧邻喉结旁，处于胸锁乳突肌的后缘。深层按压时，可触摸到第 6 颈椎横突。通过前后拨动，则可感触到斜角肌以及斜角肌间隙中的臂丛神经。

13. 人迎

体表定位：在颈部，恰与喉结相平，位置在胸锁乳突肌的前缘，即颈总动脉的搏动处。

层次解剖：从外到内包括皮肤、皮下组织、胸锁乳突肌与甲状软骨之间的间隙、颈总动脉，最后到达第 4 颈椎横突的前结节。

重要解剖结构：深层主要为颈总动脉和颈交感干。

揣穴：本穴位于胸锁乳突肌与甲状软骨之间，轻按可感触到颈总动脉的搏动。

14. 缺盆

体表定位：处于颈外侧区域，具体在锁骨上大窝、锁骨上缘的凹陷中，且位于前正中线旁开 4 寸的位置。

层次解剖：依次为皮肤、皮下组织、斜角肌、臂丛神经，最后触及第 1 肋骨。

重要解剖结构：深层主要为臂丛神经。

揣穴：本穴位于锁骨上窝的中央，通过按压可触及斜角肌，再深入则可感受到第1肋骨，同时在此处可触摸到锁骨下动脉的搏动以及臂丛神经。

15. 廉泉

体表定位：在颈前区，喉结上方，舌骨上缘凹陷中，前正中线上。

层次解剖：皮肤→皮下组织（含颈阔肌）→左、右二腹肌前腹之间→颏舌骨肌→颏舌肌。

重要解剖结构：浅层布有面神经颈支，深层布有舌动、静脉分支或属支，舌下神经分支和下颌舌骨肌神经。

揣穴：可以拇、示指从两侧探捏舌骨，本穴在前正中线上舌骨上缘凹陷中。下可触及舌骨上缘，上为张力感的肌肉。向前伸舌或做吞咽，穴下肌肉张力增高。

16. 天突

体表定位：在颈前区，胸骨上窝中央，前正中线上。

层次解剖：皮肤→皮下组织→左、右胸锁乳突肌胸骨头之间→胸骨柄颈静脉切迹上方→气管前间隙。

重要解剖结构：深层有头臂干、左颈总动脉、主动脉弓和头臂静脉等。

揣穴：本穴在胸骨上窝中央，前为胸骨上缘后部，后为气管上端。

【思考题】

1. 何谓脊柱运动节段？

2. 颈椎的各个棘突有何特点？

3. 如何触摸第1颈椎横突端部？

4. 如何触摸第2颈椎的突起？

5. 简述颈椎、胸椎、腰椎上、下关节面的大致方位。

6. 简述关节突关节、钩椎关节的构成。

7. 简述枕大神经的解剖分布。

8. 简述斜角肌间隙的构成及通过的重要结构。

9. 如何触摸肩胛提肌？

10. 如何触摸斜角肌？

11. 简述枕下肌群的组成。

12. 简述寰枢关节的组成及主要功能。

第二章 头部针灸推拿临床解剖 ▷▷▷▷

内容提要： 头部包括面部与颅部。本章须掌握头部表层的体表标志、面肌及头面部浅层血管神经的布局规律。通过触摸，进一步理解并认识头面部的骨性构造与肌性标志；深入了解头部神经，尤其是三叉神经和面神经的分布区域；明晰头面部主要经穴与局部解剖结构层次之间的联系。

第一节　头部概述

头部包含颅部与面部两部分。颅部内藏脑及其被膜，面部则配备有视器、位听器及口、鼻内的味蕾与嗅器等特殊感受器。头部以颅骨的连结为基石，附带有面肌、枕额肌、颞肌，同时，重要神经（如面神经、三叉神经等）与血管（如面动脉、颞浅动脉、枕动脉等）贯穿其间。

头部界限与分区：头部通过下颌骨下缘、下颌角、乳突尖、上项线及枕外隆凸的连线，与颈部划分界限。此外，以眶上缘、颧弓上缘、外耳门上缘至乳突之连线为界，将头部进一步细分为前下方的面部与后上方的颅部。

第二节　头部的体表标志和体表投影

一、体表标志

1. 眉弓：位于眶上缘之上，额结节之下的弓状突出，男性突出较明显。眉弓正对大脑额叶的下缘，其内侧部分的深处有额窦。

2. 眶上切迹：有时为眶上孔，在眶上缘的内、中 1/3 相交处，离正中线大约 2.5cm，眶上血管和神经穿此而过。重按时，可引发显著酸胀感及疼痛。

3. 眶下孔：位于眶下缘中点下方约 1cm，眶下血管及神经经此穿过。此处适用于进行眶下神经阻滞麻醉。

4. 颏孔：在下颌第二前磨牙根之下，下颌体上、下缘连线中点或稍上方，离正中线约 2.5cm 处。此孔形状为卵圆形，实际是一个短管，开口多朝后上方，内有颏血管和神经，是颏神经麻醉的穿刺点。

5. 翼点：为额、顶、颞、蝶四骨相交处，在颧弓中点上方约二横指（约 3.8cm），形状多似 "H"。翼点内部有脑膜中动脉沟，其中有脑膜中动脉前支穿过。

6. 颧弓：由颞骨的颧突与颧骨的颞突组合而成，全长在皮下均能摸到。颧弓上缘，对应于大脑颞叶前端的下缘。

7. 耳屏：是位于耳甲腔前方的扁平突出。在耳屏前上方约 1cm 处可摸到颞浅动脉的跳动。其前方可用于检查颞下颌关节的活动状况。

8. 髁突：在颧弓之下，耳屏的前方。在张、闭口动作时，可摸到髁突前、后滑动，若髁突滑动受限，将导致张口难。

9. 下颌角：位于下颌体下缘与下颌支后缘的相交处。

10. 乳突：在耳垂之后，其基底部的前内方有茎乳孔，面神经经此孔离颅。

11. 前囟点：是颅骨冠状缝与矢状缝的相交点，又名冠矢点。在新生儿中，此处的颅骨因骨化未完成，仍为结缔组织膜性连接，形状为菱形，称为前囟，1~2 岁时会闭合。临床上可通过前囟的膨出或内陷，来判定颅内压的高低。

12. 人字点：为颅骨矢状缝的后端与人字缝的相交处，新生儿的后囟即在此处。后囟比前囟小，形状为三角形，出生后 3~6 个月便会闭合。患佝偻病和脑积水时，前、后囟均较晚闭合。

13. 枕外隆凸：是枕骨外面正中最突出的隆起。

14. 上项线：是从枕外隆凸向两侧延至乳突的骨嵴。

二、体表投影

为了确定脑膜中动脉和大脑半球背外侧面主要沟回的体表投影，可先明确以下 6 条标志线。①下水平线：穿过眶下缘与外耳门上缘。②上水平线：通过眶上缘，且与下水平线平行。③矢状线：为从鼻根经颅顶正中线至枕外隆凸的弧线。④前垂直线：经颧弓中点。⑤中垂直线：通过髁突中点。⑥后垂直线：经乳突基部后缘。这些垂直线与矢状线向上相交。

1. 脑膜中动脉投影：本干经过前垂直线与下水平线之交点；前支经前垂直线与上水平线的交点；后支经后垂直线与上水平线的交点。脑膜中动脉分支情况，常有变异。探查前支，钻孔部位在距额骨颧突后缘和颧弓上缘各 4.5cm 的两线相交处；探查后支，则在外耳门上方 2.5cm 处进行。

2. 中央沟投影：在前垂直线和上水平线交点与后垂直线和矢状线交点的连线上，位于中垂直线与后垂直线间的一段。中央沟在冠状缝后方约两横指，且与冠状缝平行，上端位于鼻根与枕外隆凸连线中点后方 1cm 处。

3. 中央前、后回投影：分别处在中央沟投影线前、后各 1.5cm 宽的范围内。

4. 运动性语言中枢投影：多位于左侧大脑半球额下回后部的运动性语言中枢，投影区在前垂直线与上水平线相交点稍上方。

第三节　头部正常解剖结构

一、头部骨及骨连结

颅骨被划分为脑颅和面颅。脑颅，指包绕脑部的颅骨；面颅，则构成颜面并参与形成口腔等的颅骨。

脑颅包括额骨、蝶骨、筛骨、枕骨及成对的颞骨和顶骨。面颅则包含犁骨、下颌骨、舌骨以及成对的上颌骨、颧骨、泪骨、鼻骨、下鼻甲、腭骨。

外观上，可触摸到的有额骨、顶骨、枕骨、部分蝶骨、颞骨、上颌骨、颧骨、下颌骨及舌骨。

除了颞下颌关节为滑膜关节，其他颅骨间均通过缝、软骨或骨相连。其中的缝包括冠状缝、矢状缝、人字缝及蝶顶缝等。

颅腔顶部是由额骨、顶骨、枕骨组成的颅盖，两侧附以蝶骨和颞骨。冠状缝位于额骨与顶骨间，矢状缝连接左右顶骨，人字缝则连接顶骨与枕骨，蝶顶缝连接蝶骨与顶骨。冠状缝两端为翼点，约位于颧弓上二横指，为额、顶、蝶、颞四骨交汇，多为"H"形，此处骨质薄弱，内部有脑膜中动脉前支穿过。冠状缝与矢状缝交汇为冠矢点，人字缝与矢状缝交汇为人字缝尖，而星点则是人字缝两侧与乳突部上缘交汇点。在新生儿，这些点对应蝶囟、前囟、后囟、乳突囟。额结节、顶结节、枕外隆凸为新生儿骨化中心，发育显著。

额骨构成颅盖前部，两侧有隆起即额结节，眶上缘的弓形隆起是眉弓。眶上缘内、外 1/3 交界处，离正中线约 2.5cm 处，存在眶上孔或眶上切迹，有眶上神经和血管穿过。其内侧或许有眶内侧切迹，滑车上神经通过此处。顶骨位于颅盖中线两侧，与额骨、枕骨相邻。

枕骨位于颅盖后下部，外面正中的后下方隆起是枕外隆凸，向两侧延伸的是上项线，斜方肌、竖脊肌和头夹肌均附着于此。自枕外隆凸至枕骨大孔后缘的骨嵴是枕外嵴。下项线为自枕外嵴中点向外下方的弓状线，为头后大小直肌附着处。最上项线则位于枕外隆凸两侧上部，帽状腱膜与枕肌均附着于此。卵圆形的关节面即枕髁，位于枕骨下方，与寰椎相连构成寰枕关节。

颅盖的外侧为颞窝，由颞线和颧弓围成，前深后浅，用于容纳颞肌。颞窝上界是颞线，起于额骨和颧骨的交接，经额骨、顶骨，转向下前至颧突根部终止。颞筋膜附着在上颞线，而颞肌则附着在下颞线。颞窝内有由额、顶、蝶、颞四骨构成的翼点。其具体位置分布为前上是额骨颞面，前下是蝶骨大翼颞面，后上为顶骨颞面，后下是颞骨。

颧弓是颞窝下界，为外耳门前的弓形骨梁，由颞骨颧突与颧骨颞突连接形成，全长均位于皮下，可触摸到。颞骨外耳门后方有突起即乳突，其外侧面较粗糙，是胸锁乳突肌、头夹肌、头最长肌等附着处。

眶下缘由上颌骨与颧骨共同构成。在眶下缘中部下方约 4mm 处是眶下孔，眶下神经由此通过。

下颌骨由中央马蹄形的下颌体及向后上方伸出的两个下颌支构成。下颌体外侧面各有一孔，为颏孔，距中线约 2.5cm，此处有颏神经通过。眶上切迹（孔）、眶下孔与颏孔三点之间的连线为直线。下颌支上缘具备两个突起，前为冠突，后为髁突，髁突上端是下颌头。两突之间有下颌切迹。下颌角位于下颌体与下颌支交汇处，其外面粗糙，有咬肌附着，称为咬肌粗隆，内面也有相应粗糙面，为翼内肌附着处，即翼肌粗隆。

颞下颌关节又称下颌关节，由下颌窝、关节结节与下颌头构成，位于外耳门前方。关节囊上方附于下颌窝和关节结节周围，下方附于下颌颈。关节结节在关节囊内，其外侧有韧带加强。关节囊内有关节盘，由纤维软骨构成。关节盘周缘附于关节囊，将关节腔分为上下两部分。关节囊前部较薄弱，下颌关节易前脱位。

颞下颌关节属联动关节，须同时运动。下颌骨能上升、下降、后退和侧向运动。张口时，下颌体下降，下颌头和关节盘向前滑至关节结节下方。若张口过大且关节囊过松，下颌头可能滑至关节结节前方无法退回，导致下颌关节脱位。复位时，需先将下颌骨拉向下超过关节结节，再将下颌头纳回下颌窝。

二、头部肌肉

头部肌群主要有颅顶肌（即枕额肌）、咀嚼肌（颞肌、咬肌等）和表情肌。

颅顶肌，亦称枕额肌，颅顶左右各一，包括额腹、枕腹及帽状腱膜。此肌肉薄且广阔，覆盖几乎全部颅盖。枕腹源自枕骨，额腹连至眉部皮肤。枕腹可牵拉帽状腱膜向后，额腹收缩可提眉，并使额部皮肤产生皱纹。

咀嚼肌分布于颞下颌关节周围，含咬肌、颞肌、翼内肌和翼外肌，均参与咀嚼运动。咬肌起自颧弓下缘和内面，斜向后下止于下颌角外的咬肌粗隆。颞肌始于颞窝下颞线，扇形展开向下汇聚，经颧弓深面，终于下颌骨冠突。翼内肌源于翼窝，终于下颌角内的翼肌粗隆。翼外肌则起自翼突外侧，终于下颌颈。

舌骨形如"U"字，位于颈前部，喉结节之上，正对第 3 颈椎平面。舌骨上肌群连接舌骨、下颌骨或颅底骨，当舌骨固定时，能下拉下颌骨以张口。张大口时，需翼外肌协同。

咀嚼是下颌骨上提、下降、前后、侧向的复合运动。咬肌、颞肌、翼内肌共同上提下颌，使上下颌磨牙咬合。下颌前伸由两侧翼外肌和翼内肌共同作用。颞肌后部纤维使下颌后退。下颌侧向运动（研磨）由一侧翼外肌和翼内肌共同完成。张口运动主要靠舌骨上肌群。张大口时，翼外肌收缩，舌骨下肌群同时参与固定舌骨，协助舌骨上肌群的张口动作。

面肌，也被称为表情肌，包含眼轮匝肌、口周围肌和鼻肌，能够控制眼裂、口裂、鼻孔的张开或缩小，同时还能牵动面部皮肤，赋予面部丰富的表情。面肌受面神经的支配（表 2-1）。

表 2-1　面肌和咀嚼肌

肌群	肌名	起点	止点	主要作用
面肌 （面神经支配）	额肌	帽状腱膜	眉部皮肤	提眉，形成额部皱纹
	枕肌	枕骨	帽状腱膜	后牵帽状腱膜
	眼轮匝肌	位于眼裂周围		闭眼
	口轮匝肌	环绕口裂周围		闭口
	提上唇肌、提口角肌、颧肌	上唇上方骨面	口角或唇的皮肤	提口角与上唇
	降下唇肌、降口角肌、	下唇下方的下颌骨前面		降口角与下唇
	颊肌	面颊深层		使唇、颊紧贴牙齿，帮助吮吸和咀嚼，牵拉口角向外侧
咀嚼肌 （三叉神经支配）	颞肌	颞窝	冠突	上提下颌骨（闭口）
	咬肌	颧弓	咬肌粗隆	
	翼内肌	翼突窝	翼肌粗隆	
	翼外肌	翼突外侧面	下颌颈	双侧收缩做张口运动；单侧收缩使下颌骨向对侧移动

三、头部重要神经血管

（一）面部浅层血管、神经

分布于面部浅层的主要动脉为面动脉，有同名静脉伴行。面部的感觉由三叉神经支配，而面肌的运动则由面神经的分支控制。

面动脉：在下颌角水平起自颈外动脉，至咬肌止点前缘处绕过下颌体下缘至面部。面动脉经口角及鼻翼外侧向上升至内眦。在下颌骨下缘与咬肌前缘相交处，可触及面动脉的搏动。面动脉旁有面静脉伴行。

三叉神经：包含眼神经、上颌神经和下颌神经三大分支。其感觉支不仅深入面部深层，而且终末支穿越面颅各孔，分布于对应区域的皮肤。

眶上神经：作为眼神经的分支，与同名血管并行，经眶上切迹或孔穿出至皮下，支配额部皮肤。

眶下神经：为上颌神经的分支，与同名血管伴行，穿出眶下孔后，在提上唇肌深面下行并分支，分布于下睑、鼻背外侧及上唇皮肤。

颏神经：作为下颌神经的分支，与同名血管并行，出颏孔后，在降口角肌深面分支，支配下唇及颏区皮肤。

面神经：由茎乳孔出颅，该孔位于乳突前内方。面神经走行在乳突与下颌角之间，穿入腮腺后分支并交织成丛，最后以扇形分出颞支、颧支、颊支、下颌缘支和颈支，这些分支控制面部表情肌。颞支经下颌骨髁突浅面或前缘，于耳屏前1~1.5cm处从腮腺上缘穿出，跨越颧弓后段浅面，向前上方行进，支配枕额肌额腹、眼轮匝肌的上份以及耳部肌肉。颧支从腮腺上前缘穿出，支配眼轮匝肌下部和上唇的诸多肌肉（包括颧肌和提上唇肌）。颊支自腮腺前缘穿出，支配颊肌和口裂周围的诸多肌肉。下颌缘支在腮腺下端穿出后，于颈阔肌深面行进，经过面动、静脉的浅面，沿下颌骨下缘前行，支配下唇的诸多肌肉和颏肌。颈支自腮腺下端穿出，在下颌角附近延伸至颈部，沿颈阔肌深面前行，支配颈阔肌。

（二）面侧深区的血管和神经

面侧深区包括翼内肌和翼外肌，两肌腹之间及其四周的疏松结缔组织中，有血管与神经交错穿行。

1. 翼丛：此静脉丛位于颞下窝内，处于翼内肌、翼外肌与颞肌之间，收纳与上颌动脉分支伴行的静脉血。

2. 上颌动脉：该动脉大约在与下颌颈平齐的高度从颈外动脉发出，经过下颌颈的深部进入颞下窝，穿越翼外肌的浅面或深面，再经由翼上颌裂进入翼腭窝。

3. 下颌神经：作为三叉神经的最大分支，它经卵圆孔离开颅腔进入颞下窝，其主干较短并处在翼外肌的深面。下颌神经派生出运动神经支来控制咀嚼肌，这些分支包括翼内肌神经、翼外肌神经、颞深前神经、颞深后神经以及咬肌神经。此外，下颌神经还发出四个感觉神经支：颊神经、耳颞神经、舌神经和下牙槽神经。

（三）额顶枕颞区神经血管

1. 额顶枕区神经血管

额顶枕区界限：前至眶上缘，后达枕外隆凸与上项线，两侧通过上颞线与颞区相隔。额顶枕区构造：该区软组织由外至内分五层，分别是皮肤、浅筋膜（即皮下组织）、帽状腱膜与颅顶肌、腱膜下疏松结缔组织以及颅骨外膜。其中，外部三层紧密相连，难以分割，因此合称为"头皮"。内部两层则相对疏松，易于分离。

额部神经血管：内侧包含滑车上神经及其动脉、静脉；外侧则有眶上神经及其动、静脉。滑车上动脉源自眼动脉，伴滑车上神经，经额切迹进入额部。眶上动脉亦来自眼动脉，伴眶上神经，穿行于上睑提肌与眶上壁间，经眶上孔至额部。由于滑车上神经与眶上神经均分支自眼神经，故三叉神经痛患者常在眶上缘内外 1/3 处感到压痛。

枕部神经血管：主要为枕动脉和枕大神经。枕动脉源自颈外动脉，自颈部向后延伸，穿过乳突的枕动脉沟，经枕部肌肉至皮下。枕大神经穿越项部深层肌肉后，在上项线穿透斜方肌腱膜，与枕动脉并行，向颅顶延伸。枕动脉位于枕大神经外侧。若需封闭枕大神经，可于枕外隆凸下方一横指处，向外约 2cm 进行。

2. 颞区神经血管

颞区位于颅顶两侧，上界为上颞线，下界为颧弓上缘。其层次由浅至深为皮肤、浅筋膜、颞筋膜、颞肌及颅骨外膜。

耳前有颞浅动静脉与耳颞神经并行，经腮腺上缘，越过颧弓抵达颞区。颞浅动脉为颈外动脉分支之一，其搏动可在耳屏前方感知，该动脉在颧弓上 2~3cm 处分叉为前、后两分支。颞浅静脉汇入下颌后静脉；而耳颞神经则源自下颌神经。耳后有耳后动静脉及枕小神经，负责颞区后部的神经分布。耳后动脉源自颈外动脉；耳后静脉则汇入颈外静脉。枕小神经由第 2、3 颈神经发出，为颈丛一分支。

四、翼腭窝解剖

上颌骨后方及颞窝下方的间隙称为颞下窝，主要容纳颞肌下部、翼内肌、翼外肌、上颌动脉、下颌神经等。其深层可达翼腭窝，即眶尖后下方与上颌骨、蝶骨翼突及腭骨间的小间隙，内有上颌动脉最后段、上颌神经及蝶腭神经节。

蝶腭神经节，又名翼腭神经节，是位于翼腭窝的副交感神经节，支配泪腺、副鼻窦鼻腔黏膜。该神经节位于颜面深部的翼腭窝内。翼腭窝是镰刀形狭窄间隙，由骨性结构构成：前侧壁为上颌骨的后外侧缘，后侧壁为蝶骨翼突外侧板前缘，上壁为蝶骨大翼颞下面，下壁为翼外肌上缘，内侧面是腭骨垂直部，而翼腭神经节就位于此部外侧。

第四节 头部结构触摸

一、颅骨骨缝触摸

头部颅骨触摸的关键在于识别骨性解剖标志和颅骨骨缝。

手指轻按颅顶左右顶骨间的矢状缝，通过前后、左右滑动，可感触到缝的凹陷。矢状缝前部与冠状缝的交汇点（冠矢点）即前囟，沿此缝前后滑动并向两侧偏移，可触摸到额骨与顶骨间的冠状缝。矢状缝后部与人字缝的交汇点（人字缝尖）为后囟。从该点向两侧及下方滑动，可沿人字缝抵达乳突部上缘。

颅顶两侧的顶骨有明显隆起，称为顶骨结节。由顶骨结节向下探寻，前方可见冠状缝两端，其下为蝶顶缝，而前下方则为颞骨，四者共同构成形似"H"的翼点。在颧弓上方约二横指的位置，额、顶、蝶、颞四块骨骼交汇于此。

二、骨关节肌肉触摸

（一）面部表情肌的显露与触摸

额枕肌位于前额及颅顶，用手指触摸前额或后枕部，抬眉时可感受到枕额肌额腹、枕腹的收缩。

闭眼、嘟嘴，可显现眼轮匝肌、口轮匝肌。皱眉时，皱眉肌会显现。耸鼻、提上唇、咧嘴时，可看到鼻翼提肌、提上唇肌、提口角肌。用力咧嘴，颈阔肌便会显现。

（二）颞下颌关节及咀嚼肌触摸

颞下颌关节由下颌窝与关节结节和下颌头连接形成，下颌窝与下颌头之间置有关节盘，外围包绕关节囊，并附着于下颌颈。可感受下颌头的上、下、前、后方，探索上方的下颌窝、前方的关节结节、下方的下颌颈，以及颧弓下下颌头与冠突、下颌切迹间的凹处。可配合张合口进行动态触诊，或左右对比进行动态触诊。

自下颌体前端，即下颏起，顺下颌体下缘向后触摸，至向上的下颌角；再沿下颌支后缘上行，至耳前可触及球状下颌头。用力张口时，可感下颌头向前下滑移，凸出于颧弓下。原耳前下颌头处出现凹陷，凹陷上方为下颌窝后部。

紧咬牙时，下颌角前上方可感咬肌紧绷隆起；松弛时，按压有凹陷。颞窝被颞肌覆盖，可在颞窝前、上、后缘体验颞肌筋膜附于颅骨之感，并拢示、中、无名、小指指腹紧贴颞窝，感受咬牙时颞肌的收缩。

咬肌深层为翼内、外肌所在的颞下窝，更深处则达翼腭窝。

三、神经血管触摸

（一）面部及颅顶前部神经血管触摸

在眶上缘内侧，有两处切迹，外侧为眶上切迹，内侧为内侧眶切迹。通过手指指腹在眶上缘下方左右拨动，可轻易感触到眶上切迹与内侧眶切迹。眶上切迹有眶上神经通过，内侧眶切迹则有滑车上神经穿行。眶下缘中点下方约 0.5cm 处，指腹稍加用力可触及一凹陷，即眶下孔，此处有眶下神经经过。下颌体中线旁开约 2.5cm 处，同样可寻及一凹陷，为颏孔，有颏神经通过。

在下颌缘咬肌附着处前缘的凹陷内，可感触到面动脉的搏动。鼻根外侧则可触摸到内眦动脉的跳动。

（二）颅顶外侧部神经血管触摸

于耳前颧弓上方，可清晰触摸到颞浅动脉的搏动。注意，耳颞神经是与颞浅动脉相伴而行的。

（三）颅顶后部神经血管触摸

上项线从枕外隆凸向两侧延伸，下项线则从枕外嵴中点斜向外下方延伸，二者均为颈部浅层和深层肌肉在枕骨的附着处。左右拨动时，可体会到肌肉在枕骨的附着点。

颅顶后部的神经主要包括来自脊神经的枕大神经、枕小神经和耳大神经等。在颈枕区，枕大神经定位于乳突与第 2 颈椎棘突连线中点；枕小神经定位于胸锁乳突肌附着点后上缘；而耳大神经则定位于乳突与下颌角之间。这些神经都源自 $C_{2\sim3}$ 脊神经，可在同侧第 2、3 颈椎横突处触摸到神经干。

第五节 头部常用腧穴解剖触摸举隅

1. 百会
体表定位：位于头部，前发际正中直上 5 寸。或为两耳尖连线中点。

层次解剖：皮肤→皮下组织→帽状腱膜→腱膜下疏松结缔组织。当在本穴周围滑动，能触摸到颅骨表凹陷。

重要解剖结构：穴区有枕大神经分支、额神经分支和枕动、静脉吻合网。

揣穴：当手指在本穴周围滑动时，能感知到颅骨上的凹陷。在按压并前后推动时，能感觉头皮有轻微移动；用力按压此穴，可达颅骨外膜，有胀痛感。

2. 睛明

体表定位：在面部，目内眦内上方眶内侧壁凹陷中。

层次解剖：皮肤→皮下组织→眼轮匝肌→眶脂体。

重要解剖结构：分布有滑车上神经分支，内眦动、静脉分支或属支。

揣穴：本穴为一凹陷，其内侧为筛骨眶板，外侧则为眼球。

3. 攒竹

体表定位：在面部，位于眉头凹陷中，眶上切迹处。

层次解剖：皮肤→皮下组织→眼轮匝肌→皱眉肌。

重要解剖结构：有滑车上神经分支，滑车上动、静脉分支或属支。

揣穴：本穴在眉头凹陷中，按压此穴时，有酸胀感。

4. 玉枕

体表定位：在头部，横平枕外隆凸上缘，后发际正中旁开 1.3 寸；或是斜方肌外侧缘直上与枕外隆凸上缘的交点。

层次解剖：皮肤→皮下组织→枕额肌枕腹→腱膜下疏松结缔组织→颅骨外膜。

重要解剖结构：穴区有枕大神经、枕动、静脉分布。

揣穴：滑动本穴可触及枕额肌枕腹，深层按压或左右滑动可触及枕大神经。

5. 上关

体表定位：在面部，颧弓上缘的中央凹陷处。

层次解剖：皮肤→皮下组织→颞筋膜→颞肌。

重要解剖结构：浅层布有上颌神经分支和颞浅动脉，深层有下颌神经肌支和颞浅动脉肌支。

揣穴：按压并前后拨动，可触及上下纵行的肌束；咬牙时能感到肌肉收缩。

6. 曲鬓

体表定位：在头部，耳前鬓角发际后缘与耳尖水平线交点处。

层次解剖：皮肤→皮下组织→颞筋膜→颞肌。

重要解剖结构：浅层布有耳颞神经和颞浅动脉。

揣穴：本穴深层是颞肌肌腹，咬牙时能感到肌肉收缩；轻按可触及颞浅动脉的搏动。

7. 承泣

体表定位：位于面部，介于眼球与眶下缘之间，正对瞳孔直下。

层次解剖：皮肤→皮下组织→眼轮匝肌→眶脂体。

重要解剖结构：分布有眶下神经分支、面神经颧支以及眶下动、静脉的分支或属支。

揣穴：该穴上方是眼球，下方则是眶下缘。

8. 四白

体表定位：位于面部，正对眶下孔。

层次解剖：皮肤→皮下组织→眼轮匝肌与提上唇肌→眶下孔或上颌骨。

重要解剖结构：分布有眶下神经及眶下动、静脉的分支。

揣穴：本穴恰在眶下孔，按压此处可感到明显凹陷。

9. 颊车

体表定位：在面部，下颌角前上方约一横指处。

层次解剖：依次为皮肤→皮下组织→咬肌→下颌骨。

重要解剖结构：此区域有耳大神经分支和面神经下颌缘支经过。

揣穴：当闭口咬牙时，咬肌明显隆起；放松时，则出现凹陷。

10. 下关

体表定位：面部，颧弓下缘中央与下颌切迹间凹陷处。

层次解剖：皮肤→皮下组织→腮腺→咬肌→翼外肌。

重要解剖结构：浅层布有耳颞神经分支、面神经颧支等；深层有上颌动脉等。

揣穴：此穴在下颌切迹上方凹陷中，半张口时，可触及咬肌及深层神经血管。

11. 头维

体表定位：在头部，额角发际上 0.5 寸，头正中线旁 4.5 寸。

层次解剖：皮肤→皮下组织→帽状腱膜→疏松结缔组织→颅骨外膜。

重要解剖结构：此处有耳颞神经分支、面神经颞支等分布。

揣穴：穴位位于颞肌边缘，轻按可触及其肌腹，咬牙时肌肉收缩明显。

12. 迎香

体表定位：鼻翼外缘中点旁，鼻唇沟中。

层次解剖：皮肤→皮下组织→提上唇肌。

重要解剖结构：分布上颌神经的眶下神经分支；深层布面神经颊支。

揣穴：触压本穴可感受到提上唇肌。

13. 听宫

体表定位：位于面部，耳屏正中与下颌骨髁突间的凹陷处。

层次解剖：依次为皮肤→皮下组织→外耳道软骨。

重要解剖结构：通过有耳颞神经、颞浅动、静脉等。

揣穴：指腹放于外耳道与颧弓后方间，患者全张口时，髁突显著突出并前滑，其后方即此穴。轻触可感颞浅动脉跳动，深按时后触外耳道软骨，前触下颌骨髁突。

14. 太阳

体表定位：在眉梢与目外眦间，后约一横指的凹陷内。

层次解剖：皮肤→皮下组织→颞筋膜→至颞肌。

重要解剖结构：浅层布上颌神经分支与颞浅动脉，深层有下颌神经肌支与颞浅动脉肌支。

揣穴：按后拨动时，能触到纵行的肌束；咬牙时有肌肉收缩感。

【思考题】

1. 颞下颌关节组成及解剖特点。
2. 简述面神经走行及支配肌肉情况。
3. 头面部主要的骨性和肌性体表标志有哪些？
4. 简述面肌和咀嚼肌的名称和起止。
5. 简述三叉神经的解剖分布。

第三章　　胸背部针灸推拿临床解剖 ▷▷▷▷

　　内容提要：复习胸背部运动系统的解剖（包括骨、关节和肌肉）；进一步了解胸廓、胸椎椎骨、椎骨之间的连接和肌肉；加深对胸背部神经分布的理解；重温胸背部经络穴位与解剖结构之间的关系；认识胸椎的中立位置和其动态解剖特点。

第一节　胸背部概述

　　胸背上方以胸骨上缘、胸锁关节、锁骨上缘、肩峰及第 7 颈椎棘突的连线与颈项部分隔，下方以胸骨剑突、肋弓、第 11 肋前端、第 12 肋下缘及第 12 胸椎棘突的连线与腰腹部分隔。

　　胸背部将胸廓作为骨性基础，内部包含心、肺等关键器官。胸部位于胸廓前方，而背部则位于胸段脊柱及胸廓的后方。胸廓由前方的胸骨、后方的胸段脊柱，以及连接两者的肋骨构成，为心、肺等器官提供关键保护。

　　若从肌肉骨骼系统的角度讨论，胸段脊柱与胸廓紧密相连。因此，本章将围绕胸廓为核心，将背部与胸部结合起来进行综合阐述。

第二节　胸背部的体表标志和体表投影

一、背部体表标志

　　1. 背纵沟：背部正中纵行浅沟，沟底可触及椎骨棘突（图 3-1）。

　　2. 竖脊肌：背纵沟之两侧，肌肉纵行且隆起。

　　3. 第 7 颈椎棘突：平肩处首个骨性隆起，易摸易见（低头时更显）。

　　4. 肩胛骨：皮下可摸，有肩峰、肩胛冈、下角、上角及内外侧缘。肩胛冈内侧与第 3 胸椎棘突平。下角对第 7 肋或肋间隙。

　　5. 肩胛冈连线：两侧肩胛冈内侧端连接，恰好过第 3 胸椎棘突。

　　6. 肩胛骨下角：对第 7 肋或肋间隙。两侧下角连线，约过第 7 胸椎棘突。

　　7. 斜方肌：起自项部正中线及胸椎棘突，向肩峰延伸成三角，常态下不明显，动作时略可见。

　　8. 背阔肌：覆盖腰部及胸部下，运动时其轮廓可辨认。

二、胸部体表标志

1. 锁骨：其全长均可触及，内侧端膨大且突出于胸骨颈静脉切迹两侧，内侧部分前凸，外侧部分则后凸。锁骨下窝位于锁骨中外 1/3 交界处下方，其深方有腋血管与臂丛穿行。

2. 喙突：在锁骨下窝稍外侧，锁骨中外 1/3 交界处下方一横指处，深按可触及。

3. 颈静脉切迹：位于胸骨柄上缘正中，与第 2 胸椎体下缘平齐。

4. 胸骨角：是胸骨柄与胸骨体交界处的微隆起，两侧连接第 2 肋软骨，可依此查找其他肋与肋间隙。其位置相当于第 4 胸椎体下缘水平。

5. 肋与肋间隙：是胸部及腹上部器官的重要定位标志。

6. 肋弓：第 8~10 肋软骨共同形成的胸廓前下方的弓状突起。左右肋弓在前正中形成向下开放的胸骨下角。

7. 剑突：胸骨下方的剑状突起。剑突与一侧侧肋弓之间形成剑肋角。

8. 胸大肌：为胸前上部的明显肌性隆起，其下缘可清晰触及（图 3-2）。

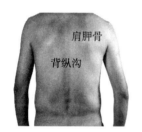

图 3-1　背部体表标志

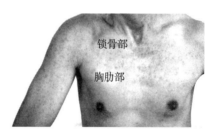

图 3-2　胸大肌

三、胸背部的解剖标志线

前正中线（通过胸骨正中绘制的垂直线）、锁骨中线（经过锁骨中点向下绘制的垂直线）、腋前线（经腋前襞和胸壁交界处向下绘制的垂直线）、腋中线（沿腋前线与腋后线之间中点绘制的垂直线）、腋后线（经腋后襞与胸壁交界处向下绘制的垂直线）、肩胛线（双臂自然下垂时，经肩胛下角绘制的垂直线）。

第三节　胸廓正常解剖与功能

胸背部主要由胸廓构成，内藏心肺等重要器官，外覆肌肉、皮肤；同时，其上接颈部，下连腰腹，两侧上方则与上肢相连。

一、胸廓解剖

胸廓由 12 块胸椎、12 对肋骨、胸骨共同组成，其间的骨连结包括胸椎椎间盘、椎间关节、肋椎关节、胸肋连结等。

胸廓的整体形态：成人胸廓近似圆锥形。胸椎、肋骨、胸骨组成环状，上下相连构成胸廓。胸廓有上、下两口及前、后、外侧壁。

胸廓上口较小，由胸骨柄上缘、第1肋和第1胸椎体围成，为食管、气管、大血管和神经等出入胸腔的通道。

胸廓下口宽而不整，由第12胸椎、第11及12对肋前端、肋弓和剑突围成，被膈封闭。两侧肋弓在中线构成向下开放的胸骨下角。剑突又将胸骨下角分为左、右剑肋角。相邻各肋之间的空隙，称为肋间隙，由肌和韧带所封闭。

胸廓的内腔被称作胸腔，内有心及其大血管、肺、气管、食管和神经等，因此胸廓具有保护和支持这些重要脏器的功能。

胸廓后部，胸椎依靠椎间盘、椎间关节及韧带组成胸段脊柱，是脊柱负重、运动结构的一部分。

此外，胸廓还参与呼吸运动。通过胸廓的运动，完成胸式呼吸运动。在肌的作用下，肋的后端沿贯穿肋结节与肋头的轴旋转，前端连同胸骨一起作上升和下降运动，使胸廓扩大和缩小，协助吸气和呼气。吸气时，在肌作用下，肋的前部抬高，伴以胸骨上升，从而加大胸廓前后径；同时，肋上抬时，肋体向外扩展，加大胸廓横径，使胸腔容积增大。呼气时情况正好相反。

胸椎、肋骨、胸骨组成环状，上下相连构成胸廓。当挤压胸廓的前部、后部或两侧时，挤压力会沿着肋骨传到相应的部位。若背部受力，会传到胸部；胸部受力也会传到背部。此即背、胸疼痛相互影响的力学原因。胸廓后方结构慢性损伤可能对胸廓前方的肋软骨产生影响。

胸廓由椎骨、肋骨、胸骨组成。后方通过肋椎关节连结，前方通过肋软骨连结。椎间关节、肋椎关节的紊乱可导致胸廓张力的变化。相应地，肋软骨与肋骨、胸骨间的应力也会改变，从而可能引发肋软骨的局部损伤。

（一）胸廓骨

1. 胸椎

胸椎共有12块，主要形态特征：椎体左右两侧后上、后下分别有上下肋凹，即椎体肋凹；横突尖端前方也有肋凹，称为横突肋凹，它们分别与肋骨的肋头关节面、肋结节关节面形成关节。胸椎棘突较长，伸向后下方，互相遮掩，形成叠瓦状。上下关节突关节面基本呈额状位。

2. 胸骨

胸骨是位于胸前壁正中的扁骨，由上至下可分为胸骨柄、胸骨体和剑突三部分。胸骨柄与胸骨体连接处形成突向前方的横行隆起，即胸骨角，可在体表触及。胸骨角正对第2肋，是计数肋骨的重要标志。胸骨角还正对第4胸椎体下缘的水平线。胸骨体侧缘与第2~7肋软骨相连。胸骨的下端是一个形状不定的薄骨片，被称为剑突。

3. 肋

肋骨共有12对，由肋骨和肋软骨组成。肋骨是细长弓状的扁骨，具有很好的弹性。

每根肋骨可分为中间的体部以及前、后两端。肋骨的前端与肋软骨相连，后端膨大称为肋头，其关节面与胸椎体的肋凹形成关节。肋头外侧稍细的部分是肋颈，肋颈外侧稍隆起的部分称为肋结节，肋结节的关节面与胸椎横突的肋凹形成关节。

肋体有内外两面及上下两缘。内面近下缘处有肋沟，肋间血管和神经沿此沟走行。肋结节外侧有一个明显弯曲的地方，称为肋角，它通常是项背腰部肌肉的附着点。

（二）胸廓连接

胸廓由 12 块胸椎、12 对肋、1 块胸骨及它们间的连结所构成。其间的骨连结包含胸椎间盘、椎间关节、肋椎关节、胸肋连结和韧带等。

1. 胸段脊柱的连结

胸廓后正中是胸段脊柱，由 12 块胸椎相互连结。第 1 胸椎上方与颈椎相连，第 12 胸椎下方与腰椎相接。与颈段脊柱相似，上下椎骨间也通过椎间盘、椎间关节、关节囊及深层韧带相互连结。

在胸部，胸椎与肋骨相连，椎间盘较薄，关节突的关节面为冠状位，棘突如叠瓦般排列，限制了胸椎的运动范围，因此活动度较小。

胸段脊柱的椎管内含有胸段脊髓，由此分出胸神经穿过椎间孔。

2. 肋椎与胸肋的关节

胸廓前正中为胸骨。胸段脊柱与胸骨通过胸廓两侧的肋骨相连。共有 12 块胸椎和 12 对肋骨，每对肋骨与对应的胸椎相连。肋骨后端通过肋椎关节与相应的胸椎相连，前端为肋软骨，通过胸肋关节与胸骨相连。

肋椎关节是联合关节，包括前方的肋头关节和外侧后方的肋横突关节。12 对肋头的关节面与 12 个胸椎的椎体肋凹形成肋头关节；肋结节的关节面与胸椎横突肋凹形成肋横突关节。肋椎关节的活动能升降肋骨。当肌肉收缩使肋骨上升时，空气被吸入肺中；肌肉收缩使肋骨下降时，空气从肺中排出。

胸肋关节由第 2~7 肋骨前端的肋软骨和胸骨上相应的肋切迹构成。第 1 对肋软骨直接与胸骨柄相连；第 2~7 对肋软骨与胸骨侧缘的相应切迹形成胸肋关节；第 8~10 对肋软骨不直接连接胸骨，而是依次连接上一个肋软骨，形成一对肋弓。第 11、12 对肋软骨前端在腹肌中游离，称为浮肋。

12 根肋骨从上到下依次形成 11 个肋间隙，即第 1、2 肋之间为第 1 肋间隙，第 2、3 肋之间为第 2 肋间隙。胸骨角两侧平对第 2 肋，可用于计数肋骨和肋间隙。

（三）胸廓与上肢的骨性连接

上肢借上肢带骨（肩胛骨及锁骨）连于躯干骨。胸廓前上方两侧，锁骨与胸骨形成关节；胸廓后上方两侧，第 2~7 肋骨后面的区域，肩胛骨与之紧密相贴。胸骨上端与锁骨内侧段构成胸锁关节，肩胛骨与胸廓后外壁形成肩胛胸壁关节，锁骨外侧端则与肩胛冈外侧的肩峰形成肩锁关节。这三个关节以及众多韧带、肌肉，将上肢带骨稳固附于胸廓，构成上肢连接及运动的基础。

二、胸背部肌肉

胸壁由胸廓外覆肌肉、筋膜和皮肤构成。上下肋骨的间隙有肋间外肌、肋间内肌和肋间最内肌。

胸廓前部由胸骨、肋软骨及肋骨前端组成；外有胸大肌、胸小肌和锁骨下肌包覆。

胸廓后部由 12 个胸椎及肋角以内的肋骨组成；外有斜方肌、大小菱形肌、上下后锯肌及竖脊肌包覆。

胸廓外侧部由肋骨体组成，其外有前锯肌、腹外斜肌包覆。

肩胛骨贴附于肋骨之上，二者间无关节连接，其附着主要依赖脊柱、肋骨、肱骨等与肩胛骨间的肌肉。

背部肌肉繁多，由浅入深依次为斜方肌、背阔肌、菱形肌、肩胛提肌、竖脊肌等。依肌肉功能与作用，可划分为三类：与胸段脊柱运动相关的竖脊肌；与肋骨运动相关的上、下后锯肌、肋横突肌、肋间肌、胸大肌、胸小肌等，以及参与呼吸的膈肌；与肩胛骨运动相关的斜方肌、肩胛提肌、菱形肌等。当然，每块肌肉功能多样，此处仅提及其主要功能。

斜方肌：起于枕外隆凸、项韧带及全部胸椎棘突和棘上韧带，上部肌束向外下方，中部肌束平行向外，下部肌束斜向外上方；止于锁骨肩峰端、肩胛骨肩峰及肩胛冈。其作用为牵引肩胛骨向脊柱靠拢；若肩胛骨固定，一侧收缩可使头向同侧侧屈，两侧收缩可使头后仰。

肩胛提肌：位于项部两侧，部分被斜方肌和胸锁乳突肌遮盖。起自上四个颈椎横突，止于肩胛骨内侧角及其脊柱缘上部。其作用为上提肩胛骨，若肩胛骨固定则使头颈向同侧屈曲。

菱形肌：位于斜方肌深部，为菱形扁肌。起自 6、7 颈椎及 1、2、3、4 胸椎棘突，肌束斜向外下方，止于肩胛骨脊柱缘下半部。其作用为使肩胛骨脊柱缘靠拢，并略向上内方移位。

背阔肌为全身最大的阔肌，借腰背筋膜主要起于下六个胸椎棘突、全部腰椎棘突、骶正中嵴和髂嵴后部，肌束向外上方集中，止于肱骨小结节嵴。可使肱骨内收、旋内和后伸；上肢上举固定时，上提躯干（如引体向上）。

前锯肌以数个肌齿起于上 8~9 个肋骨前外面，肌束斜向后上内，经肩胛骨前面，止于肩胛骨下角及其脊柱缘内面。其作用是使肩胛骨下部旋外、助臂上举，使肩胛骨紧贴胸廓、固定肩胛骨。若肩胛骨固定，可提肋助深吸气。若前锯肌瘫痪，肩胛骨下角与脊柱缘会离开胸廓突出于皮下，形似蝶翼，即"翼状肩胛"。

竖脊肌：为背肌中最长、最大的深层肌肉，纵列于脊柱棘突两侧和肋角的沟内，位于斜方肌、背阔肌、肩胛提肌和菱形肌的深层，是强有力的脊柱伸肌。竖脊肌起于骶骨、骶髂韧带及髂嵴后部，纤维向上，至肋下缘稍上延展为 3 柱，由内向外为棘肌、最长肌和髂肋肌。肌肉外包筋膜，部分与腰背筋膜后层融合。

胸髂肋肌为外侧柱，起自下位肋角，止于上位肋角，肌束稍斜向外上方。主要作用是使脊柱背伸、侧屈和旋转。

最长肌：为中间柱，是3柱中最宽厚者，分3组：①胸最长肌止于腰椎副突、横突，胸椎横突尖及附近肋骨。②颈最长肌位于胸最长肌上内侧，起自上6胸椎，止于第2~6颈椎横突后结节。③头最长肌起自上位胸椎横突与下位颈椎关节突，成宽条状，位于头夹肌和胸锁乳突肌深面，上行止于颞骨乳突后下部。最长肌覆盖肋骨结节与胸椎横突间关节，下胸神经后支外侧支穿经髂肋肌与背最长肌之间。作用是伸直脊柱。

棘肌：作为内侧柱，是3柱中最短的，主要由筋膜构成，宽约1cm，呈扁平状，紧贴棘突两侧，起于下位棘突，止于上位棘突，从上腰部一直延伸至下颈部。

竖脊肌深层的肌肉包括：横突棘肌（半棘肌、多裂肌、回旋肌）。半棘肌起于胸椎横突，向上止于上位椎骨的棘突。回旋肌主要位于胸部，起于一个椎骨的横突，止于上方邻近的2个椎骨的棘突根部。

更深层的肌肉有棘突间肌、横突间肌和肋提肌等。

胸腰筋膜：胸腰部的深筋膜分为浅、深两层，浅层较薄弱，覆盖在斜方肌和背阔肌表面；深层较厚，覆盖在竖脊肌表面，并向上与项筋膜相连，称为胸腰筋膜。

胸部前方还有胸大肌、胸小肌、前锯肌，它们构成了胸廓与上肢之间的肌肉连接。

胸大肌：位置较浅，呈扇形，起始于锁骨内侧半、胸骨以及第1~6肋软骨等处，各部分肌束向外聚合，最终附着在肱骨大结节嵴上，能使肩关节内收、旋内和前屈。当上肢固定时，可以提起躯干。

胸小肌：位于胸大肌深层，形状为三角形，起始于第3~5肋，附着在肩胛骨的喙突上；能拉肩胛骨向前下方。

锁骨下肌：起始于第1肋软骨上方，附着在锁骨的肩峰端，能拉锁骨向内下方。

肋间外肌位于肋间隙浅层，起于肋骨下缘，肌束斜向前下，止于下位肋骨上缘，可提肋以助吸气。

肋间内肌位于肋间外肌深面，起于下位肋骨上缘，止于上位肋骨下缘，肌束方向与肋间外肌相反，可降肋以助呼气。

肋间最内肌位于肋间内肌深面，起于下位肋骨上缘，止于上位肋骨下缘，肌束方向与肋间内肌相同，可降肋以助呼气。

三、胸背部重要神经血管

胸背部重要血管神经主要指胸壁的血管神经，不包括胸腔内的大血管、神经。

胸廓前后的胸背部的重要神经主要是脊神经。胸段脊髓发出脊神经前根和后根，合成为胸脊神经根，再分为脊神经前支和后支。脊神经还分出脊膜返支形成椎管内的窦椎神经。胸椎前方两侧，大约肋骨小头的前方，也有胸交感干，它与胸脊神经间有交通，同时发出分支至胸腹脏器。胸腹脏器同时也受迷走神经支配。

胸神经前支共12对，保持节段性走行和分布。第1~11对胸神经前支各自位于相应肋间隙中，分布于肋间内、外肌之间，沿肋沟前行，称肋间神经；第12对胸神经前支位于第12肋下方，称肋下神经。第1~6对肋间神经还有肌支分布于肋间肌和上后锯肌，外侧皮支在肋角前分出，前皮支在胸骨侧缘处穿出。第 7~11 肋间神经及肋下神经先沿相应肋间隙前行，然后向前下行于腹横肌与腹内斜肌之间，在腹直肌外缘进入腹直肌鞘，分布于肋间肌、腹肌前外侧群；其皮支分布于胸、腹壁皮肤及胸、腹膜壁层。

胸神经前支在胸、腹壁皮肤的节段性分布最为明显，由上而下按顺序依次排列：T_2 分布区相当胸骨角平面；T_4 相当乳头平面；T_6 相当剑突平面；T_8 相当肋弓下平面；T_{10} 相当脐平面；T_{12} 相当脐与耻骨联合上缘平面。

背部由胸脊神经后支分布。胸神经后支又分为内侧支和外侧支。两支均支配此区的肌肉，其中一支的分支成为皮神经。皮神经穿出的部位由上而下逐渐向外，上部的皮神经几乎呈水平位向外侧行，下部的皮神经斜向外下，分布至背区和腰区的皮肤。

背区上部：胸背区上部的皮肤由第 1~7 胸神经后支的内侧支穿出的皮神经分布。其穿出肌至皮下的位置较近，约距正中线 1~2cm。

背区下部：胸背区下部的皮肤由第 8~12 胸神经后支的外侧支穿出的皮神经分布。其穿出肌的部位距正中线的距离较远（3~4cm）。

胸壁的血管主要是肋间后动脉、肋间后静脉，它们与肋间神经伴行。

第四节　胸廓的运动

胸廓的连接包括胸椎之间的连接和胸椎、肋、胸骨之间的连接，因此其运动涉及胸椎的运动与肋椎关节的运动。胸廓一方面参与脊柱的运动，另一方面参与呼吸运动。两种运动各有特点，胸椎运动表现为胸段脊柱的屈伸、侧屈、旋转；肋椎关节则表现为肋的升降。但日常运动往往有两者的共同参与，如胸椎旋转运动时就有肋椎关节的参与。

在胸部，胸椎与肋骨相连，椎间盘较薄，关节突的关节面呈冠状位，棘突呈叠瓦状，这些因素均限制了胸椎的运动，故胸椎的活动范围较小。

一个成年人自然站立时，胸段脊柱通常呈 40°~45° 的自然后凸。从中立位置开始，运动可发生在三个平面内：额状轴屈曲运动 30°~40°、伸展运动 20°~25°，总计 50°~65°；矢状轴侧屈 25°~30°；垂直轴旋转 30°~35°。胸段脊柱在特定平面中的运动方向与幅度，与胸段的静息姿势、关节突关节、胸腔结构以及椎间盘的相对高度均有关联。

关节突关节的关节面方向呈额状位，限制了前屈运动，但允许侧屈。然而，肋和胸骨对胸椎的潜在运动有所限制，同时，胸椎的后伸也受到棘突相互接触的限制。下位胸椎由于受到的肋骨限制较少，其关节面方向逐渐转为矢状位，使得椎骨间的运动更趋于腰部的运动模式，即屈伸和侧屈运动增强，而旋转运动减弱。

胸椎屈伸运动：由于胸椎关节突关节面呈额状位，因此在胸椎运动节段前屈时，上位胸椎的下关节突会在下位椎骨的上关节突关节面上方向上滑移。前屈的限制结构主要包括棘上韧带、棘间韧带以及关节突关节囊等。而当胸椎运动节段进行后伸时，上位胸椎的下关节突会向下滑移，此时后伸的限制结构则是棘突之间的骨性碰撞。

胸椎侧屈运动：胸椎在进行侧屈运动时，上位胸椎的同侧下关节突会向下滑移，而对侧下关节突则会向上滑移。这一过程中，同侧关节突间的骨性碰撞以及对侧横突间韧带会对侧屈运动产生一定的限制。

胸段脊柱旋转运动：胸椎两侧关节突关节面以向心性同心弧的方式排列，弧面圆心位于椎体中心。因此，胸椎的旋转运动实则是其两侧关节突关节面的相对滑移。在此过程中，关节囊、韧带以及相应肋骨环的弹性均会对旋转运动产生限制作用。

胸廓呼吸运动：通过肋头关节与肋横突关节的活动，肋骨能进行旋转，从而使肋前端进行升降运动。在肌肉作用下，肋后端沿贯穿肋结节与肋头的轴进行旋转，带动前端及胸骨共同进行升降运动。这导致胸廓的扩大与缩小，进而协助完成吸气和呼气动作。上位肋因其较为水平的位置，提升时主要增加胸廓的前后径；而下位肋则因其更斜向下的角度，在提升时能增加胸廓的横径。

第五节　胸背部结构触摸

一、背部结构触摸

（一）背部骨性触摸

背部正中央为胸椎棘突，棘突两侧紧邻椎弓板和上下关节突，再向外则是胸椎横突端部与肋骨，最外侧为肋角和肩胛骨内侧缘（图 3-3）。为与背部纵行经脉相对应，本节的背部骨性触摸将依次沿着棘突线、椎间关节线、横突端部线、肩胛骨内侧缘这 4 条线进行。

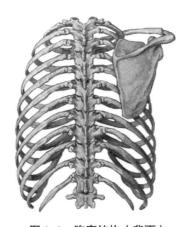

图 3-3　胸廓结构（背面）

背部正中线为棘突线，沿胸椎棘突垂直而下。胸椎棘突从前上斜向后下，上下胸椎棘突呈叠瓦状排列。胸段脊柱有生理性后凸，故棘突触诊为均匀突起的弧形。胸椎棘突上有棘上韧带、皮肤，缺乏丰满的肌肉，故触诊力量应稍小，可采用环形揉动、上下推搦、左右拨动等触诊方式，体会棘突的大小、棘突间隙的宽窄，以及有无棘突偏歪、有无棘上韧带损伤的疼痛、增生纤维化剥离感等变化。

紧贴棘突两侧是椎弓板及椎间关节。配合棘突触诊可察棘突偏歪情况；向深层按揉可体会棘肌、半棘肌、多裂肌、回旋肌等棘旁小筋的状况。上下推搦时，可感知上下椎骨的椎板，硬度较大；上下椎板之间的凹陷，可能是连结两者的韧带及上下关节突关节的关节囊及间隙。

背部的第 3 条线为胸椎横突端部线，也可称为肋横突关节后方线。横突端部是背部除棘突外最为突起的点状骨性结构。其内侧邻接椎弓板和横突背面，其外侧邻接肋骨后面。换言之，胸椎横突端部线位于横突端部的外侧，即肋横突关节的后方，其内侧即为椎弓板线和横突端部。

胸椎横突伸向后外方，故触摸棘突旁椎弓板、椎间关节线时感觉如一深槽。先以拇指按压，再向外推动可触到向后翘的胸椎横突端部。再上下推动，可清晰分辨上下椎骨的横突。而从高翘的横突端部的外侧触摸，为较平坦的肋骨后面。从外向内推动，可触及翘起的横突端部。将这些点从上向下连接即构成横突端部线。边向内推，边向上移可触及颈椎横突端部；边向下移可触及腰椎横突端部。沿此线上下推动，可清晰触及肋结节和肋骨。

第 4 条线为肩胛骨内侧缘线。此线是一条斜线，因肩胛骨内侧缘呈斜行。在肩胛骨内侧缘，从内向外点拨，可触到菱形肌在肩胛骨内侧缘的附着处。沿肩胛骨内侧缘向上，可触到肩胛骨上角，从内下向外上点拨，可触到菱形肌、肩胛提肌在肩胛骨上角的附着处。沿肩胛骨内侧缘向下，可触及肩胛骨下角；稍向外可触及肋骨，向内则可触及竖脊肌的外缘。

进一步触摸须留意胸椎棘突平面与椎间关节、横突水平的关系。由于胸椎棘突伸向后下方，故胸椎棘突与对应椎体、横突及相应肋骨并不在同一平面。通常，某胸椎棘突端部与下位椎骨的横突及相应的肋骨处于同一平面，该胸椎的椎间关节则与上位棘突端部相平。在触摸胸椎棘突、椎间关节、横突及肋骨时请予注意。

（二）背部肌肉触摸

背部浅层肌肉为斜方肌和背阔肌，中层包括菱形肌、上下后锯肌，深层则为竖脊肌，更深层还有横突棘肌等。

胸椎后伸会导致背部竖脊肌收缩并隆起，此时可以大致触及。从胸廓后方的两侧，我们能够触及肋骨，向内水平滑动则可触及竖脊肌的外缘。

耸肩时可看到、触到收缩的斜方肌上束。两肩胛骨向脊柱靠拢时，可看到、触到收缩的斜方肌中、下束及菱形肌。两上肢相抱可使肩胛骨向前移动，此时可感受到斜方肌中、下束及菱形肌被拉长变薄。在肩胛骨的内侧缘，若从内向外点拨，可触到菱形肌在肩胛骨内侧缘的附着处。

二、胸部结构触摸

（一）胸部骨性触摸

锁骨位于胸前上方两侧，全长在皮下均可摸到。内侧部分向前凸，外侧部分向后凸。内侧端连接胸骨柄的锁骨切迹，外侧端连接肩峰。活动肩关节可感受胸锁关节和肩锁关节的活动。

喙突位于锁骨下窝，锁骨中外 1/3 交界处下方，处于胸廓与肱骨之间。

胸骨柄上方是胸骨上窝，沿胸骨柄向下可触到胸骨角，即胸骨柄与胸骨体交界处的隆起，其两侧连接第 2 肋软骨。继续向下至左右肋弓间，可摸到剑突。胸骨体与剑突之间可摸到胸剑联合。肋弓形成胸侧壁的下界，由第 8~10 对肋软骨依次连接上一个肋软骨而成。在腋中线肋弓下方，手指前后滑动可触及第 11 肋端。再沿 11 肋下方向后滑动，大约腋后线处可摸到第 12 肋端。

触摸肋骨及肋间隙方法：胸骨角两侧对齐第 2 肋，是计数肋的关键标志。手指从胸骨柄向下滑动，触到胸骨角，其两侧定为第 2 肋；再定肋间隙，第 1、2 肋间为第 1 肋间隙，第 2、3 肋间为第 2 肋间隙；可用两手指夹住肋骨，依次找其他肋骨和肋间隙。男性乳头位于第 4 肋间隙，即第 4、5 肋间。

先确定肋，再从前向后沿肋软骨、肋骨、肋横突关节、椎弓板、棘突，完整触摸从前下向后上的胸骨 – 肋 – 胸椎结构。

（二）胸部肌肉触摸

胸大肌（图 3-2）：用力或抗阻力内收肩关节，可看到收缩的胸大肌。围绕其内侧界、上界，可在胸骨外缘、第 1~6 肋软骨处触到较薄的胸肋部起始肌束；在锁骨内侧半下缘触到较丰厚的锁骨部起始肌束。在腋窝的前壁，可从前后两面用拇指和其余四指拿捏到胸大肌肌腹。于肱骨结节间沟外侧（肱二头肌长头肌腱外侧）下方可触摸到胸大肌的止点肱骨大结节嵴。

胸小肌：位于腋窝的前壁，胸大肌与肋骨之间。在胸部的外上方，当胸大肌放松时，于喙突的内下方，一边按压一边从内上向外下拨动，同时向内下移动，可触摸到胸小肌。患者会有酸胀感。

前锯肌：当用手向前推物时，前锯肌会收缩，此时可在腋下胸廓侧壁触摸到前锯肌的起始肌束。

第六节　胸背部常用腧穴解剖触摸举隅

1. 肺俞

体表定位：在脊柱区，第 3 胸椎棘突下，后正中线旁开 1.5 寸。

层次解剖：皮肤→皮下组织→斜方肌→菱形肌→上后锯肌→竖脊肌。

重要解剖结构：浅层布有第 3、4 胸神经后支的内侧皮支，深层有第 3、4 胸神经后支的肌支。

揣穴：正坐或俯卧，本穴下可触及背部肌，深按可触及第 4 胸椎横突，稍外为相应肋横突关节后方。

2. 心俞

体表定位：在脊柱区，第 5 胸椎棘突下，后正中线旁开 1.5 寸。

层次解剖：皮肤→皮下组织→斜方肌→菱形肌下缘→竖脊肌。

重要解剖结构：浅层布有第 5、6 胸神经后支的内侧皮支和伴行的动、静脉，深层有第 5、6 胸神经后支的肌支和相应的肋间后动、静脉背侧支的分支或属支。

揣穴：正坐或俯卧，本穴下可触及背部肌，深按可触及第 6 胸椎横突，稍外为相应肋横突关节后方。

3. 肝俞

体表定位：在脊柱区，第 9 胸椎棘突下，后正中线旁开 1.5 寸。

层次解剖：皮肤→皮下组织→斜方肌→背阔肌→胸腰筋膜浅层→竖脊肌。

重要解剖结构：浅层布有第 9、10 胸神经后支的皮支，深层有第 9、10 胸神经后支的肌支。

揣穴：俯卧，本穴下可触及竖脊肌，深按可触及第 10 胸椎横突，稍外为相应肋椎关节后方。

4. 脾俞

体表定位：在脊柱区，第 11 胸椎棘突下，后正中线旁开 1.5 寸。

层次解剖：皮肤→皮下组织→背阔肌腱膜→下后锯肌腱膜和胸腰筋膜浅层→竖脊肌。

重要解剖结构：浅层布有第 11、12 胸神经后支的皮支和伴行的动、静脉，深层有第 11、12 胸神经后支的肌支和相应的肋间、肋下动、静脉的分支或属支。

揣穴：正坐或俯卧，本穴下可触及背部肌肉，深按可触及第 12 胸椎横突。

5. 至阳

体表定位：在脊柱区，第 7 胸椎棘突下凹陷中，后正中线上。

层次解剖：皮肤→皮下组织→棘上韧带→棘间韧带。

重要解剖结构：浅层布有第 7 胸神经后支的皮支。

揣穴：俯卧或正坐，在第 7 胸椎棘突下凹陷中。

6. 中府

体表定位：在胸部，横平第 1 肋间隙，锁骨下窝外侧，前正中线旁开 6 寸。

层次解剖：皮肤→皮下组织→胸大肌→胸小肌。

重要解剖结构：深层内侧有腋动脉及臂丛分支。

揣穴：正坐或仰卧，以手叉腰，先取锁骨外端下方凹陷处的云门，当云门下 1 寸，平第 1 肋间隙，距前正中线 6 寸处。按压有酸胀感，或可触及腋动脉的搏动。

7. 膻中

体表定位：在胸部，横平第 4 肋间隙，前正中线上。

层次解剖：皮肤→皮下组织→胸骨体。

重要解剖结构：浅层布有第 4 肋间神经前皮支。

揣穴：本穴下组织较薄，可触及胸骨体，左右滑动可感肋间隙及胸肋关节。

8. 俞府

体表定位：在胸部，锁骨下缘，前正中线旁开 2 寸。

层次解剖：皮肤→皮下组织→胸大肌。

重要解剖结构：浅层布有锁骨上神经分支，深面为胸膜腔及肺。

揣穴：在锁骨下缘，可触及胸大肌，内收肱骨时有收缩感。

9. 期门

体表定位：在胸部，第 6 肋间隙，前正中线旁开 4 寸。

层次解剖：皮肤→皮下组织→腹外斜肌→肋间外肌→肋间内肌。

重要解剖结构：第 6 肋间隙有第 6 肋间神经和第 6 肋间动、静脉。

揣穴：本穴当乳头直下，平第 6 肋间隙。向对侧转体，可触及腹外斜肌的收缩。

10. 大包

体表定位：在胸外侧区，第 6 肋间隙，腋中线上。

层次解剖：皮肤→皮下组织→前锯肌→肋间外肌→肋间内肌。

重要解剖结构：第 6 肋间隙有第 6 肋间神经和第 6 肋间动、静脉。

揣穴：本穴在腋中线上，第 6 肋间隙处。用力吸气时，可触及肋间的凹陷。

【思考题】

1. 背部分布有数条纵向经脉，如背部正中的督脉、旁开 0.5 寸的夹脊线、旁开 1.5 寸的膀胱经第一线、旁开 3 寸的膀胱经第二线。现从针灸推拿临床解剖的视角，探讨背部经脉触诊与骨性解剖之间的联系。

2. 简述胸廓的结构及其骨连结。

3. 阐述胸椎的主要形态特点。

4. 如何根据胸椎棘突的形态特征，来触摸一个胸椎的棘突与横突？

5. 概述肋椎关节的构成及其作用。

第四章　肩部针灸推拿临床解剖 ▷▷▷▷

内容提要：复习肩部运动系统解剖（包括骨、关节、肌肉）；深化对肩部骨骼、骨连结、相关肌肉的理解；进一步了解肩部神经的分布；重温肩部经穴与解剖结构之间的关系；探究肩部动态解剖的特点。

第一节　肩部概述

上肢通过肩部与颈、胸、背部相连，这种连接包含关节连接和肌肉连接。关节连接是指将上肢带骨（锁骨、肩胛骨）与胸廓、肱骨相连的胸锁关节、肩锁关节、肩胛胸壁关节、肩关节及其周围的韧带；肌肉连接则是指斜方肌、菱形肌、肩胛提肌、前锯肌、胸大肌、胸小肌、三角肌、冈上肌、冈下肌、小圆肌、大圆肌、肩胛下肌、肱二头肌、肱三头肌等。同时，肩部腋窝还有连接躯干与上肢的血管、神经穿过。

肩部分为三角肌区、肩胛区和腋区。

第二节　肩部的体表标志和体表投影

1.肩胛骨：位于皮下，肩峰、肩胛冈和下角均可摸到。肩峰是肩部的最高骨性标志，它位于肩肱关节上方。由肩峰向后内可摸到肩胛冈，而向前内则可触及锁骨全长。

2.锁骨：全长均可摸到。锁骨内侧端膨大，明显突出于胸骨颈静脉切迹两侧。其内侧部分前凸，外侧部分后凹。锁骨下窝在锁骨中、外1/3交界处的下方，其深方有腋血管和臂丛穿过。

3.喙突：是肩胛骨上缘外侧份向前的指状突起，它位于锁骨下窝稍外侧，锁骨外、中1/3交界处下方一横指处。在此处向后深按即能触及。

4.三角肌：从前方、外侧和后方三方面包绕肱骨上端，赋予肩部圆隆的外形。其止点位于臂外侧中部，形成一小凹。当三角肌收缩使肩关节外展时，其前、后缘及肌腹均清晰可见（图4-1和图4-2）。

5.肱骨大结节：位于肩峰下外方，被三角肌所覆盖。

6.肱骨小结节：位于肩胛骨喙突稍外方。

7.腋窝：是臂上部内侧与胸外侧壁之间的锥形空隙，具备顶、底以及前、后、内侧、外侧四个壁。前壁由胸大、小肌构成；后壁包括肩胛下肌、大圆肌、背阔肌和肩胛骨（图4-3）；内侧壁由上部胸壁和前锯肌组成；外侧壁则为喙肱肌、肱二头肌短头和肱骨。顶即上口，由锁骨、肩胛骨上缘和第 1 肋围成三角形间隙，是颈部通向上肢的通道，腋动静脉和臂丛由此口进入腋窝。底由腋筋膜所构成。

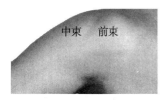

图 4-1　三角肌前束、中束

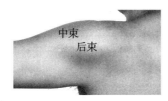

图 4-2　三角肌中束、后束

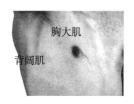

图 4-3　腋窝（胸大肌、背阔肌）

第三节　肩部正常解剖结构

一、肩部骨骼肌肉解剖

（一）肩部骨

肩部的骨包括锁骨、肩胛骨及肱骨。肩胛骨借肌肉紧贴胸壁，又通过锁骨与胸骨相连。而肱骨则通过关节和肩胛骨相连。

肱骨位于上臂，分一体及上、下两端。肱骨的中段称为体，下端由肱骨的内外髁组成。肱骨上端膨大，有朝向上内后方的半球形肱骨头，与肩胛骨的关节盂形成关节。肱骨头关节面周缘的浅沟称为解剖颈，是关节囊的附着处。解剖颈外侧有一大隆起，称大结节，其前方有一小隆起，称小结节，两者各向下延伸成一嵴，分别称为大结节嵴和小结节嵴，均为肌肉的附着处。大小结节间存在的纵沟称为结节间沟。肱骨上端与体交界处稍细，易发生骨折，被称为外科颈。肱骨体中部的外侧面有粗糙的三角肌粗隆，为三角肌的止点。

肩胛骨位于背部上外侧，紧贴胸廓后外面，介于第 2 至第 7 肋之间。肩胛骨是三角形扁骨，有前后两面、三缘及三角。外侧缘肥厚且邻近腋窝，也称腋缘；内侧缘既薄又锐利，正对脊柱，称脊柱缘；上缘既短又薄，外侧部有一切迹，称肩胛切迹，外侧则有一向前的指状突起，称喙突。三角分别为上角、下角、外侧角。上角是上缘与脊柱缘交汇处，正对第 2 肋；下角为脊柱缘与腋缘交汇处，正对第 7 肋或第 7 肋间隙；外侧角位于腋缘与上缘交汇处，最肥厚，外侧面有一梨形浅窝，称关节盂，和肱骨头形成关节。关节盂上下方都各有一粗糙隆起，分别称盂上结节、盂下结节。肩胛骨前面即腹侧面是一浅窝，称肩胛下窝，它与胸廓相对并构成肩胛胸壁关节。后面即背侧面稍微隆起，其上部有一嵴状隆起且由内侧向外侧逐渐升高，称肩胛冈。肩胛冈向外侧延伸的扁平突起称肩峰。肩峰内侧缘有卵圆形关节面，和锁骨的肩峰端形成关节。肩胛冈将肩胛骨后面分成两窝，上小下大，上方的称冈上窝，下方的则称冈下窝。肩胛冈、肩峰、肩胛骨下角、内侧缘及喙突都可在体表触摸到。

锁骨为 "S" 形弯曲的长骨，横跨胸廓的前上方，呈水平位。内侧 2/3 凸向前，外侧 1/3 凸向后，其全长均可在体表触及。内侧端粗大，被称作锁骨胸骨端，具备关节面与胸骨柄上的锁骨切迹形成关节，即胸锁关节。外侧端扁平，被称为锁骨肩峰端，具有小关节面与肩峰形成关节，构成肩锁关节。

（二）肩部骨连结

平时所说的肩关节是肩胛骨与上肢肱骨组成的肩肱关节，即狭义的肩关节。由胸廓、锁骨、肩胛骨构成的稳定结构，为肱骨的运动提供了支撑。锁骨将肩胛骨支撑于胸廓之外，从而确保了上肢的灵活运动。

在肩部活动时，除了肩胛骨与肱骨之间的相对运动，肩胛骨和锁骨本身也会发生位移。当肩部进行运动时，肩胛骨会在由肋骨组成的胸廓上滑动，能够执行多方向的运动。锁骨的内侧端连接在胸骨正中，而外侧端则连接在肩胛骨的肩峰上。因此，当肩胛骨移动时，锁骨也会随之发生相应的位移。换言之，肩部运动时，不仅涉及肩肱关节、胸骨与锁骨之间的胸锁关节、锁骨与肩胛骨之间的肩锁关节、肩胛骨与胸廓之间的肩胛胸壁关节也都参与其中。所以，从广义上讲，肩关节实际上包括了肩肱关节、肩锁关节、胸锁关节以及肩胛胸壁关节。尽管如此，肩部的主要运动仍然以肩肱关节为主。

1. 胸锁关节

由锁骨胸骨端与胸骨柄锁骨切迹、第 1 肋软骨上面构成，为上肢骨与躯干连接的唯一关节。关节囊韧带强韧，由胸锁前后韧带、锁间韧带、肋锁韧带等囊外韧带增强。囊内有纤维软骨形成的关节盘，将关节腔分为外上和内下两部分。关节盘使关节头与关节窝相适配，关节盘下缘附于第 1 肋软骨。胸锁关节属多轴关节，能进行环转运动。绕矢状轴运动使锁骨外侧端上举或下降，绕垂直轴运动使锁骨外侧端向前或向后旋转。胸锁关节还可绕冠状轴做微幅的旋转运动。胸锁关节活动范围虽小，但以此为支点增大了上肢的活动范围。

2. 肩胛胸壁关节

肩胛胸壁关节并非真正的关节，肩胛下窝与胸廓间无关节囊、关节软骨、关节腔，主要靠附着的肌肉连接。在肩关节运动过程中，肩胛骨前面与胸壁后方有一定的运动轨迹，其间运动类似关节运动，因此称这一部分为肩胛胸壁关节。肩胛骨运动可表现为上提、下降、前伸、后缩、上旋、下旋。

3. 肩锁关节

肩锁关节由锁骨肩峰端与肩胛骨肩峰的关节面构成，属平面关节，活动度小，为肩胛骨活动的支点。关节上方由肩锁韧带加强，关节囊和锁骨下方有喙锁韧带连至喙突。肩锁关节、肩锁韧带及喙锁韧带使肩胛骨、锁骨形成有机整体。

4. 肩肱关节

即通常所说的肩关节，由肱骨头与肩胛骨关节盂两个关节面组成，是典型的多轴球窝关节。由于肩胛骨的关节盂相对平浅，尽管关节盂周缘有纤维软骨形成的盂唇能加深关节窝，但仅可容纳关节头的 1/4~1/3。这样的骨结构增大了肩关节的运动范围，使肱骨头能在关节盂上做多种运动，从而让肩肱关节成为人体活动度和灵活性最强的关节之一。然而，这种结构也缺乏稳定性，需要依赖肩肱关节周边的韧带与肌腱来加强关节的稳定性。

肩肱关节的关节囊既薄又松弛，其肩胛骨端连接在关节盂缘，肱骨端则附着在肱骨解剖颈。关节囊的滑膜层能够膨出，形成滑液鞘或滑膜囊，以方便肌腱的活动。例如，肱二头肌长头腱就是穿过结节间的滑液鞘内。关节囊上壁具备喙肱韧带，该韧带从喙突根部延伸至肱骨大结节前面，与冈上肌肌腱交织，并融入关节囊的纤维中。关节囊的前壁和后壁也有众多肌腱融入，进而增强了关节的稳定性。

肩肱关节是人体最为灵活的关节，能进行三轴运动，包括在冠状轴上的屈伸、矢状轴上的收展、垂直轴上的旋内旋外，以及环转运动。此外，肩关节还能进行上举动作（包括外展上举和前屈上举）。然而，肩关节的灵活性也带来了易于受损的风险。

5. 第二肩关节

喙肩韧带连接肩胛骨喙突与肩峰，和喙突、肩峰一同构成喙肩弓，悬于肩肱关节之上，起到防止肱骨头向上脱位的作用。同时，喙肩弓与肱骨头、大结节组合而成被称为"第二肩关节"的结构。喙肩韧带与喙突、肩峰共同形成穹隆状构造，为肱骨头及大结节提供顶盖，类似臼窝；肱骨大结节则形成该关节的杵臼部分；肩峰下滑囊如同关节滑膜，冈上肌肌腱类似关节内软骨，共同构建了完整的关节构造。在肩关节外展时，肱骨头上旋，大结节嵌入臼窝；而当肩部下垂时，大结节则向外移动。若在遭受剧烈外伤或关节不稳的情况下进行外展活动，可能会导致喙肩弓与肱骨头之间发生碰撞，进而损伤其间的软组织，涉及冈上肌肌腱、肩峰下滑囊等部分。

（三）肩部肌肉

肩部的肌肉包括连接肩胛骨与肱骨，收缩时使肩肱关节产生运动的肌肉群；不跨肩肱关节，收缩时使肩胛骨稳定的肌肉；以及跨过肩肱关节连接胸廓与肱骨的肌肉。使肩肱关节产生运动的肌肉包括三角肌、冈上肌、冈下肌、大圆肌、小圆肌、肩胛下肌（表4-1）以及肱二头肌、肱三头肌等。使肩胛骨稳定或运动的肌肉包括项背部的斜方肌、菱形肌、肩胛提肌、前锯肌、胸小肌等（表4-2）。胸大肌连接于胸廓与肱骨之间，而背阔肌连于胸腰椎与肱骨之间。

表 4-1　肩肱关节肌肉起止点及神经支配

名称	起点	止点	肩关节运动	神经支配
三角肌	锁骨外 1/3 段、肩峰、肩胛冈	三角肌粗隆	外展、前屈、后伸	腋神经（$C_{5\sim6}$）
冈上肌	冈上窝	大结节	外展	肩胛上神经（C_5）
冈下肌	冈下窝	大结节	内收、外旋	肩胛上神经（$C_{5\sim6}$）
小圆肌	冈下窝下部	大结节	内收、外旋	腋神经（$C_{5\sim6}$）
大圆肌	肩胛骨下角、背面	小结节嵴	内收、内旋、后伸	肩胛下神经（$C_{5\sim6}$）
肩胛下肌	肩胛下窝	小结节	内收、内旋、后伸	肩胛下神经（$C_{5\sim6}$）

　　三角肌：位于肩关节外侧，包裹肩关节的前、外、后三面，使肩部显得圆隆。起于锁骨外侧端、肩峰和肩胛冈，止于肱骨外侧中段的三角肌粗隆。功能为使肩关节外展、前屈和后伸。

　　冈上肌：在肩背部，位于肩胛骨冈上窝内，被斜方肌遮盖。从冈上窝起始，肌束向外经肩关节上方，止于肱骨大结节。它能使肩关节从 0° 外展至 15°，之后与三角肌共同助力肩关节外展。冈上肌在肩关节初始外展时非常重要。若肩关节初始外展无力，需考虑冈上肌腱是否断裂。

　　冈下肌：位于冈下窝（图 4-4）。始于冈下窝骨面，肌束向外跨越肩关节后方，终于肱骨大结节。主要功能是使肩关节外旋。

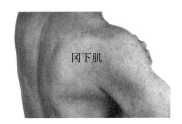

图 4-4　冈下肌

　　小圆肌：源于肩胛骨腋缘上 2/3 的背面，终于肱骨大结节的后面。其功能是使肩关节外旋。

　　大圆肌：位于小圆肌之下，发自肩胛骨腋缘的下 1/3 和下角的背面，肌束向上外，绕至肱骨前，终于肱骨小结节下方的骨嵴。其作用是使肩关节内收、内旋及后伸。

　　肩胛下肌：起并位于肩胛骨前面的骨面，肌束斜向外上，穿越肩关节前，终于肱骨小结节。其肌腱与肩关节囊前面之间有肩胛下滑囊，常通肩关节腔。此肌使肩关节内旋和内收。

　　肱二头肌：位上臂前，为肘关节屈肌。长头发自肩胛骨关节盂的盂上结节，穿关节囊经肱骨结节间沟下降；短头起自肩胛骨的喙突，向外下走，两头会合，肌腹延续为肌腱，经肘关节前，终于桡骨粗隆。主要功能是屈肘。

　　肱三头肌：位上臂后。长头发自肩胛骨关节盂下方的粗隆，下行于大、小圆肌间；外侧头起自桡神经沟的外上；内侧头起自桡神经沟内下，三头合为一肌腹，以扁腱终于尺骨鹰嘴。此肌使肘关节伸直。

　　肩袖：亦名肌腱袖，由包绕肱骨头、关节囊前、上、后面的肩胛下肌、冈上肌、冈下肌、小圆肌的肌腱、腱膜构成。肩袖紧贴关节囊，有稳定肱骨头之用。同时诸块肌肉可使肱骨内外旋，故亦称旋转袖。

　　肩复合体稳定及运动肌包括斜方肌、肩胛提肌、菱形肌、前锯肌、胸小肌，以及背阔肌、胸大肌。以上诸肌肉已在颈部、胸部出现，不再赘述。

表 4–2　肩复合体近端稳定肌的起止点及神经支配

名称	起点	止点	肩关节运动	神经支配
菱形肌	锁骨外 1/3 段、肩峰、肩胛冈	三角肌粗隆	外展、前屈、后伸	腋神经（C_{5-6}）
肩胛提肌	冈上窝	大结节	外展	肩胛上神经（C_5）
斜方肌	冈下窝	大结节	内收、外旋	肩胛上神经（C_{5-6}）
背阔肌	冈下窝下部	大结节	内收、外旋	腋神经（C_{5-6}）
胸大肌	锁骨内侧半、胸骨以及第 1~6 肋软骨	大结节嵴	内收、内旋、前屈	胸外侧神经（C_{5-7}）
前锯肌	肩胛骨下角、背面	小结节嵴	内收、内旋、后伸	肩胛下神经（C_{5-6}）
胸小肌	肩胛下窝	小结节	内收、内旋、后伸	肩胛下神经（C_{5-6}）

二、肩部重要神经血管

（一）支配肩部肌肉的神经

1.肩胛上神经：源自臂丛的上干（C_5、C_6），穿越肩胛上切迹进冈上窝，再经肩胛冈外侧进冈下窝，支配冈上肌、冈下肌和肩关节。C_5、C_6 神经根可因下段颈椎病变受刺激，引发冈上肌、冈下肌神经性肌痛。研究显示，肩胛上神经在肩胛上切迹处最易受损，可致冈上肌、冈下肌无力，肩关节疼痛。

2.腋神经：来自臂丛后束，穿经腋窝后壁的四边孔，环绕肱骨外科颈深入三角肌内，分支支配三角肌、小圆肌。

（二）三边孔、四边孔

三边孔、四边孔均位于腋窝后壁，共享上、下边界。上界由小圆肌和肩胛下肌构成，下界为大圆肌。三边孔外侧由肱三头肌长头界定，而四边孔的内侧亦由此肌界定，外侧则为肱骨外科颈。四边孔内容纳腋神经。

肌肉、筋膜的劳损可能导致这些神经受压，从而引发肩臂疼痛、不适，此情况临床常见，需与神经根型颈椎病相鉴别。

第四节　肩复合体的运动

肩复合体的运动由胸锁关节、肩胛胸壁关节、肩锁关节与肩肱关节协同完成。骨科上将这一现象称为肩关节的联动性。肩复合体的运动主要来自肩肱关节，胸廓、锁骨、肩胛骨组成的动态稳定结构为肱骨的运动提供基座。

就肩肱关节和肩胛胸壁关节来说，当肩关节在最初的前屈 60° 和外展 60° 时，仅是肩肱关节运动，肩胛胸壁关节不动。但如果继续前屈或外展，则肩肱关节与肩胛胸壁关节的运动比例为 2∶1。也就是说，当肩关节从前屈 60° 至 75°，或从外展 60° 至 75° 时，肩肱关节转 10°，肩胛胸壁关节转 5°。在肩关节外展 90° 时，锁骨在胸锁关节上抬高 40°。在肩关节运动中，锁骨在肩锁关节、胸锁关节处完成 20° 的旋转。

在肩复合体中，肩胛骨运动很关键。肩胛骨与胸后壁形成肩胛胸壁关节，其间无关节囊、滑膜等，主要靠附于肩胛骨的肌肉和肩锁关节，实现肩胛骨上提、下降、前伸、后缩、上旋和下旋。

肩胛骨不同方向运动时参与的肌肉不同（表 4-3）。肩胛骨上提，即向上耸肩时的动作，肩胛骨在胸廓上向上滑动，由斜方肌上部纤维、肩胛提肌及大小菱形肌提供动力。肩胛骨下降，即向下用力垂肩时的动作，肩胛骨从上提的姿势在胸廓上向下滑动，可由前锯肌下部纤维和斜方肌下部纤维直接提供动力，胸小肌、锁骨下肌起辅助作用，而胸大肌下部纤维及整个背阔肌（尤其是其下部纤维）则通过肱骨间接提供动力。肩胛骨前伸，即双臂向前拥抱时的动作，肩胛骨的内侧缘在胸廓上沿着远离后正中线的方向向前外侧滑动，由前锯肌和斜方肌提供动力。肩胛骨后缩，即双臂向后扩胸夹肩时的动作，肩胛骨的内侧缘在胸廓上朝着后正中线的方向向后内侧滑动，由肩胛提肌、大小菱形肌、胸大肌、胸小肌、背阔肌和肩胛下肌共同提供动力。肩胛骨上旋，即肱骨外展超过 90 度时的动作，肩胛骨下角向外上方旋转，由三角肌后束、冈上肌、前锯肌提供动力，胸大肌、胸小肌起辅助作用。肩胛骨下旋，即双手背后、两手互握时出现的动作，肩胛骨下角向内下侧旋转，由斜方肌（尤其是其中部纤维）、大小菱形肌、背阔肌（尤其是其上部纤维）及肩胛下肌提供动力。

表 4-3 肩胛骨运动及参与肌肉

肩胛骨运动方向	运动描述	参与的主要肌肉
上提	在胸廓上向上滑动	上斜方肌、肩胛提肌、菱形肌
下降	在胸廓上向下滑动	下斜方肌、胸小肌、背阔肌
前伸	在胸廓上向前外侧滑动	前锯肌、胸小肌
后缩	在胸廓上向后内侧滑动	中斜方肌、菱形肌、下斜方肌
上旋	肩胛骨下角向外上方旋转	上、下斜方肌和前锯肌（下部纤维）
下旋	肩胛骨下角向内下侧旋转	菱形肌、肩胛提肌、胸小肌

肩复合体的运动是多关节的复合运动，需不同关节肌肉的协调收缩。

抬高手臂的肌肉可分三组：一是肩肱关节处抬高肱骨的肌肉；二是控制肩胛胸壁关节上旋和前伸的肌肉；三是维持肩肱关节动态稳定的旋转肌群。

肩肱关节处抬高肱骨的肌肉：肩肱关节前屈上举靠三角肌前部（图 4-1）、喙肱肌、肱二头肌长头；肩肱关节外展上举则依赖三角肌中部（图 4-2）和冈上肌。三角肌与冈上肌共同维持肩肱关节的外展力矩，但冈上肌还负责将肱骨头稳定于关节盂内。若三角肌麻痹，冈上肌可确保肩肱关节充分外展；而冈上肌若麻痹或损伤，三角肌则不能完成全外展动作。

肩胛胸壁关节的肩胛骨上旋由斜方肌上下缘纤维和前锯肌控制。肩胛骨的位置受斜方肌中缘纤维与前锯肌的力平衡影响。正常前锯肌的收缩能有力地使肩胛骨上旋，配合三角肌和冈上肌的肱骨外展动作。若前锯肌麻痹，会导致肩胛骨下旋，即"翼状"肩胛，这会引发胸小肌的适应性缩短，进一步加剧肩胛骨的前倾与上旋。

手臂上抬时，旋转肌群也随之收缩，它们是维护关节动态稳定的关键。

第五节 肩部解剖结构触摸

上肢肩部最高点是肩峰，其前为锁骨，锁骨下窝藏喙突，肩胛冈居后。肩部外侧见圆形隆起，由肱骨近端与三角肌共同形成。

一、肩部骨性结构触摸

肩部触摸首先是感知肩部运动涉及的几个关节：胸锁关节、肩锁关节、肩肱关节、肩胛胸壁关节。正中的胸骨与锁骨内侧端构成胸锁关节；锁骨外侧端与肩胛冈外侧端的肩峰构成肩锁关节；肩肱关节是肱骨头与肩胛骨的关节盂之间的连结，即通常所说的肩关节；肩胛胸壁关节是肩胛骨前面与胸壁之间的贴合，主要靠肌肉连接。肩部外展上举或前屈、后伸时，可感知胸锁关节、肩锁关节的运动。肩部外展 90° 时内收、外展，可在肩肱关节后方清晰感知肱骨头及肩肱关节间隙。

肩部后方可感知肩胛骨。肩胛骨的最下部是肩胛骨下角，先沿肩胛骨脊柱缘向上触摸到肩胛骨上角，再顺肩胛骨腋缘（外侧缘）向上触摸到肩胛骨外侧角。肩胛骨背面中间，可摸到明显、横的骨性突起，即肩胛冈。

从肩胛骨内侧缘向上最终可触摸到肩胛骨上角，向外划弧可转至肩胛骨上缘。一边前后点拨一边向外移动，可从内向外逐步触摸到肩胛骨上缘，其外侧可隐约触摸到肩胛上切迹。

肩胛冈外端为扁平呈片状的肩峰，感知肩峰的 U 形边缘：前缘、外缘、后缘及前角、后角。肩峰在水平面上呈方形，肩峰外下可触摸到较为宽阔的肱骨大结节。

在肩关节前方，由内向外可依次触及喙突、肱二头肌短头起点、喙肱肌起点、肱骨小结节、结节间沟内的肱二头肌长头肌腱、肱骨大结节前上方的冈上肌肌腱。将手指置于喙突外下方的凹陷处并上下滑动，可触及骨性的肱骨小结节，尤其在肱骨外旋时更为清晰。大、小结节之间的凹槽即肱骨结节间沟，内有肱二头肌长头肌腱穿过。当患者上臂自然下垂并屈肘时，检查者可用自己对侧的中指和拇指分别捏住大、小结节，示指置于两者之间，然后内外旋转肱骨，会感受到示指下有肌腱滑动。外旋时，肌腱会滑向示指外侧；内旋时，则滑向内侧。此滑动的肌腱正是肱二头肌长头肌腱，其内侧邻接肱骨小结节，外侧则是肱骨大结节。

二、肩肱关节肌肉触摸

肩肱关节肌肉包括三角肌和组成肩袖的冈上肌、冈下肌、小圆肌和肩胛下肌。还有跨越肩肱关节前方的肱二头肌长、短头及跨越肩肱关节后方的肱三头肌长头。

三角肌分前束、中束及后束，模特主动外展肩关节时可清楚显示三角肌。向内上可触及三角肌在锁骨外侧、肩峰的附着处，向外下可触及很明显的骨性突起，即三角肌止点三角肌粗隆。

肩胛骨上缘、脊柱缘与肩胛冈之间构成冈上窝。在冈上窝，从肩胛骨脊柱缘开始，触摸到冈上肌，边拨边向肩峰移动，至锁骨肩峰端与肩胛冈间的肩锁关节后方（巨骨穴处）。冈上肌穿过肩峰与肱骨头之间，止于肱骨大结节前上方（肩髃穴处），可点按并前后拨动，感受冈上肌肌腱。模特可有酸胀感。

从肩胛骨下角到肩胛冈的区域，称为冈下窝，是冈下肌的起点。先触摸到肩胛骨下角及肩胛骨的腋缘，在腋缘中点附近向冈下窝中心移动，从外向内上点拨推动，可触到冈下肌的外侧缘。可沿冈下肌的外侧缘向外上方进行探索。冈下肌为羽状肌，除从外下向内上拨动触摸冈下肌肌腹外，还可在近脊柱缘的冈下窝感受冈下肌较薄弱的起始纤维。冈下肌从内下向外上跨越肩肱关节后方，止于肱骨大结节后上方，约肩髎穴附近；可在肩关节内收位用拨法感受附于肱骨大结节的冈下肌肌腱。

在肩胛骨的外侧缘，也可感到有肌肉附着。先摸到肩胛骨下角和肩胛骨腋缘，沿肩胛骨腋缘从内下向外上触摸推动。首先可触到起于腋缘下 1/3 处的大圆肌，跨过大圆肌可触及凹陷，稍加力向肩胛骨腋缘靠近冈下窝处推动，可体会到小圆肌在肩胛骨腋缘背面的附着处。模特通常有明显酸痛感。肩胛骨外侧缘后面上 2/3 是小圆肌的附着处。小圆肌向外上方延伸止于肱骨大结节后下部。当肩部肌肉劳损时，肩部后方会出现酸困难耐的感觉，酸困疼痛可牵扯到上臂甚至手的小指侧。按压冈下窝的冈下肌及肩胛骨外侧缘的小圆肌可找到明显压痛点。再向外上可感到腋缘方向变化，从内下向外上的斜位变成水平位，此即肩胛骨的盂下结节处，是肱三头肌长头的附着处。以一手拇指点按盂下结节的肱三头肌长头，另一手使同侧肘关节抗阻力伸肘，可感到指下肱三头肌长头收缩张力增高。在肩胛骨腋缘，腋后纹头上 1 寸为肩贞穴，再垂直向上至肩胛冈下即臑俞穴。臑俞位于冈下肌肌腱和肩肱关节间隙后方，向上拨可触及肩胛冈，左右拨动可触及肩肱关节后隙，内侧为肩胛骨关节盂，外侧为肱骨头后部。以上结构均被三角肌后束覆盖，可在肩肱关节外展内收位触摸。此时三角肌后束放松拉长变薄，易于分辨其深层结构。

肩前肱骨头内侧的拇指大小的骨性突起即喙突，是肱二头肌短头及喙肱肌的附着处。在喙突外下方内外拨动可触及向外下方的肌束感。喙突正下方为肩肱关节前间隙，可触及肱骨头前方。在结节间沟处可触及肱二头肌长头肌腱，肱骨反复内外旋过程中向上触摸，可探及该肌腱进入肱骨头与肩峰、锁骨下缘之间。肱二头肌长头腱穿肩关节腔，最终止于肩胛骨的盂上结节。

肩胛下肌起自肩胛骨前的肩胛下窝，止于肱骨小结节。肱骨外展约 45°，操作者站于模特侧后方，以同侧四指沿胸廓从前往后滑动至肩胛骨前，体会肩胛下肌起始段。以另一手中指在肩前触及肱骨小结节。在两者间腋窝中，可触及肩胛下肌肌束。大圆肌起于肩胛骨外侧缘，止于小结节嵴，依起止点及内旋收缩功能进行触摸。

三、肩关节复合体相关肌肉触摸

除运动肩肱关节的肌肉外，肩关节复合体还包括稳定肩胛骨的肌肉，例如后方的斜方肌、肩胛提肌、菱形肌，前方的胸小肌、前锯肌，它们位于肩胛骨与颈椎、胸廓（包括胸椎和肋骨）之间；此外还包括连接胸廓、腰椎与肱骨的肌肉，例如胸大肌、背阔肌。背阔肌的肌腹部分，可以用拇指与示指、中指在腋后及胸廓侧后方轻松拿捏到。其他肌肉的触摸方法可参考颈部、胸背部肌肉的触摸，此处不再赘述。

第六节 肩部常用腧穴解剖触摸举隅

1. 肩髃

体表定位：在三角肌区，肩峰外侧缘前端与肱骨大结节两骨间凹陷中。

层次解剖：皮肤→皮下组织→三角肌→肩峰下滑液囊→冈上肌腱。

重要解剖结构：浅层有锁骨上神经，深层有旋肱后动、静脉和腋神经的分支。

揣穴：本穴的内侧可触及肩峰外侧缘的前端，外侧为肱骨大结节，浅层为三角肌，深层可触及附着于肱骨大结节的冈上肌肌腱。

2. 巨骨

体表定位：在肩胛区，锁骨肩峰端与肩胛冈之间的凹陷中。

层次解剖：皮肤→皮下组织→肩锁韧带→冈上肌。

重要解剖结构：肩胛上神经及动、静脉。

揣穴：本穴前方为锁骨肩峰端，后方为肩胛冈，外侧为肩锁关节。

3. 臂臑

体表定位：在臂部，曲池穴上 7 寸，三角肌远端前缘处。

层次解剖：皮肤→皮下组织→三角肌→肱三头肌外侧头→桡神经。

重要解剖结构：旋肱后动脉分支。

揣穴：本穴位于曲池与肩髃连线上，肩髃下 3 寸，三角肌前下缘取穴。肩关节稍外展，上下拨动可感知此处肌肉。

4. 肩髎

体表定位：在三角肌区，肩峰后角与肱骨大结节两骨间凹陷中。

层次解剖：皮肤→皮下组织→三角肌→小圆肌→腋神经及旋肱后动、静脉。

重要解剖结构：腋神经及旋肱后动、静脉。

揣穴：本穴浅层为三角肌，深层可触及附着于肱骨大结节后上方的冈下肌及小圆肌肌腱，前屈内收肩关节时手感更为明显。

5. 肩贞

体表定位：在肩胛区，肩关节后下方，腋后纹头直上 1 寸。

层次解剖：皮肤→皮下组织→三角肌后部→小圆肌→肱三头肌长头→大圆肌→背阔肌腱→腋窝腔。

重要解剖结构：腋窝腔内有臂丛神经下部及其分支、腋动、静脉及其分支属支。

揣穴：本穴位于深层，外侧为三角肌后部和肱三头肌长头，后伸肩关节时可以感知；内侧为肩胛骨外侧缘小圆肌附着处。

6. 臑俞

体表定位：在肩胛区，腋后纹头直上，肩胛冈下缘凹陷中。

层次解剖：皮肤→皮下组织→三角肌→冈下肌→肩关节囊。

重要解剖结构：冈下肌、肩关节囊。

揣穴：本穴位于肩胛冈下方，肩后伸时可触及，位于盂肱关节后方，内侧为肩胛骨关节盂，外侧为肱骨头。

7. 天宗

体表定位：在肩胛区，肩胛冈中点与肩胛下角连线上 1/3 与下 2/3 交点凹陷中。

层次解剖：皮肤→皮下组织→斜方肌→冈下肌→肩胛上神经及动、静脉肌支。

重要解剖结构：深层布有肩胛上神经分支和肩胛上动、静脉分支或属支。

揣穴：可触及肩胛骨背面及附着其上的冈下肌。由外下向内上拨动可感知冈下肌肌腹。

8. 极泉

体表定位：在腋区，腋窝中央，腋动脉搏动处。

层次解剖：皮肤→皮下组织→腋筋膜→腋窝中臂丛和腋动、静脉→背阔肌腱→大圆肌。

重要解剖结构：腋窝腔内有臂丛及其分支、腋动脉及其分支、腋静脉及其属支。

揣穴：上臂外展，腋窝正中，拇指按压可感腋动脉跳动，拇指拨动有至手指的窜麻感。

【思考题】

1. 简述广义肩关节的构成。

2. 简述肩肱关节的组成。

3. 简述肩袖的构成及各肌肉的起止点。

4. 简述大圆肌、背阔肌的起止位置。

5. 简述胸小肌的起止位置。

6. 简述肱二头肌、肱三头肌的起止位置。

7. 简述天宗穴的穴下解剖结构。

8. 哪些肌肉附着于肩胛骨？

9. 哪些肌肉附着于喙突？

第五章　臂肘前臂腕手部针灸推拿临床解剖 ▷▷▷

内容提要： 臂肘前臂腕手部是指除上肢带和肩部的上肢其余结构，包括臂、肘、前臂、腕和手。上肢骨骼轻巧，关节囊薄而松弛，肌肉数量多而形态较小、细长，运动灵活，是完成日常活动的重要结构。上肢由骨、肌肉、血管、神经及浅、深筋膜和皮肤组成，形成多层次鞘状局部结构。本章将复习臂肘前臂腕手部运动系统的解剖（包括骨、关节、肌肉），深化对臂肘前臂腕手部神经、血管分布的认识；同时复习臂肘前臂腕手部的经穴与解剖之间的联系；进一步认识臂肘前臂腕手部的动态解剖。

第一节　臂肘前臂腕手部概述

上肢通过肩部与颈、胸和背部相连，可分为肩、臂、肘、前臂和手部。前文已述及肩部，本章主要探讨除肩部外的上肢部分。运动肘关节的肌肉分布于臂部和前臂部，而运动腕手关节的肌肉则位于前臂和手部。因此，从功能解剖学角度看，可分为臂肘部、前臂腕手部。

第二节　臂肘前臂腕手部体表标志和体表投影

一、体表标志

1. 肱骨内、外上髁：肘部内、外两侧最突出的骨点。
2. 桡骨头：肱骨外上髁下方的骨突，旋转前臂时可触及桡骨头转动。
3. 尺骨鹰嘴：肘部后区最显著的隆起。
4. 肱二头肌肌腱：肘部前区可触及的紧张肌腱，屈肘时尤为明显。
5. 桡骨茎突：腕部桡侧的突起。
6. 尺骨茎突：尺骨头向后发出的突起，位于腕尺侧。
7. 腕横纹：腕前区皮肤现三条横纹，腕近侧纹平尺骨头，腕中纹不恒定，腕远侧纹则对屈肌支持带近侧缘。
8. 腱隆起：握拳屈腕时，腕前区显现三条纵行肌腱隆起，中间为掌长肌腱，桡侧是桡侧腕屈肌腱（桡动脉位于其外侧），尺侧则为尺侧腕屈肌腱（图5-1）。伸腕伸指时，可在手背皮下观察到指伸肌腱。

9.“鼻烟窝”：位于手背外侧部的浅凹，拇指充分外展并后伸时更为明显（图 5-2）。其桡侧由拇长展肌腱和拇短伸肌腱界定，尺侧为拇长伸肌腱，近侧则是桡骨茎突，而窝底由手舟骨和大多角骨构成。窝内有桡动脉穿行，可清晰感受到其搏动。

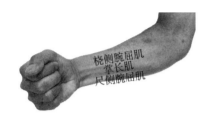

图 5-1 前臂屈肌肌腱

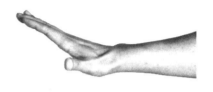

图 5-2 鼻烟窝相关肌腱

二、体表投影

1. 尺、桡动脉：自肘前横纹中点远侧 2cm 处起，至桡骨茎突前方与豌豆骨桡侧的连线，此分别为桡、尺动脉的投影。

2. 正中神经：其在臂部走行与肱动脉相符，均位于肱二头肌内侧沟；在前臂则为肱骨内上髁与肱二头肌腱连线中点，至腕远侧纹中点稍外侧的连线。

3. 尺神经：起自腋窝顶点，经肱骨内上髁与尺骨鹰嘴之间，终于豌豆骨桡侧缘的连线。

4. 桡神经：起始于腋后襞下缘外端与臂的交点，向下斜穿肱骨后方，至肱骨外上髁的连线。

第三节 臂肘前臂腕手部解剖

一、臂肘前臂腕手部骨骼肌肉解剖

（一）臂肘前臂腕手部骨

臂肘前臂腕手部自由上肢骨包括肱骨、桡骨、尺骨、腕骨、掌骨和指骨。

肱骨位于臂部，分为一体和两端。肱骨上端有半球形的肱骨头，与肩胛骨的关节盂相关节；肱骨头前下方的突起，称为小结节；小结节外侧的隆起，称为大结节；两者之间的沟叫结节间沟，其中有肱二头肌长头腱通过。两结节向下延长的骨嵴，分别称为小结节嵴和大结节嵴。肱骨体的中部外侧面有粗糙的三角肌粗隆，为三角肌的止点；肱骨体的后面有由内上斜向外下呈螺旋状的浅沟，称桡神经沟，有桡神经通过。

肱骨下端扁而略卷，前外侧有半球形肱骨小头，与桡骨成关节；内侧有滑车形肱骨滑车，与尺骨成关节。滑车前上方有冠突窝，屈肘时纳尺骨冠突；后上方有深窝，称鹰嘴窝，伸肘时纳尺骨鹰嘴。肱骨小头外上侧和滑车内上侧各有一突起，称外上髁和内上髁。内上髁后下方有浅沟，称尺神经沟，有尺神经通过。

桡骨位于前臂外侧，分一体两端。上端细而下端粗。上端有膨大的桡骨头，上面有关节凹与肱骨小头相连；周缘有环状关节面与尺骨相连。头下缩细部为桡骨颈，颈内下方有隆起，即桡骨粗隆，为肱二头肌止点。桡骨体呈三棱柱形。下端内侧面有关节面，与尺骨头相连，称尺切迹；外侧有突出桡骨茎突，为骨性标志。其下为腕关节面，与腕骨相连。

尺骨位于前臂的内侧部，分为一体两端。尺骨上端较为粗大，前面的凹陷称为滑车切迹（半月切迹），与肱骨滑车相关节；在滑车切迹的上、下方各有一突起，分别称为鹰嘴和冠突；冠突外侧面的关节面为桡切迹，与桡骨头的环状关节面相关节；冠突前下方的粗糙突起称为尺骨粗隆。尺骨下端称为尺骨头，外侧有与桡骨尺切迹相对应的关节面；尺骨头的后内侧有向下的突起即尺骨茎突，为骨性标志。

手骨分为腕骨、掌骨及指骨。

腕骨由 8 块小的短骨组成，排成两列，每列各有 4 块。由桡侧向尺侧，近侧列依次为手舟骨、月骨、三角骨和豌豆骨；远侧列依次为大多角骨、小多角骨、头状骨和钩骨。各腕骨均以相邻的关节面构成腕骨间关节。近侧列的手舟骨、月骨和三角骨共同形成桡腕关节的关节头，而豌豆骨则位于三角骨的掌侧。各腕骨相互连结，背面隆起，掌面凹陷而成腕骨沟。

掌骨共 5 块，由桡侧向尺侧，分别称为第 1~5 掌骨。掌骨的近侧端为底，接腕骨；远侧端为头，接指骨；头、底之间的部分为体。握拳时，头即显露于皮下。

指骨共 14 节。拇指有两节指骨，其余各指都有 3 节。由近侧至远侧依次为近节指骨、中节指骨和远节指骨。每节指骨可分为底、体、滑车（头）三部分。指骨的近侧端叫底，中部叫体，远侧端叫滑车或头。握拳时，滑车即显露于皮下。远节指骨远侧端无滑车，其掌侧面有粗糙隆起，叫远节指骨粗隆（甲粗隆）。

（二）臂肘前臂腕手部骨连结

肘关节由肱骨下端和桡、尺骨上端的关节面组成，包含肱尺关节（由肱骨滑车与尺骨滑车切迹构成）、肱桡关节（由肱骨小头和桡骨头关节凹构成）以及桡尺近侧关节（桡骨头环状关节面与尺骨桡切迹构成）。这三个关节被同一个关节囊包裹，共享一个关节腔。关节囊前、后壁薄而松弛，两侧由桡侧副韧带和尺侧副韧带加固。关节囊纤维层的环行纤维在桡骨头处特别发达，形成坚韧的桡骨环状韧带，包绕桡骨头的环状关节面，其两端连接尺骨桡切迹的前、后缘。幼儿桡骨头发育未全，环状韧带较松弛，因此在肘关节伸直时猛力牵拉前臂，可能导致桡骨头半脱位。

肘关节的正常"携带角"为 5°~15°（即手掌朝前时，上臂纵轴与前臂形成的外翻角度）。超过此角度为肘外翻，小于此角度为肘内翻。

尺骨鹰嘴和肱骨的内、外上髁是肘部的三个重要骨性标志。正常情况下，当肘关节伸直时，这三点连成直线，称为肘直线；当肘关节屈曲至 90° 时，三点形成等腰三角形，称为肘后三角。肘关节后脱位会改变这三点的位置关系，而肱骨髁上骨折则不会。

桡骨和尺骨干之间由前臂骨间膜连接，这是一层坚韧的纤维膜。当前臂处于中立位时，骨间膜处于紧张状态；前臂旋后时稍松弛；前臂旋前时，两骨交叉，骨间膜最松弛。因此，在前臂骨折时，应将前臂固定于中立位，以防骨间膜挛缩。

桡尺远侧关节由桡骨下端的尺切迹、尺骨头环状关节面及尺骨头下方的关节盘共同组成。关节下方有略呈三角形的关节盘，起到与桡腕关节分隔的作用。

桡尺远侧关节、近侧关节以及肱桡关节是联合运动的关节，可使前臂进行旋前和旋后动作。

肘关节可做屈、伸运动和旋前、旋后运动。屈伸运动由肱桡关节和肱尺关节共同完成，旋前、旋后运动则是肱桡关节与桡尺近、远侧关节的联合动作，体现为桡骨绕尺骨的旋转。

桡腕关节是椭圆关节，由桡骨下端及尺骨下端的关节盘组成关节窝，与由手舟骨、月骨、三角骨形成的关节头相接，通过关节囊和韧带连接。该关节周围无肌肉覆盖，关节囊很薄，但四周有韧带加固。

桡腕关节能进行掌屈、背伸、内收、外展和环转运动。腕向掌侧弯曲称为掌屈，活动范围为 0°~90°；向背侧弯曲称为背伸，范围为 0°~80°。虽然运动幅度因人而异，但掌屈的范围通常比背伸略大。掌屈时手偏向尺侧，背伸时偏向桡侧。掌屈和背伸都是桡腕关节、腕骨间关节、腕掌关节的协同连续运动。

桡腕关节内收的活动范围是 0°~50°，外展的范围是 0°~25°。这些动作也是腕部多个关节协同作用的结果。

腕骨间关节指腕骨之间的相互连接，位于近侧腕骨与远侧腕骨之间，其运动幅度很小。

腕掌关节由远侧列腕骨与 5 块掌骨底构成。第 2~5 腕掌关节活动范围极小，只能做轻微滑动，而由大多角骨与第 1 掌骨底构成的拇指腕掌关节活动性较大，可进行屈、伸、收、展、环转以及对掌运动。当拇指尖与其他手指末节掌面接触时，即称为对掌运动。

掌骨间关节位于第 2~5 掌骨底之间，仅能做轻微滑动。

掌指关节由掌骨头与近节指骨底构成，可在冠状轴上做屈、伸运动，在矢状轴上进行收、展运动（向中指靠拢为收，离开中指为展）。当关节伸直时，还可进行环转运动。

指间关节位于各节指骨之间，关节囊松弛，两侧有副韧带加固，仅能做屈、伸运动。

（三）臂肘前臂腕手部肌肉

臂肘前臂腕手部肌肉包含臂肌、前臂肌和手肌。

臂肌覆盖肱骨，由内、外侧肌间隔分为前、后两群。

臂肌前群是屈肌，含浅层的肱二头肌及深层的喙肱肌、肱肌。肱二头肌长头起自肩胛骨盂上结节的长腱，穿过肩关节囊，经结节间沟下行；短头起自肩胛骨喙突，两头于臂下部汇成肱二头肌肌腹（图 5-3），向下变为肌腱，连于桡骨粗隆。喙肱肌在肱二头肌短头的后内方，起自肩胛骨喙突，连于肱骨中部内侧。肱肌在肱二头肌下半部深处，起自肱骨前面下半，连于尺骨粗隆。

臂肌后群是伸肌，即肱三头肌。肱三头肌有三头，长头起自肩胛骨盂下结节，向下行经大、小圆肌间；外侧头和内侧头分别起自肱骨后面的桡神经沟外上方和内下方骨面（图 5-4）。三头向下汇成一坚韧肌腱，连于尺骨鹰嘴。

肱二头肌是主屈肘肌，肱三头肌是主伸肘肌（表 5-1）。

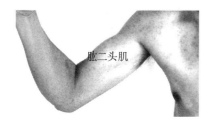

图 5-3　肱二头肌

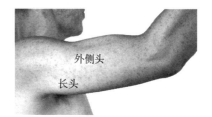

图 5-4　肱三头肌

表 5-1　臂部肌肉起止点及神经支配

名称	起点	止点	作用	神经支配
肱二头肌	肩胛骨盂上结节 喙突	桡骨粗隆	屈肘、前臂旋后	肌皮神经（C$_{5\sim7}$）
喙肱肌	肩胛骨喙突	肱骨中段内侧	肩关节内收、前屈	肌皮神经（C$_{5\sim7}$）
肱肌	肱骨前面下半	尺骨粗隆	屈肘	肌皮神经（C$_{5\sim7}$）
肱三头肌	肩胛骨盂下结节、肱骨后面	尺骨鹰嘴	伸肘	桡神经（C$_{5\sim8}$）
肘肌	肱骨外上髁	尺骨鹰嘴及后面	伸肘	桡神经（C$_{5\sim8}$）

前臂肌分布于尺、桡骨四周，分为前、后两群，主要负责运动腕关节和指间关节。前臂肌多为长肌，肌腹在近侧，远侧为细长肌腱，因此前臂上半部分较为膨隆，下半部分则逐渐纤细。

前臂肌前群共包含 9 块肌肉。浅层肌肉有 5 块，由桡侧向尺侧顺序为：肱桡肌、旋前圆肌、桡侧腕屈肌、掌长肌、尺侧腕屈肌；中层是指浅屈肌；深层则包括拇长屈肌、指深屈肌以及旋前方肌（表 5-2）。

表 5-2　前臂肌肉前群起止点及神经支配

名称	起点	止点	作用	神经支配
肱桡肌	肱骨外上髁上方	桡骨茎突	屈肘、前臂旋前	桡神经（C$_{6\sim7}$）
旋前圆肌	肱骨内上髁、前臂筋膜	桡骨中部外后侧	前臂旋前、屈肘	正中神经（C$_{6\sim7}$）
桡侧腕屈肌	肱骨内上髁、前臂筋膜	第 2 掌骨底前面	屈肘、屈腕、手外展	正中神经（C$_{6\sim7}$）
掌长肌	肱骨内上髁、前臂筋膜	掌腱膜	屈腕、紧张掌腱膜	正中神经（C$_{6\sim7}$）
尺侧腕屈肌	肱骨内上髁、前臂筋膜	豌豆骨	屈腕、手内收	尺神经（C$_{8}\sim$T$_1$）
指浅屈肌	肱骨内上髁、前臂筋膜	第 2~5 指中节指骨底	屈近侧指间关节、屈腕、屈掌指关节	正中神经（C$_{6}\sim$T$_1$）

续表

名称	起点	止点	作用	神经支配
拇长屈肌	桡骨中 1/3 段、骨间膜	拇指远节指骨底	屈拇指	正中神经（$C_6 \sim T_1$）
指深屈肌	尺骨、骨间膜	第 2~5 指远节指骨底	屈腕、屈掌指关节、屈远侧指关节	正中神经、尺神经
旋前方肌	尺骨远侧 1/4 前面	桡骨远侧 1/4 前面	前臂旋前	正中神经（$C_6 \sim T_1$）

前臂肌后群共有 10 块肌肉。浅层肌肉 5 块，自桡侧向尺侧排列为：桡侧腕长伸肌、桡侧腕短伸肌、指伸肌、小指伸肌、尺侧腕伸肌；深层同样有 5 块，按上外至下内顺序是：旋后肌、拇长展肌、拇短伸肌、拇长伸肌和示指伸肌（表 5-3）。

表 5-3　前臂肌肉后群起止点及神经支配

名称	起点	止点	作用	神经支配
桡侧腕长伸肌	肱骨外上髁	第 2 掌骨底背面	伸、外展腕关节	桡神经（$C_{6\sim8}$）
桡侧腕短伸肌	肱骨外上髁	第 3 掌骨底背面	伸腕关节	桡神经（$C_{6\sim8}$）
指伸肌	肱骨外上髁	第 2~5 指中节和远节指骨底	伸指、伸腕	桡神经（$C_{6\sim8}$）
小指伸肌	肱骨外上髁	小指指背腱膜	伸小指、伸腕	桡神经（$C_{6\sim8}$）
尺侧腕伸肌	肱骨外上髁	第 5 掌骨底	伸、内收腕关节	桡神经（$C_{6\sim8}$）
旋后肌	肱骨外上髁和尺骨	桡骨前面上 1/3	前臂旋后	桡神经（$C_{6\sim8}$）
拇长展肌	桡、尺骨背面	第 1 掌骨底	外展拇指及腕关节	桡神经（$C_{6\sim8}$）
拇短伸肌	桡、尺骨背面	拇指近节指骨底	伸拇掌指关节	桡神经（$C_{6\sim8}$）
拇长伸肌	桡、尺骨背面	拇指远节指骨底	伸拇指	桡神经（$C_{6\sim8}$）
示指伸肌	桡、尺骨背面	示指中节指骨底	伸示指	桡神经（$C_{6\sim8}$）

肘部前区肌肉群主要是外侧的肱桡肌和旋后肌，内侧的旋前圆肌、桡侧腕屈肌、掌长肌和指浅屈肌，以及中间的肱二头肌腱和肱肌。肘后上部是肱三头肌下端的强韧扁腱，鹰嘴外侧皮下有一短小扇形肘肌。肘后部外侧为前臂伸肌起始部，其深面还有旋后肌上部。

参与桡腕关节掌屈运动的主要肌肉有桡侧腕屈肌、尺侧腕屈肌、拇长展肌、掌长肌和指浅屈肌。参与桡腕关节背伸运动的主要肌肉包括桡侧腕长伸肌、桡侧腕短伸肌和尺侧腕伸肌，同时指伸肌、示指伸肌、小指伸肌和拇长伸肌也参与其中。尺侧腕屈肌和尺侧腕伸肌主导桡腕关节内收运动；而桡腕关节外展则主要由桡侧腕屈肌、桡侧腕长伸肌、桡侧腕短伸肌以及拇长展肌、拇短伸肌和拇长伸肌完成。

手肌位于手掌侧，分外侧群、中间群和内侧群。外侧群较发达，于手掌拇指侧成鱼际，内含拇短展肌、拇短屈肌、拇对掌肌及拇收肌；内侧群于手掌小指侧成小鱼际，含小指展肌、小指短屈肌和小指对掌肌（表 5-4）；中间群居掌心，由蚓状肌和骨间肌组成。

来自前臂的长肌可实现手和手指的用力运动，而手肌则主要负责完成手的精细技巧性动作。

表 5-4　手内肌起止点及神经支配

名称	起点	止点	作用	神经支配
拇短展肌	腕横韧带、舟骨结节	拇近节指骨底	外展拇指	正中神经（$C_{6\sim7}$）
拇短屈肌	腕横韧带、小多角骨	拇近节指骨底	屈拇掌指关节	正中神经（$C_{6\sim7}$）
拇对掌肌	腕横韧带、大多角骨	第 1 掌骨桡侧缘	拇指对掌	正中神经（$C_{6\sim7}$）
拇收肌	头状骨、腕横韧带、第 3 掌骨	拇近节指骨底	拇指内收、屈曲	尺神经（C_8）
蚓状肌	指深屈肌腱桡侧缘	第 2~5 指近节指骨背面及指背腱膜	屈掌指关节、伸指间关节	尺神经深支（C_8）正中神经（$C_{6\sim7}$）
骨间掌侧肌	第 2、4、5 掌骨	指背腱膜	2、4、5 指内收、屈掌指关节、伸指关节	尺神经深支（C_8）
骨间背侧肌	第 1~5 掌骨相对缘	第 2~4 指近节指骨底及指背腱膜	2、4 指外展、屈掌指关节、伸指关节	尺神经深支（C_8）
小指展肌	豌豆骨	小指近节指骨底	屈及外展小指	尺神经深支（C_8）
小指短屈肌	钩骨及腕横韧带	小指近节指骨底	屈小指关节	尺神经深支（C_8）
小指对掌肌	钩骨及腕横韧带	第 5 掌骨	小指对掌	尺神经深支（C_8）

二、上肢重要局部解剖结构及重要神经血管

1. 腋窝

腋窝位于肩肱关节下方，是臂上部内侧和胸外侧之间的锥形空隙，由顶、底及前、后、内、外侧四个壁构成。前壁包括胸大肌、胸小肌、锁骨下肌和锁胸筋膜。锁胸筋膜是锁骨下肌、胸小肌和喙突间的胸部深筋膜。后壁由肩胛骨、肩胛下肌、大圆肌和背阔肌组成；内侧壁是上部胸壁和前锯肌；外侧壁包括肱骨、喙肱肌和肱二头肌短头。顶即上口，由锁骨、肩胛骨上缘和第 1 肋骨形成三角间隙，是颈部通向上肢的通道，包括臂丛、腋动脉、腋静脉。底部由腋筋膜和皮肤组成。

2. 肘窝

肘窝在肘关节前方，是一个尖向远端的三角凹窝。外侧由肱桡肌界定，内侧由旋前圆肌界定（图 5-5），上界是肱骨内外髁的连线。底部包括肱肌、旋后肌和肘关节囊；顶部覆盖皮肤、浅筋膜、深筋膜和肱二头肌腱膜。窝内结构由外向内为：桡神经、肱二头肌肌腱、肱动脉和正中神经。

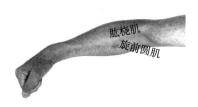

图 5-5　肘窝

3. 腕管

腕管位于腕掌侧，由腕横韧带与腕骨沟共同围成。其内包含指浅屈肌腱、指深屈肌腱、拇长屈肌腱以及正中神经。

4. 上肢动脉

锁骨下动脉：左侧起自主动脉弓，右侧源自头臂干，此动脉自胸锁关节后方斜向上外至颈根部，经胸膜顶前方，穿过斜角肌间隙，于第1肋外侧缘续接为腋动脉，在进入腋窝后即称腋动脉。

锁骨下动脉的搏动（自胸锁关节至锁骨中点绘一凸向上的弧线，其最高点位于锁骨上方1.2cm处）。

以胸小肌为标志，腋动脉可划分为3段。

第一段：起于第1肋外缘，终于胸小肌上缘。

第二段：走行于胸小肌后方，其内侧、后侧和外侧分别毗邻臂丛内侧束、后束和外侧束。

第三段：位于胸小肌下缘与大圆肌下缘之间。此段末端位置表浅，易于触及。其内后侧紧邻尺神经干，前外侧则是正中神经干。

在大圆肌下缘，腋动脉延续为肱动脉，沿肱二头肌内侧沟向下延伸，至肘窝上部后分支为桡动脉与尺动脉。桡动脉在肱桡肌与旋前圆肌及其肌腱之间下行，穿越桡骨茎突前方。尺动脉则在尺侧腕屈肌与指浅屈肌间下行，经过豌豆骨桡侧进入手掌。

5. 上肢神经

腋窝内有臂丛的锁骨下部，由内侧束、外侧束、后束构成。尺神经来自内侧束，桡神经来自后束，正中神经的内外侧根则分别起自内外侧束。

桡神经在大圆肌下缘与肱骨交角处，穿入桡神经管。桡神经管乃肱三头肌与肱骨神经沟所形成，从内上向外下绕肱骨干后外侧，管内包含桡神经及伴行的肱深动脉。至臂中、下1/3交界，折向臂前区，走于肱桡肌与肱肌间，抵达肘窝外侧。在肱骨外上髁前方，桡神经分为浅、深两支。浅支行于桡动脉外侧，前臂中、下1/3交界处折向背侧，并延伸至手背，分布于手背桡侧及桡侧三个半手指近节背面皮肤。深支则环桡骨颈外侧，于桡骨头下5~7cm处穿旋后肌至前臂后，行于前臂浅、深伸肌间，并沿前臂骨间膜后下达腕关节背。深支主要为肌支，支配桡侧腕长、短肌等前臂伸肌和旋后肌。

正中神经在臂上部走行于肱动脉的外侧或前外侧，与肱动脉伴行沿肱二头肌内侧沟下降。至臂中部，经动脉前方斜穿至其内侧，下至肘窝。自肘窝向下，正中神经穿过旋前圆肌与指浅屈肌腱弓，于前臂正中在指浅、深屈肌之间下降，经桡侧腕屈肌腱与掌长肌腱之间入腕管，于掌腱膜深面抵手掌，分布于第1、2蚓状肌、鱼际肌，以及掌心、桡侧三个半手指的掌面及其中节和远节指背的皮肤。

尺神经在臂上部行于肱动脉内侧，至臂中部转向臂后区，沿肱骨内上髁与鹰嘴间的尺神经沟下降，再经尺侧腕屈肌与指深屈肌间下行，于豌豆骨桡侧分支为浅、深两支。浅支支配小鱼际、小指与环指的尺侧半掌面皮肤；深支则支配小鱼际肌、拇收肌、骨间肌及第 3、4 蚓状肌。在桡腕关节上方，尺神经发出手背支，支配手背尺侧半及尺侧两个半手指的背面皮肤。

第四节 臂肘前臂腕手部运动

一、肘关节运动

肘关节与前臂连结的共同运动包括屈肘、伸肘、前臂旋前、前臂旋后等。

肘关节的运动主要由肱尺、肱桡关节完成，能进行屈、伸动作。尺骨沿肱骨滑车运动，而桡骨头则在肱骨小头上活动。前臂伸直、掌心朝前为肘关节的标准位置，其屈伸范围：屈曲 130°~150°，过伸 0°~10°。肱骨滑车内缘稍前倾，使关节运动轴略斜向下。因此，伸肘时前臂会微向外偏，与上臂约成 160° 的"提携角"。

屈肘关节的肌肉主要有肱二头肌、肱肌、肱桡肌及旋前圆肌等。而负责伸肘关节的肌肉则包括肱三头肌和肘肌。

桡尺近侧与远侧关节合作，使前臂能进行旋转，其旋转轴连接桡骨头与尺骨头中心。在旋转时，桡骨头原地自转，而桡骨下端及关节盘则绕尺骨头转动，实则为桡骨的旋转。旋前即桡骨转至尺骨前并交叉，手背朝前；旋后则相反，桡骨回到尺骨外侧，手背朝后。当肘关节屈曲 90°、虎口朝上时为中立位，此时肘关节及前臂骨连结的旋转范围：旋前 80°~90°，旋后 80°~90°。

负责前臂旋前的肌肉包括旋前圆肌、旋前方肌及肱桡肌。而前臂旋后的肌肉则有旋后肌和肱二头肌。

二、腕关节运动

腕关节，即桡腕关节，由近排腕骨、桡骨远端关节面及关节盘共同构成，是上肢功能的关键部分。从功能角度来看，桡腕关节与微动的腕骨间关节的运动是协同进行的，并受到相同肌肉群的驱动。腕关节能进行伸腕、屈腕、外展和内收等动作。当掌骨与前臂成一直线时，定为中立位 0°，腕关节可背伸 30°~60°，掌屈 50°~60°，外展即桡偏25°~30°，而内收即尺偏则为 30° 至 0°。

伸腕关节的肌肉包括桡侧腕长伸肌、桡侧腕短伸肌、尺侧腕伸肌、指伸肌、示指伸肌、小指伸肌，以及拇长伸肌等。

屈腕关节的肌肉涵盖桡侧腕屈肌、尺侧腕屈肌、掌长肌、指浅屈肌和指深屈肌等。

负责外展即桡偏的肌肉有桡侧腕屈肌、桡侧腕长伸肌、拇长展肌，以及拇短伸肌等。

内收即尺偏的肌肉包括尺侧腕伸肌和尺侧腕屈肌。

三、掌指及指间关节运动

掌指关节与远、近端指间关节，以掌骨、指骨成一直线为中立位 0°，可进行屈指、伸指、外展、内收等动作。

第 2~5 指的屈指活动范围：掌指关节可屈曲 70°~90°，近侧指间关节屈曲 90°，远侧指间关节屈曲 60°~90°。伸指活动范围：掌指关节过伸 15°~25°。手指的外展和内收活动：小指、无名指、示指均能有 20° 的外展。

参与屈指的肌肉包括指浅屈肌、指深屈肌、蚓状肌和骨间肌；负责伸指的肌肉有指伸肌、示指伸肌、小指伸肌、蚓状肌和骨间肌。骨间掌侧肌参与手指内收；而骨间背侧肌和小指展肌则参与手指外展。

拇指背伸时，与示指之间的夹角最大可达 50°。拇指掌指关节可屈曲至 50°，指间关节则可屈曲至 90°。拇指掌侧外展时，与掌平面构成的角度大约为 70°；而拇指背侧内收的极限角度为 0°。

参与拇指背伸的肌肉包括拇长伸肌、拇短伸肌以及拇长展肌；拇长屈肌、拇短屈肌和拇对掌肌则参与拇指的屈曲。拇收肌负责拇指的内收动作，而拇长展肌则使拇指进行外展。

掌指关节与远、近端指间关节以掌骨、指骨成一直线为中立位 0°，有屈指、伸指、外展、内收等运动。

第 2~5 指的屈指运动：掌指关节可屈曲 70°~90°，近侧指间关节屈曲 90°，远侧指间关节屈曲 60°~90°。伸指运动：掌指关节过伸 15°~25°。手指外展有 20°，内收运动则小指、无名指、示指均可内收。

参与屈指的肌肉有指浅屈肌、指深屈肌、蚓状肌、骨间肌；参与伸指的肌肉有指伸肌、示指伸肌、小指伸肌。蚓状肌、骨间肌也参与伸指。内收运动由骨间掌侧肌完成，外展则由骨间背侧肌和小指展肌实现。

拇指背伸，与示指夹角最大 50°。拇指掌指关节可屈曲 50°，指间关节屈曲可达 90°。拇指掌侧可外展 70°，背侧内收至 0°。

参与拇指背伸的肌肉包括拇长伸肌、拇短伸肌及拇长展肌；参与屈曲的有拇长屈肌、拇短屈肌和拇对掌肌。拇收肌负责拇指内收，拇长展肌则使其外展。

第五节　上肢部结构触摸

一、上肢部体表标志触摸

上肢臂部肱骨标志：肱骨大、小结节，肱骨内、外上髁。臂上外侧可触及三角肌粗隆。前区有肱二头肌隆起，其两侧为肱二头肌内、外侧沟。内侧沟内可摸到肱动脉搏动。外侧沟下有头静脉。后区为肱三头肌。

肘部突出点为肱骨内、外上髁，后方隆起是尺骨鹰嘴。肘伸直时见"肘直线"；屈曲 90° 时见"肘三角"。外上髁下可触及桡骨头。前臂旋转时，桡骨头随之转动。内上髁与鹰嘴间有尺神经沟。屈肘时，前方可扪到肱二头肌腱，其内侧有肱动脉搏动。

前臂近端可见屈、伸肌群隆起。腕部有尺、桡侧的茎突。握拳屈腕时，掌侧见三条肌腱隆起，由外向内为桡侧腕屈肌腱、掌长肌腱、指浅屈肌腱。掌长与尺侧肌腱间略显指浅屈肌腱。桡侧肌腱外可摸到桡动脉搏动；尺侧可摸到尺动脉搏动。

手掌外侧为鱼际，内侧为小鱼际，中间是掌心。拇指外展背伸时，手背桡侧凹陷称鼻烟窝，其近侧为桡骨茎突；桡侧为拇长、短伸肌腱；尺侧为拇长伸肌腱；底为手舟骨及大多角骨。手舟骨骨折时，此窝肿胀消失，有压痛。内有桡动脉，可触及其搏动。

上肢臂部肱骨标志包括：肱骨大、小结节，肱骨内、外上髁。上臂上外侧可触及膨隆的三角肌粗隆。前区可见肱二头肌纵行隆起，其两侧分别为肱二头肌内、外侧沟。内侧沟内可摸到肱动脉搏动，外侧沟下有头静脉通过。后区为纵行的肱三头肌。

肘部最突出的点为肱骨内、外上髁，后方的隆起是尺骨鹰嘴。肘伸直时可见"肘直线"；屈曲 90° 时可见"肘三角"。外上髁的下方可触及桡骨头。前臂旋转时可摸到其转动。内上髁与尺骨鹰嘴之间有尺神经沟。屈肘时，前方可扪及肱二头肌腱，其内侧可摸到肱动脉搏动。

前臂近端尺侧和桡侧分别可见隆起的前臂屈肌群和前臂伸肌群。腕部可见尺侧的尺骨茎突和桡侧的桡骨茎突。握拳并屈腕时，腕掌侧可见三条纵行的肌腱隆起，由外向内依次为桡侧腕屈肌腱、掌长肌腱、指浅屈肌腱。掌长肌腱和指浅屈肌腱之间略显指深屈肌腱。在桡侧腕屈肌腱的外侧可摸到桡动脉的搏动；在其内侧可摸到尺动脉的搏动。

手掌外侧隆起为鱼际，内侧隆起为小鱼际，中间为掌心。拇指外展背伸时，手背桡侧的三角形凹陷称鼻烟窝，其近侧为桡骨茎突；桡侧为拇长展肌腱和拇短伸肌腱；尺侧为拇长伸肌腱；底部为手舟骨及大多角骨。手舟骨骨折时，此窝肿胀消失，并有压痛。内有桡动脉，可触及其搏动。

二、上肢骨骼触摸

臂部的骨性结构可触到肱骨干，特别是在臂部内外两侧，由于肌肉覆盖不明显，稍用力即可清晰触摸到。臂部外侧，三角肌下方即其肱骨干止点，可触到骨性隆起三角肌粗隆。沿肱骨干向下触摸，至肘部可触到两侧的突起，分别为肱骨内上髁和外上髁。沿外上髁向下，可触及环状的桡骨头。前臂旋转时可摸到桡骨头转动。外上髁和桡骨头之间为肱桡关节间隙。由于前臂伸腕肌群较丰满，桡骨上段难触及，下段至茎突则很清晰。肘后可触到突起，即尺骨鹰嘴。鹰嘴和内、外上髁间的凹陷，为肱尺关节、肱桡关节后间隙。从鹰嘴到尺骨茎突，前臂后可清晰摸到尺骨干。腕背侧，尺、桡骨下端间可摸到下尺桡关节间隙。桡骨远端与近侧腕骨构成桡腕关节，滑动可摸到桡腕关节间隙。腕骨远端为掌骨与指骨。腕掌面尺侧可摸到突起的豆状骨、钩骨，桡侧可摸到突起的舟状骨。

三、上肢肌肉触摸

肱二头肌：屈肘时，上臂前方的肱二头肌肌腹清晰可见。其远端肌腱可明确触及，主要止于桡骨粗隆，内侧部分化为肱二头肌腱膜。近端有长头、短头，分别附于肩胛骨盂上结节和喙突。长头肌腱经过肱骨大小结节间沟。

肱三头肌：伸肘时，上臂后方的肱三头肌肌腹清晰可见，内下方为内侧头，外上方为外侧头；长头附于肩胛骨盂下结节。远端肌腱在尺骨鹰嘴可清楚触及。

肘关节用力屈曲时，前臂掌面近心段桡侧可见突起的肱桡肌，起于肱骨外上髁上方外侧面，远端肌腱止于桡骨茎突。前臂屈肌群起于肱骨内上髁及周围腱膜。屈肘并前臂旋前时，肘窝清晰可见。屈肘肌肱桡肌构成肘窝外界，前臂旋前肌旋前圆肌为肘窝内侧界。旋前圆肌起于肱骨内上髁外侧腱膜，止于桡骨外侧面中部，可触摸到。桡侧腕屈肌、掌长肌、尺侧屈腕肌以屈肌总腱起于肱骨内上髁，屈腕时顺肌腱走行方向可触及肌腱及肌腹。

前臂远端近腕处，肌腱从外向内为：桡侧腕屈肌腱、掌长肌腱、指浅屈肌腱和尺侧腕屈肌腱。掌指关节掌面可触及指屈肌腱的腱板，屈伸指时，可触及小结节上下滑动。

用力背伸腕关节时，前臂背侧近段可见突起的前臂伸肌群（图5-6）。桡侧肌束有桡侧腕长伸肌、桡侧腕短伸肌，桡侧伸腕时收缩；尺侧肌束有指伸肌、小指伸肌和尺侧腕伸肌，伸指、伸小指及尺侧伸腕时，可见不同肌束收缩。

屈肘且伸腕时，前臂屈肌与伸肌间的凹陷清晰可见。桡侧伸腕和伸指时，可分辨桡侧腕伸肌和伸指肌。

用力背伸、外展拇指，前臂桡侧远端可见突起的拇指伸肌、拇长展肌腱及肌腹（图5-7）。远端为腕关节桡侧的"鼻烟窝"肌腱：拇长伸肌腱、拇短伸肌腱和拇长展肌腱。

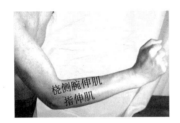

图 5-6　前臂伸肌群

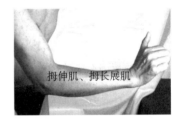

图 5-7　拇伸肌及拇长展肌

四、上肢神经干及动脉触摸

锁骨上窝可触摸到锁骨下动脉。锁骨下窝，锁骨外1/3下方可触摸到腋动脉第一段；胸小肌后方为腋动脉第二段；腋窝可触摸到腋动脉第三段。肱二头肌内侧沟及肘前可触摸到肱动脉；腕关节掌面桡侧可触摸到桡动脉；腕关节掌面尺侧可触摸到尺动脉。以上动脉搏动处，可采用"按动脉法"，先点按触及动脉搏动，10余次搏动后撤力，模特有局部远端温热感。

锁骨上窝斜角肌间隙可触摸到臂丛。腋窝腋动脉周围可触及正中神经、桡神经及尺神经。肱二头肌内侧沟可触及正中神经；尺神经沟稍下易触及尺神经；肱骨干的桡神经沟中可触及桡神经。

第六节　上肢常用腧穴解剖触摸举隅

1. 尺泽

体表定位：在肘区，肘横纹上，肱二头肌腱桡侧缘凹陷中。

层次解剖：皮肤→皮下组织→肱桡肌→桡神经→肱肌。

重要解剖结构：深层布有桡神经，桡侧副动、静脉前支。

揣穴：微屈肘，本穴当内侧的肱二头肌肌腱与外侧肱桡肌之间，深层可触及肱肌；上下拨动可触及肱桡关节及桡骨头前方，桡神经干受刺激时，拇、示指背面有麻木感。

2. 孔最

体表定位：在前臂前区，腕掌侧远端横纹上 7 寸，尺泽与太渊连线上。

层次解剖：皮肤→皮下组织→肱桡肌→指浅屈肌与旋前圆肌之间→拇长屈肌。

重要解剖结构：深层有桡神经浅支，桡动、静脉。

揣穴：本穴下为肱桡肌或肌腱，内外弹拨时较明显。由内下向外上弹拨，可触及肱桡肌深层的旋前圆肌。

3. 列缺

体表定位：在前臂，腕掌侧远端横纹上 1.5 寸，拇短伸肌腱与拇长展肌腱之间，拇长展肌腱沟的凹陷中。

层次解剖：皮肤→皮下组织→拇长展肌腱→肱桡肌腱→旋前方肌。

重要解剖结构：浅层布有前臂外侧皮神经和桡神经浅支。深层有桡动、静脉的分支或属支。

揣穴：两手虎口自然平直交叉，一手示指按在另一手桡骨茎突上，指尖下凹陷中即是本穴，位于肱桡肌与拇长展肌腱的背侧。

4. 太渊

体表定位：在腕前区，桡骨茎突与舟状骨之间，拇长展肌腱尺侧凹陷中。或腕掌侧远端横纹桡侧，桡动脉搏动处。

层次解剖：皮肤→皮下组织→桡动、静脉。

重要解剖结构：浅层布有前臂外侧皮神经，桡神经浅支和桡动脉掌浅支。深层有桡动、静脉等。

揣穴：于本穴处可触及桡动脉搏动。

5. 合谷

体表定位：在手背，第 1、2 掌骨间，当第 2 掌骨桡侧的中点处。

层次解剖：皮肤→皮下组织→第 1 骨间背侧肌→拇收肌。

重要解剖结构：深层布有尺神经深支的分支等。

揣穴：本穴可取虎口处肌肉隆起的最高点，以手指按压，局部有条索感，并有强烈酸痛。也可取第 2 掌骨桡侧骨边处。

6. 阳溪

体表定位：在腕区，腕背侧远端横纹桡侧，桡骨茎突远端，解剖学"鼻烟窝"凹陷中。

层次解剖：皮肤→皮下组织→伸肌支持带→拇长伸肌腱与拇短伸肌腱之间。

重要解剖结构：浅层布有桡神经浅支。深层布有桡动、静脉的分支或属支。

揣穴：手拇指充分外展和后伸时，在拇长伸肌腱与拇短伸肌腱之间出现凹陷，即"鼻烟窝"。本穴在其最凹陷处，底部可触及手舟骨，上下拨动时可触及远端的大多角骨、小多角骨，近端的桡腕关节面间隙。

7. 手三里

体表定位：在前臂，肘横纹下 2 寸，阳溪与曲池连线上。

层次解剖：皮肤→皮下组织→桡侧腕长伸肌→桡侧腕短伸肌→指伸肌的前方→旋后肌。

重要解剖结构：深层布有桡神经深支和桡侧返动、静脉的分支或属支。

揣穴：当腕背伸时，可见此处突起的桡侧腕长、短伸肌。点按并内外拨动时，可触及紧张的肌肉条索，有向腕部放射的酸胀感。点按并上下滑动时，可感知本穴在两筋之间。

8. 曲池

体表定位：在肘区，尺泽与肱骨外上髁连线的中点。

层次解剖：皮肤→皮下组织→桡侧腕长伸肌、桡侧腕短伸肌→肱桡肌→桡神经→肱肌。

重要解剖结构：深层有桡神经，桡侧副动、静脉通过。

揣穴：屈肘取穴，本穴体表处有一凹陷。紧张上肢时，内侧为肱桡肌，外侧为桡侧腕长、短伸肌；大范围划动时，可触及前方的肱二头肌肌腱，外侧的肱桡关节，深层可触及桡神经干。

9. 少海

体表定位：在肘前区，屈肘成直角，肘横纹内侧端与肱骨内上髁连线的中点处。

层次解剖：皮肤→皮下组织→旋前圆肌→肱肌。

重要解剖结构：深层布有正中神经，尺侧返动、静脉。

揣穴：本穴下有凹陷感，下方是旋前圆肌，上方为肱肌，后方邻肱骨内上髁。肘关节伸直时，穴位处可触及突起的肱骨内侧髁及其浅层的关节囊、旋前圆肌。

10. 神门

体表定位：在腕前区，腕掌侧远端横纹尺侧端，尺侧腕屈肌腱的桡侧凹陷处。

层次解剖：皮肤→皮下组织→尺侧腕屈肌腱桡侧缘→指浅屈肌。

重要解剖结构：深层有尺神经，尺动、静脉。

揣穴：本穴尺侧邻尺侧腕屈肌腱，按压时可感知尺动脉的搏动。

11. 后溪

体表定位：在手内侧，第 5 掌指关节尺侧近端赤白肉际凹陷中。

层次解剖：皮肤→皮下组织→小指展肌→小指短屈肌。

重要解剖结构：深层布有小指尺掌侧固有动脉和小指指掌侧固有神经。

揣穴：本穴位于第 5 掌骨基底部的后方，小指展肌起点外缘，外展小指时凹陷更明显。

12. 养老

体表定位：在前臂后区，腕背横纹上 1 寸，尺骨头桡侧背面凹陷处。

层次解剖：皮肤→皮下组织→尺侧腕伸肌腱。

重要解剖结构：深层位于尺神经及尺动、静脉的背侧。

揣穴：掌心向内，以手指按压本穴，然后旋前前臂，手指将滑至尺骨小头尺侧。

13. 小海

体表定位：在肘后区，尺骨鹰嘴与肱骨内上髁之间凹陷处。

层次解剖：皮肤→皮下组织→尺神经沟。

重要解剖结构：尺神经沟内有尺神经。

揣穴：本穴位于尺神经沟中，以指端按压并前后弹拨此处，可触及条索状物，有触电样麻感直达小指。

14. 曲泽

体表定位：在肘前区，肘横纹上，肱二头肌腱尺侧缘凹陷中。

层次解剖：皮肤→皮下组织→肱二头肌腱→肱肌。

重要解剖结构：深层布有正中神经及肱动、静脉。

揣穴：以指腹按压本穴，可触及肱动脉搏动；以指端按压并内外弹拨，可触及深层的正中神经，示、中指有电麻感。

15. 内关

体表定位：在前臂前区，腕掌侧远端横纹上 2 寸，掌长肌腱与桡侧腕屈肌腱之间。

层次解剖：皮肤→皮下组织→桡侧腕屈肌腱与掌长肌腱之间。

重要解剖结构：深层有正中神经，以及骨间前动、静脉。

揣穴：本穴在掌长肌腱与桡侧腕屈肌腱的缝隙中。

16. 天井

体表定位：在肘后区，肘尖上 1 寸凹陷处。

层次解剖：皮肤→皮下组织→肱三头肌肌腱。

重要解剖结构：深层为肘关节囊。

揣穴：本穴位于尺骨鹰嘴上方，左右拨动时可感知肱三头肌肌腱。

17. 外关

体表定位：在前臂后区，腕背侧远端横纹上 2 寸，尺骨与桡骨间隙中点。

层次解剖：皮肤→皮下组织→小指伸肌和指伸肌。

重要解剖结构：深层布有骨间后神经及骨间后动、静脉。

揣穴：本穴恰在尺骨与桡骨之间的中点，当背伸各手指时，可感到此处伸肌的收缩。

18. 腰痛点

体表定位：在手背，第 2、3 掌骨及第 4、5 掌骨之间，当腕背侧远端横纹与掌指关节的中点处。

层次解剖：皮肤→皮下组织→骨间背侧肌。

重要解剖结构：浅层布有掌背动脉和桡神经浅支。

揣穴：穴位位于两掌骨间的凹陷处，上下滑动时可触及骨间背侧肌。

【思考题】

　　1. 简述肘关节的构成。

　　2. 简述桡腕关节的构成。

　　3. 腕管内有哪些结构通过？

　　4. 肱二头肌内侧沟有哪些重要结构通过？

　　5. 请简述肱二头肌与肱三头肌各自的起止点。

　　6. 请简述肱桡肌的起止点。

第六章　颈胸肩上肢功能解剖的整体性 ▷▷▷

内容提要：头颈胸上肢部分是本课程"针灸推拿临床解剖"的上篇。从针灸推拿经络理论角度看，手三阴经从胸走手，手三阳经从手走头，这是本教材将此部分作为一个教学段落的主因。从功能解剖学角度看，上肢运动的整体性与颈胸解剖结构紧密相连；从针灸推拿临床实践看，颈肩臂痛的诊断与鉴别诊断，对局部关节与上肢整体的解剖知识有同等需求。本章在探讨头颈胸上肢的局部解剖及运动功能基础上，融入中医针灸推拿理论，深入剖析经脉经筋理论的内涵与解剖联系，初步构建"以骨筋解剖为基础的经脉经筋体系"。

头颈胸上肢临床解剖构成本课程上篇，而腰骨盆下肢临床解剖为下篇。此编排主要基于中医经脉经筋理论与骨骼肌肉运动功能解剖的相似性。胸廓–腰–骨盆，作为人体运动的核心，为上下肢运动提供了稳定与发力的基础。此编排既符合现代运动解剖学框架，又与针灸推拿的经络经筋理论相吻合。手三阴经"从胸走手"，手三阳经"从手走头"；经筋与经脉相伴，遍布头颈胸背肩及上肢。全面理解手三阴手三阳经脉经筋，离不开对头颈胸上肢的深入解剖研究。站立与行走是下肢的主要功能，下肢的肌肉骨骼解剖与步态分析为其运动功能提供了完整的阐释。足三阳"从头走足"，足三阴"从足走胸"，这也揭示了头颈背腰胸腹与下肢之间的内在联系。

本章结合头颈胸上肢的解剖知识与运动功能，配合中医针灸推拿理论，深入挖掘上肢经脉经筋的深层含义与解剖关系，从而初步建立起"以骨筋解剖为基础的经脉经筋体系"。

第一节　上交叉综合征

上交叉综合征这一名词由捷克神经学家扬达在 1988 年提出，也被称为近端或肩带交叉综合征，多见于长期低头伏案工作、错误运动锻炼（如过度强化胸肌）、年老（导致颈椎退行性改变）的人群。

上交叉综合征基于肌肉失衡模式而提出。它或以颈肩部肌肉不平衡为起因，引发一系列颈肩姿态结构的变化；或因颈肩姿势结构变化，导致肌肉状态发生改变。其中，肌肉紧张或痉挛占主导地位，而薄弱肌肉则是由拮抗肌紧张所引发的中枢神经交互抑制造成的。当某个关节功能失常或姿势不正时，中枢神经系统会调整人体动力分布，从而出现代偿现象。上交叉综合征实际上是由姿势异常或长期工作姿态异常所引发的关节、肌肉相关症状群。

上交叉综合征的特定姿态变化包括驼背（胸椎后凸增加）、头前伸（头部前倾、颈枕部过伸）、颈椎前凸增加、圆肩（肩胛骨耸起、前移、外展旋转）、臂内旋（肱骨内旋）等。这是一种体态变化，涉及多个骨及关节所组成的整体结构形态变化，属于运动链中结构姿态异常，可称为颈椎 – 胸椎 – 肩胛骨 – 肱骨复合体的体态变化。

上交叉综合征中的"交叉"，指过紧肌肉连线与薄弱肌肉连线的交叉。具体表现为背侧的上斜方肌和肩胛提肌与腹侧的胸大肌和胸小肌共同紧张，形成前下至后上的斜线；而颈部前侧深层屈肌与背部中、下斜方肌共同薄弱，形成前上至后下的斜线，两者相互交叉。

上交叉综合征的失衡模式会导致关节功能紊乱，特别是影响寰枕关节、$C_{4\sim5}$节段、颈胸关节、$T_{4\sim5}$节段和盂肱关节。此外，它还可能促使颈性头痛、神经根型颈椎病、颈椎间盘突出症、冈上肌肌腱炎、冻结肩和网球肘等疾病的发生。

过紧的肌肉（如胸大肌、胸小肌等）与过弱的肌肉（如菱形肌、斜方肌中下束等）形成交叉线，导致一系列关节骨骼形体变化，可能引发项背部、肩部肌肉僵硬酸痛、活动不利、头痛头晕、手臂疼痛或麻木等问题，甚至可能造成胸背、胁部疼痛不适、心慌胸闷、呼吸不畅等症状。

与探颈、驼背相关的颈胸椎肌肉状态表现为：胸椎竖脊肌变长，颈椎竖脊肌和枕下肌群变短，颈深屈肌变长。而与圆肩、臂内旋相关的肩部肌肉状态则表现为肩胛提肌、上斜方肌变短，下斜方肌、菱形肌变长等。

上交叉综合征揭示了局部感觉运动系统的不平衡。这种不平衡可能会损伤关节面，导致关节退行性变。颈肩疼痛可能源自关节退变和肌肉不平衡。肩胛骨位置变化降低盂肱关节的稳定性。

关于肌肉失衡的理论，存在生物力学和神经学两种观点。生物力学理论认为，长时间保持一种姿态或重复性动作会导致肌肉持续承受高强度作业，从而引发失衡。而神经学理论则强调肌肉在功能中角色的差异导致其失衡倾向性。扬达也认同肌肉平衡理论与生物力学机制的紧密联系。

上交叉综合征的各种症状都源于姿态异常。因此，纠正姿态是降低关节和肌肉异常力学因素的关键，包括纠正坐姿、站姿和步行姿势。纠正骨关节姿势异常至关重要。针对肌肉不平衡，治疗方法之一是激活变长、力弱的肌肉，并松解、牵拉紧张挛缩的肌肉。

第二节　肌筋膜链与经筋

中医针灸推拿学中常用到"经筋"这一词汇。《灵枢·经筋》是最早且系统论述经筋的古代文献，将筋肉依据十二经脉的循行部位，分为十二经筋，并对十二经筋的起止循行做了详细论述。十二经筋均起于四肢指、趾端，结聚于踝、膝、臀、腕、肘、肩、腋等关节，终于头身，呈向心性循行。经筋病症表现为所过之处支转筋痛，与肌肉骨骼系统软组织损伤症状相似。

《灵枢》专设"经筋"篇，与"经脉"篇相互对应，在书写风格、主病、治则等方面均分别对应描述，充分展现了"经筋"与"经脉"的独立地位和各自的学术体系及应用范围。

经筋是经络理论的重要部分，经筋与经脉的循行部位相似。但筋是"肉之力也"，主束骨而利机关，可视为肌肉骨骼系统的软组织。

通常认为，经筋与经脉并存，经脉是气血运行通道，经筋为筋骨有形连接。有形的经筋由经脉气血充养和鼓动。

经筋的线性分布意味着什么？有学者认为十二经筋是古人运用当时解剖学知识，以十二条运动力线为纲，对人体韧带学、肌学及其附属组织生理和病理的概括和总结。但如何用现代解剖及生物力学语言描述经筋仍困扰着现代中医。

Thomas W.Myers 在 2001 年出版的《解剖列车：徒手与动作治疗的肌筋膜经线》中，提出"筋膜网络"概念，揭示了筋膜在人体运动研究中的重要性；并论述了"肌筋膜经线"的解剖、功能及其在运动、康复、治疗的应用，认为人体肌筋膜网在特定姿势或运动时存在特定力学传递线，与中医针灸经脉线颇为相似。肌筋膜经线学说及其解剖实证研究方法，都可为中医经筋理论的研究及针灸推拿理论与实践提供借鉴。

从解剖上讲，经筋是人体不同侧面的、上下相连的肌肉筋膜动力线或张力线，对于肌肉关节解剖的认识，不仅要注重某个关节周围的筋肉，还需注重人体颈肩臂手、颈胸腹下肢、颈背腰下肢的张力线。这些张力线往往由相关神经支配，形成神经 – 肌肉的系统联系。

传统的解剖学研究强调骨连结、单块肌肉的起止点，以及单关节运动的肌肉配合；随着整体研究的深入，步态等多关节运动的肌肉配合也逐渐得到阐释。肌筋膜经线学说则从整体解剖与肌筋膜的角度，重新认识肌肉骨骼系统的功能和力学传递。肌筋膜理论将肌肉骨骼系统，甚至整个人体视为肌筋膜张力网络。骨骼由关节囊、韧带连接而形成人体支架，肌肉收缩为人体活动提供原动力，但要从整体肌筋膜张力网中看待骨骼肌肉的平衡与代偿。

肌筋膜经线指人体在常见典型运动类型中，主要纵行肌肉上下相连所构成的肌肉筋膜线。在骨骼上，同一运动的肌肉被筋膜连接，形成有整体功能的肌筋膜连续线（即肌筋膜经线或肌筋膜链），类似"列车轨道"；肌肉在骨骼的附着点如同"列车轨道"上的"车站"。新鲜或经防腐处理的尸体解剖显示，参与同一运动的肌肉并非独立，而是由筋膜相连，体现了解剖与功能的统一性。这些相连的肌筋膜经线形成具有整体功能的拉力线，肌纤维收缩产生的力通过肌筋膜传递，人体稳定、动作时的张力、拉力及姿势代偿均沿这些线条分布。若肌筋膜经线的任何部分因各种原因出现张力变化，都会导致其他部分或整条经线张力改变、长度变化，并引发疼痛或功能障碍。同时，从整体肌筋膜网的角度看，这些线在结构与功能上均非孤立，任何功能连接处都是形变与代偿的转换点。临床上常见多条肌筋膜经线或整体体态结构的变化。肌筋膜经线学说将人体划分为七对躯干经线（前表线、后表线、侧线、前深线、旋线、前功能线、后功能线）和四对手臂经线（臂前表线、臂前深线、臂后表线、臂后深线）。虽尚难断言肌筋膜经线的客观性，此理念仅为肌筋膜纵行连接的一种系统观点，但肌筋膜经线学说为人体肌肉骨骼系统的解剖、姿势维持、力学代偿提供了更立体的认识，为临床肌肉骨骼系统疾病的诊疗提供了新策略，也可能为针灸推拿临床"评估诊断－手法治疗－功能训练"的诊疗与康复模式提供借鉴。

对比肌筋膜经线与针灸经脉经筋线，可见前表线、后表线和侧线与足阳明胃经、足太阳膀胱经和足少阳胆经大致重合；臂前表线、臂前深线、臂后表线、臂后深线与手厥阴心包经、手太阴肺经、手少阳三焦经、手太阳小肠经高度相似。而旋线和功能线贯穿身体，与单侧分布的经脉线差异较大。肌筋膜经线主要从力学角度联系肌筋膜，与经筋线更为对应。肌筋膜经线学说提供了一种发现问题（代偿、疼痛、结构失衡）的方法，针灸推拿可借此解决临床问题。针灸推拿对经筋或肌筋膜线的调节，可能在患者主诉的局部或循经线的远端，但均可能改善运动功能，消除症状。也有学者认为，由于内脏筋膜与体壁筋膜的连续性，调节体壁筋膜或肌筋膜经线也可能影响相应内脏筋膜的张力，从而调整内脏功能。

第三节　手经脉经筋解剖阐释

中医经络腧穴理论是针灸推拿的基石与核心。当前肌肉骨骼系统解剖、生物力学等现代科学研究方面持续深入，新的发现、成果及临床经验为古典经络腧穴理论的解读提供了支撑。

经脉连接上下表里，手三阳经脉"从手走头"，经由肘、肩、颈至头面部，展现了手与头面之间的紧密联系。手三阳经筋随经脉而行，同样从手走头。关于手三阳经脉经筋的生理病理机制，观点各异。从手至头，是否真的有一条感知线？其间的主体构造及生理病理基础是怎样的？

有研究显示，手部与面部的感觉传入在脊髓的第二级感觉传入神经元处有位置上的重叠，同时某些丘脑和皮质感觉神经元也接收它们的共同传入。在正常情况下，手与面部的躯体感觉传入大脑神经元的相邻、汇聚及整合，构成了手部与面部紧密联系的生理学基石。从神经科学角度看，脊髓、丘脑和大脑皮质中，手与面部的神经支配存在交互、功能互换及交互激活。

还有研究从骨骼肌－肌筋膜链的视角出发，提出手部与面部之间可能真实存在一条有形的连接，循经感传是由肌肉及筋膜的刺激所引发的感觉传导。

病理状态或许是探知感知经脉经筋存在的最佳时机。近年来，"经穴"敏化理论使我们更加聚焦于病理状态，此时更易于探测经脉经筋的位置及走向。经筋病的"支转筋痛"症状，以及经筋的明确感知，促使我们更多地思考病理状态下面部与上肢的联系。

在针灸推拿的教学与实践中，我们观察到同一患者身上并存的根性颈臂痛和颈丛综合征，清晰地描绘出手－前臂－上臂－肩－颈－头面的联系，从而使我们深刻认识到肌肉骨骼系统的解剖功能对于骨筋理论、经脉经筋阐释的重要性。

（一）临床根性颈臂痛多为神经－肌肉筋膜损伤的复合表现

神经根型颈椎病或颈椎间盘突出症以颈5~6最为常见，刺激C_6神经根将产生沿神经干、皮节及肌节分布区的疼痛、酸胀及麻木。现以颈5~6节段病变刺激C_6神经根为例论述。

神经根受刺激，会导致神经干分布区域的神经疼痛，如缺盆臂丛、上臂外下方、前臂外上部位，与桡神经干分布区域大致相同；同时，其神经分支皮支分布区域也会出现疼痛敏感或迟钝，如前臂外侧及拇示指的疼痛麻木。此为根性痛的典型症状。

因神经－肌肉关联，还会产生神经源性肌痛，即受压神经支配的肌肉疼痛，如斜角肌、肩胛提肌、冈下肌、小圆肌、肱三头肌、前臂伸肌群疼痛。颈椎疾患伴肩背痛的患者，临床上有两种情况：一是在颈椎局部有压痛点且能诱发肩背疼痛，但肩背部无压痛；二是颈部压痛可诱发肩背痛，同时肩背部肌肉也压痛。前者多为牵涉痛或神经放射痛，由脊神经后支受刺激引发其分布区域疼痛。后者为神经源性肌痛，支配肌肉的神经支受刺激，经神经－肌肉接头诱发肌筋膜疼痛。肌筋膜痛综合征的激痛点源于神经肌肉接头功能障碍，由许多运动或感觉相关小区域组成，各负责激痛点的运动或感觉特征。有髓鞘神经纤维在激痛点所致的肌筋膜疼痛综合征中起主要作用。

脊髓节段的数个功能性成分——皮节、肌节及节段性交感神经，通过同一节段的神经连接，呈现过度活动状态。

肩胛提肌（$C_{4~6}$）、冈下肌、小圆肌、肱三头肌（$C_{5~6}$）、桡侧腕长伸肌、腕短伸肌（$C_{6~8}$）均受颈神经支配。颈6神经前支受刺激时，可引发颈肩部及前臂肌肉的神经源性疼痛。同样，前臂桡侧、拇示指背面的皮肤受C_6神经皮支支配，因此可能出现皮肤疼痛。

（二）根性颈臂痛是手三阳经经脉经筋病候的反映

手三阳经的主要路径是从手至颈，根性颈臂痛的疼痛部位及压痛点恰好体现了手三阳经的走向。

上述分析探讨了颈5~6节段根性痛的疼痛、麻木区域，与经脉路径相比较，主要以手阳明大肠经走向（颈、缺盆、臑外前廉、臂上廉）为主，同时也涉及颈及肩胛部的手太阳小肠经（颈、缺盆、臑外后廉、肩解、肩胛）路径。可视为手太阳、手阳明两经共同受病。

手阳明经脉病候表现为大指次指痛且功能受限，经筋病则表现为经过部位疼痛及转筋，颈部不能左右转动。手太阳经脉病候可见颈、颔、肩、臑、肘臂外后侧疼痛。手少阳经病候则见肩、臑、肘、臂外侧都痛，小指次指功能受限。

临床上，颈椎根性痛多发生在颈5~6、颈6~7、颈7~胸1节段，分别影响C_6、C_7、C_8神经根。C_6神经根性痛主要分布在前臂桡侧和拇指、示指，C_7神经根性痛则位于前臂背侧和中指，而C_8神经根性痛则表现在前臂尺侧和无名指、小指。在前臂区域，手三阳经的分布与C_6、C_7、C_8神经根性痛的肌节、皮节分布大致一致。

（三）颈丛综合征体现了手三阳经脉经筋上头面的结构基础

颈丛由第1~4颈神经前支交织而成，它位于胸锁乳突肌上部深层，中斜角肌和肩胛提肌起始端的前方。颈丛的浅皮支大多在胸锁乳突肌后缘中点附近浅出，其中枕小神经分支分布于枕部和耳郭背面上部的皮肤，而耳大神经则分布于耳郭及其附近皮肤。中斜角肌、前斜角肌、头夹肌、颈夹肌、肩胛提肌的腱性起始纤维在颈丛神经根间交叉，这是颈丛神经受压的解剖基础。颈丛神经受压症状以颈部疼痛、不适以及颈部、头皮侧方和耳周感觉减退为特征。

那么，手三阳经是如何上升到头面的呢？颈部肌筋膜的损伤将颈部和面部联系在一起，颈部侧方肌筋膜的劳损是连接颈臂痛和颈面痛的桥梁。

与颈椎根性颈臂痛相关的经脉，主要分布在颈侧，主要是手三阳经：手阳明大肠经、手少阳三焦经和手太阳小肠经，但这三条经脉在颈部的具体分布并不十分明确。这三条经脉在颈部的穴位较少，也不足以明确描绘出其详细精确的循行路线。详细阅读《灵枢•经脉》后发现，手三阳经"手走头"，皆先"入缺盆"；后其支者，手阳明"从缺盆上颈"、手太阳"从缺盆循颈"、手少阳"上出缺盆，上项"，这说明手三阳经的颈侧经脉并非直接从手至肩，再从肩至颈，而是从缺盆穿出后再上颈，其中手阳明位于前方，手太阳位于中间，手少阳位于后方，在颈项部分别对应天鼎穴、天窗穴和天牖穴。这三个穴位都位于胸锁乳突肌后缘，其中天鼎穴位于颈5~6平面，深层是斜角肌间隙和臂丛神经；天窗穴大约位于颈4平面，天牖穴大约位于颈2平面，深层都是颈椎横突，这些位置有肩胛提肌、斜角肌、头颈夹肌以及颈丛、臂丛神经。特别值得注意的是，天窗穴大约位于胸锁乳突肌后缘的中点，这是颈丛皮支如耳大神经、枕小神经等的穿出位置。

临床颈椎根性痛发病多见于颈5~6、颈6~7、颈7~胸1节段，分别刺激C_6、C_7、C_8神经根。很明显，天鼎穴局部疼痛与压痛与受刺激的颈椎下段神经根炎症有关，而天窗穴和天牖穴的局部疼痛与压痛则与下段神经根炎症无关。但天窗穴和天牖穴的局部疼痛及颈枕部疼痛可能与颈椎上段神经根炎症、受刺激有关。换言之，手阳明经、太阳经、少阳经的颈侧疼痛均应与根性痛相关，仅是天鼎穴处与臂丛神经根性痛关联更紧密，而天窗穴、天牖穴处与颈丛神经根性痛联系更密切。同时，斜角肌、肩胛提肌的紧张和疼痛，亦与颈丛、臂丛神经受刺激所引发的肌筋膜痛有关。

在临床实践中发现，颈丛导致的头面部不适与感受风寒密切相关。肌筋膜劳损叠加风寒侵袭，常可导致头面部不适。

需探讨神经根型颈椎病的定义，神经根型颈椎病应指颈椎筋骨疾患引起的颈部神经根刺激症状，无论是对颈椎下段臂丛神经根的刺激，还是对颈椎上段颈丛神经根的刺激，均应纳入神经根型颈椎病的范畴。由此看来，神经根型颈椎病是手三阳经脉经筋病理状态的核心，也揭示了颈椎对头面体表病症的治疗作用。当然，头面部内在病症需另行讨论。

综合以上颈椎相关临床解剖、功能及病理变化、临床表现分析，我们提出"以骨筋解剖为基础的经脉经筋体系"。颈椎局部病变牵涉颈椎椎骨连结、椎旁肌和颈丛、臂丛脊神经，针灸推拿理论认为其病理变化可归结为骨错缝、筋急和经脉不通。颈椎椎骨错缝和椎旁肌筋急以筋骨理论为核心，强调筋骨并重，治疗应注重调骨、舒筋；脊神经刺激征及伴随的肌筋膜链功能障碍则以经脉经筋理论为核心，治疗宜重在疏通经脉。两者以脊神经为连接，构成"以骨筋解剖为基础的经脉经筋体系"，即"骨筋脉"理论。

第七章 腰骶骨盆部针灸推拿临床解剖 ▷▷▷▷

内容提要：复习腰骶骨盆部运动系统解剖（骨、关节、肌肉）；深化腰椎、腰椎连接、腰骶髂连接、骨盆及腰骶部肌肉的认识；加强对腰骶部神经分布的理解；掌握腰骶部经穴与解剖结构的关联；了解腰骶髂部中立位及其动态解剖。

第一节 腰骶骨盆部概述

局部解剖上，脊柱区指由脊柱及其后方和两侧软组织所构成的区域，它可分为项区、胸背区、腰区和骶尾区。

身体躯干的背面通称腰背部，上半部胸廓的背面是背部，下半部腹部的背面是腰部。日常所说的腰部其实包括骶部，可称腰骶部。5 个腰椎相互连结构成腰段脊柱，其向上借第 12 胸椎与第 1 腰椎间的椎间盘和椎间关节与胸椎相连；向下则通过腰骶连结与骶骨相连。腰骶部的下界是两髂嵴至尾骨尖的连线。

骨盆是由骶尾骨以及左右髋骨（由髂骨、耻骨、坐骨融合而成）通过后方的骶髂关节和前方的耻骨联合组成。第 5 腰椎与骶骨之间有腰骶连结，骶骨与两侧髂骨之间形成骶髂关节，而第 5 腰椎横突与髂骨之间则有髂腰韧带相连，这使得腰椎、骶骨和髂骨紧密相连。腰骶髂连接处的病变在临床上较为常见，因此本章将腰骶髂视为一个整体进行讨论。

本章的腰骶骨盆部涵盖三个部分：上腰部、腰骶髂部以及骨盆。腰段脊柱可再细分为上段和下段：上段涵盖 $L_{1\sim4}$，由 $L_{1\sim4}$ 的椎骨及其间的椎间盘、椎间关节、韧带等组成，其发出的神经组成腰丛；下段则包括 $L_{4\sim5}$，它通过腰骶关节、髂腰韧带与骨盆相连，稳定性更强，其发出的神经与骶神经共同构成骶丛。

下肢负责支撑身体并保持直立，在承担体重的同时完成各种动作，因此下肢的骨骼相较于上肢更为粗壮，骨连结也更复杂，稳定性超过灵活性。相应地，下肢肌也比上肢肌更为发达。

下肢带骨，即骨盆，通过骶髂关节和耻骨联合形成一个稳固的整体，这使得它比由锁骨和肩胛骨组成的上肢带骨具有更高的稳定性。

第二节　腰骶骨盆部的体表标志和体表投影

一、体表标志

1. 背纵沟：为背部正中纵行的浅沟，沟底可触及各椎骨的棘突。

2. 竖脊肌：位于背纵沟两侧，呈纵行隆起。

3. 背阔肌：是覆盖腰部及胸部下份的阔肌，其轮廓在运动时可见。

4. 棘突：在背纵沟的后正中线上可摸到多数椎骨的棘突。腰椎棘突呈板状且水平；第4腰椎棘突与两侧髂嵴最高点平齐。骶椎棘突已融合为骶正中嵴。在脊柱下端，可摸到尾骨尖及骶角。

5. 骶管裂孔和骶角：骶骨部分的椎管称为骶管，其下口即为骶管裂孔。沿骶正中嵴下寻，于第5骶椎背面可见骶管裂孔。此孔两侧向下的突出部分即为骶角，体表易触及。骶骨后方两侧还有骶外侧嵴，约位于髂后上棘与尾骨尖的连线上，其内侧可摸到凹陷的骶后孔。

6. 髂嵴：为髂骨翼上缘，位于腰骶部两侧皮下。两侧髂嵴最高点的连线恰好平对第4腰椎棘突，是计数椎骨的重要标志。

7. 髂后上棘：为髂嵴后端的突起。在皮下脂肪较多者身上，表现为一皮肤凹陷；而在瘦者身上，则为一明显的骨性突起。两侧髂后上棘的连线恰好平对第2骶椎棘突（图7-1）。

8. 髂前上棘：为髂嵴前端的突起。

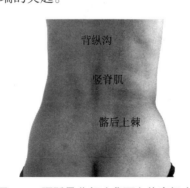

图 7-1　腰骶骨盆部（背面）体表标志

二、体表投影

1. 腰神经后支骨纤维孔：位于椎间孔的后外方，开口朝后，有腰神经后支穿行其中。其体表投影在同序数腰椎棘突外侧的两点连线上：上位点位于 L_1 平面后正中线外侧 2.3cm 处，下位点则位于 L_5 平面后正中线外侧 3.2cm 处。

2. 腰神经后内侧支骨纤维管：它处于腰椎乳突和副突之间的骨沟内，腰神经的后内侧支由此通过。其体表投影位于同序数腰椎棘突下外侧的两点连线上：上位点在 L_1 平面后正中线外侧 2.1cm，下位点在 L_5 平面后正中线外侧 2.5cm。

第三节　腰骶髂部正常解剖

腰段脊柱由腰椎及其连接构成，连接包括椎间盘、椎间关节及韧带；骨盆由骶骨、髂骨、坐骨、耻骨及连接组成；腰段脊柱与骨盆由腰骶关节与髂腰韧带连接。因此，讨论腰骶部解剖结构与功能需考虑腰段脊柱与骨盆两部分。

一、腰骶骨盆骨骼肌肉解剖

（一）腰骶椎及骨盆骨

腰椎有五块，由椎体、椎弓所组成。腰椎上端连接胸椎和胸廓，下端则连接骶椎与骨盆。从正面观察，腰椎自上而下是逐渐增大的。从侧面看，腰椎存在生理前屈，也就是站立或俯卧时腰部会凹陷。第 3 腰椎恰好在生理曲度最高点。斜位可观察到腰椎上下关节突之间的峡部（图 7-2）。

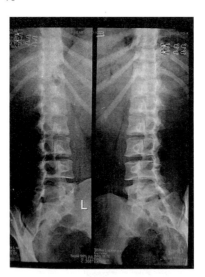

图 7-2　腰椎斜位 X 线片

腰椎的主要特征是椎体大而肥厚，椎孔大，棘突板状水平后伸，关节突的关节面基本矢状位，下位关节突关节面从前内向后外斜。腰椎椎弓包括棘突、上下关节突和横突。从后正中线至两侧为棘突、椎弓板、关节突和横突。横突较长，第 3 腰椎横突最长，第 4 腰椎横突小且尖，第 5 腰椎横突宽大。横突近根后部有副突，上关节突后侧有乳突。这些突起为腰椎肌肉提供附着。

骶骨由五块骶椎融合。从前后位看，骶骨三角形。前方有骶前孔；后方有骶正中嵴、骶管裂孔、骶角和骶后孔；两侧横突长且厚，成骶骨翼。

骶骨上端前方有类似椎体结构，与 L_5~S_1 椎间盘相连；上端后方有上关节突，与 L_5 下关节突构成腰骶关节。

侧面看，骶骨弧形，侧面耳状关节面与两侧髂骨成骶髂关节。

髋骨是下肢带骨，由后上髂骨、前下耻骨和后下坐骨组成，幼儿期三骨借软骨在髋臼相连，成人期融合。

髂骨在髋骨后上部，分体和翼。髂骨翼内侧面为髂窝，后下方有斜行隆起线，称弓状线，与耻骨梳相连；后上方有耳状面，与骶骨耳状面关节。髂骨翼上缘为髂嵴，前端是髂前上棘，后端是髂后上棘，髂前上棘后 5~7cm 处外凸，称髂结节。

坐骨构成髋骨后下部，有坐骨体和坐骨支。坐骨体成髋臼后下部，较肥厚，下部转折为坐骨支。体与支会合处肥厚粗糙，称坐骨结节；上后方有锐棘，称坐骨棘；棘上方为坐骨大切迹，下方为坐骨小切迹。

耻骨体成髋臼前下部，较肥厚，有体和上、下两支。耻骨体与髂骨体结合处上有髂耻隆起。自体前内侧伸出耻骨上支，此支向下弯曲，为耻骨下支。耻骨下支与坐骨支连接，成闭孔。耻骨上下支移行部内侧有椭圆形耻骨联合面，与对侧相应面成耻骨联合。耻骨上支上缘锐薄，称耻骨梳，前端为耻骨结节。

（二）腰骶椎及盆骨连结

1. 腰椎的连接

与颈椎、胸椎的连接类似，腰椎之间的连接也包括前方的椎间盘和后方的椎间关节，周围有韧带等软组织加固。各椎体前有前纵韧带，后有后纵韧带；棘突间有棘间韧带，其上方覆盖棘上韧带；椎弓板间填充黄韧带。

腰段脊柱前凸，前方的椎体借椎间盘相连，椎间盘前宽后窄，受前、后纵韧带加固。

腰椎的椎间关节由上位椎体的下关节突与下位椎体的上关节突相互嵌合而成，上关节突偏向外侧，关节面朝内；下关节突偏向内侧，关节面朝外。关节突关节面为半月形，处于矢状面和额状面上。胸腰段椎间关节面多呈矢状位，而腰骶关节面多呈额状位。上关节突后方长有乳突，横突根部生出向后的副突。

2. 腰骶连接

第 5 腰椎与第 1 骶椎之间通过椎间盘和椎间关节相连，称为腰骶连接。其后方的椎间关节也被称为"腰骶关节"。骶骨上表面倾斜向下，与水平面成 50°，因此在站立时，腰骶关节处形成明显的角度（腰骶角）。L_5~S_1 关节突关节面接近额状位，可防止第 5 腰椎过度前移。腰骶关节受强大的髂腰韧带和腰骶韧带加固，这些韧带主要限制腰骶关节的过度侧屈，同时也限制腰骶部的后伸和旋转。因此，腰骶关节能承受来自上方的较大压力，并保持强大的稳定性。

骶骨支撑着腰椎，同时通过骨盆环将躯干的力量传递到下肢。L_5~S_1 椎间盘、腰骶关节、骶髂关节以及髂腰韧带、骶髂韧带、骶结节韧带、骶棘韧带等共同维持腰骶和骨盆结构的稳定性。

3. 骨盆

骨盆由骶骨、尾骨及左、右髋骨通过后方两侧的骶髂关节和前方的耻骨联合及相关韧带连接而成。

骶髂关节由骶骨外侧的耳状关节面与髂骨后下方的耳状关节面连接形成，其关节囊紧绷，并有坚强的骶髂前、后韧带加固其稳定性。骶髂关节是微动关节，活动范围小，主要功能是支撑体重和缓解来自下肢或骨盆的冲击和震动。

耻骨联合由两侧耻骨的联合面通过纤维软骨性的耻骨间盘相连，其上下均有韧带加固。耻骨间盘内含纵长裂隙，女性此软骨较宽厚。孕妇分娩时，耻骨联合的活动较明显，可轻微分离以助胎儿娩出。两侧耻骨相连成耻骨弓。

骶结节韧带和骶棘韧带分别固定骶骨于坐骨结节和坐骨棘。骶结节韧带连接骶骨和坐骨结节，从骶、尾骨外侧连至坐骨结节，呈扇形，是坚韧宽阔的韧带；骶棘韧带连接骶骨和坐骨棘，起始于骶、尾骨外侧，集中附着于坐骨棘。两韧带与坐骨切迹围成坐骨大、小孔，孔内有神经、血管和肌肉穿过。

骨盆被骶骨岬、弓状线、耻骨梳、耻骨结节和耻骨联合上缘划分为上方的大骨盆和下方的小骨盆。骨盆上口由此界限围成，下口由尾骨尖、骶结节韧带、坐骨结节、坐骨支、耻骨支和耻骨联合下缘围成。两口间空腔为骨盆腔。

骨盆主要功能是支撑体重，保护盆腔器官，对女性而言还是胎儿娩出的产道。

人体直立时，骨盆前倾，两侧髂前上棘和耻骨结节位于同一冠状面。骨盆倾斜度（骨盆倾斜角，即骨盆上口平面与水平面的角度），男性为 50°~55°，女性为 55°~60°。骨盆倾斜度的变化会影响脊柱的弯曲。

骨盆是躯干与下肢间的骨性连接，起重力传导作用。人体直立时，体重从第 5 腰椎、骶骨经两侧骶髂关节、髋臼传至两侧股骨头，再传至下肢，此传力线称为股骶弓。坐姿时，重力由骶髂关节传至两侧坐骨结节，此传力线称为坐骶弓。股骶弓和坐骶弓构成骨盆的重力弓。骨盆还有两条约束弓，防止重力弓向两侧分散或被挤压。一条连接两侧耻骨上支，一条由两侧耻骨下支和坐骨下支连成耻骨弓。

（三）腰骶骨盆部肌肉

腰部肌肉附着于胸腰骶椎及肋骨、骨盆，其收缩能带动腰部运动。腰椎后方配备竖脊肌（骶棘肌），腰椎侧方布局腰方肌，而腰椎侧前方则有腰大肌、腰小肌等。

背阔肌位于背下部和胸部后外侧皮下，是全身最大的阔肌。它主要通过腰背筋膜连接于下六个胸椎的棘突、全部腰椎棘突以及髂嵴后部，其肌束向外上方汇聚，并最终连接于肱骨小结节下方的骨嵴。背阔肌能使肱骨内收、旋前并后伸；当上肢上举并固定时，它还能提起躯干（如引体向上动作）。

腰骶区域的竖脊肌源自骶骨背面和髂嵴后部，并向上连接到上方的椎骨和肋骨，主要功能是伸展脊柱和维持其平衡。从内部结构看，竖脊肌可细分为三束：棘肌、最长肌和髂肋肌。

腰髂肋肌从骶骨和髂骨出发，连接至下六个肋骨的下缘。其肌束的走向是从内下向外上。因此，腰髂肋肌不仅有助于伸展脊柱，还能使其向同侧侧屈和旋转。

胸最长肌隐藏在腰髂肋肌内侧，它从骶椎后面的筋膜、腰椎的副突和横突出发，终止于所有胸椎横突的尖端以及下方肋骨的结节和肋骨角。

棘肌则起始于上腰段和下胸段的棘突，并终止于上胸段和颈段的棘突，紧贴棘突两侧，从上腰部一直延伸到下颈部。

腰椎后方的深层还包括多裂肌和回旋肌等肌肉。腰骶部的多裂肌特别强壮，类似于帆船桅杆的支柱。它起始于骶骨、骶髂韧带和腰椎乳突，并终止于上方椎骨的棘突，具有伸展、旋转和稳固脊柱的功能。回旋肌则起始于一个椎骨的横突，并终止于上方相邻两个椎骨的棘突根部。与跨度较大的竖脊肌相比，中医经筋学将多裂肌和回旋肌称为"椎旁小筋"，这些部位容易发生急性和慢性腰部损伤。

在腰椎侧方，竖脊肌的深层隐藏着腰方肌。它从髂嵴上缘、髂腰韧带和下部腰椎的横突出发，终止于第 12 肋下缘和上部腰椎的横突。腰方肌能降低和固定第 12 肋，并促使脊柱侧屈。

腰大肌位于腰椎椎体的侧方，腰椎横突的前方，起于第 12 胸椎至第 5 腰椎的椎体、椎间盘及横突，斜向外下，至腹股沟处与髂肌会合，终止于股骨内侧的股骨小转子。腰大肌能屈髋，是维持站立和坐位腰骶髋姿势的关键肌肉。

胸腰筋膜在胸背区较薄，覆于竖脊肌之上，向上连接项筋膜，内侧连接胸椎棘突与棘上韧带，向外则连接肋角。腰部胸腰筋膜显著增厚，围绕竖脊肌和腰方肌，可分浅、中、深三层：

浅层在竖脊肌之后，向内连接腰椎棘突与棘上韧带，向下连接髂嵴，外侧则与中层在竖脊肌外侧缘融合，亦是背阔肌的起始腱膜。

中层分隔竖脊肌与腰方肌，处于腰方肌与腰髂肋肌之间，连续于横突间筋膜。内侧连接腰椎横突尖部与横突间韧带，外侧与浅层筋膜结合，共同组成竖脊肌鞘。

深层则覆盖腰方肌之前，内侧亦连接腰椎横突尖，连续于横突间筋膜，外侧则在腰方肌外侧缘与中层筋膜结合，共同组成腰方肌鞘。

胸腰筋膜的中、深层向上连接第 12 肋下缘，向下则连接于髂腰韧带与髂嵴后部。在腰方肌外侧缘，胸腰筋膜的浅、中、深三层会合，形成腹内斜肌与腹横肌的起始腱膜。腰部活动度大，在剧烈运动中，胸腰筋膜常可能扭伤，成为腰背部劳损的一个原因。

腰部肌肉见表 7-1。

表 7-1　腰部肌肉

名称	起点	止点	作用	神经支配
背阔肌	下 6 个胸椎棘突、全部腰椎棘突、髂嵴后部	肱骨小结节嵴	当上肢上举固定时，可引体向上	胸背神经（$C_{6\sim8}$）

名称	起点	止点	作用	神经支配
竖脊肌	骶骨背面、髂嵴后部	上方的椎骨和肋骨，以及枕骨后方	脊柱后伸、仰头；一侧收缩可使脊柱侧弯	脊神经后支
多裂肌	骶骨、骶髂韧带和腰椎乳突	上椎骨的棘突	伸展、旋转和稳固脊柱	脊神经后支
回旋肌	椎骨横突	上2个椎骨的棘突根部	单侧收缩向对侧旋转，双侧收缩背伸脊柱	脊神经后支
腰方肌	髂嵴的上缘、髂腰韧带和下部腰椎的横突	第12肋下缘和上部腰椎的横突	使脊柱侧屈	腰神经前支
腰大肌	T_{12}至L_5椎体、椎间盘侧方、横突前方	股骨小转子	屈髋，维持坐位腰-骨盆-髋姿势	腰神经前支

二、腰骶髂部重要神经血管

腰骶髂部重要神经血管，主要指腰骶区域的血管与神经，并不涵盖腹腔与盆腔内的大型血管与神经。

腰骶部椎管，乃由腰椎椎体与椎弓共同围成的椎孔、骶骨的骶管，以及椎骨间的连接结构，所共同构建的骨纤维通道。

（一）腰骶脊神经后支

腰椎的椎间孔，实则为管道状，腰椎下部因椎弓根增宽而更明显。腰神经穿椎间孔（神经根管）时，从内口向外口斜行，越向下越倾斜，因此腰神经根在管内的长度，超出了神经根管本身长度。

脊神经后支在椎间孔从脊神经分出，环绕上关节突外侧行走，经过由内侧下位椎骨上关节突外侧缘、下方下位椎骨横突上缘及上外侧横突间韧带内侧缘围成的脊神经后支骨纤维孔，至横突间内侧缘后，分支为后内侧与后外侧支。后内侧支通过下位椎体横突根部及上关节突外侧，斜向后下方，再经位于腰椎乳突与副突之间骨沟的骨纤维管（此管前壁是乳突与副突之间的沟，后壁为上关节突的副韧带，上壁是乳突，下壁为副突），到达椎弓板后转向下，于中线近处穿深筋膜至皮下；此过程中会发出分支支配腰背部深层肌肉及一至两个节段的关节突关节与韧带。后内侧支的路径位于后正中线与小关节连线之间。后外侧支则跨越下位的横突背面，进入竖脊肌，之后在肌肉的不同位置穿越胸腰筋膜浅出，斜向外下方行进，各支的肌肉分支支配竖脊肌，皮肤分支在皮下的路径较长：L_1外侧支延伸至髂嵴下方；$L_{2\sim3}$外侧支经过臀部到达股后；$L_{4\sim5}$则跨越髂嵴，经过臀部到达骶骨后部。位置越高的后外侧支，其在腰骶部的皮肤分支分布越偏向外侧。后外侧支的路径则位于小关节连线的外侧。

臀上皮神经来自第1~3腰神经后支，穿至髂嵴上方竖脊肌外侧皮下，跨髂嵴达臀上部，分布于臀上部皮肤，上位靠外，下位靠内。

臀中皮神经来自第1~3骶神经后支，穿臀大肌起始部达皮下，分布于臀中部皮肤。

（二）腰骶脊神经前支

腰骶脊神经前支主要构成腰丛和骶丛。

1. 腰丛

由第12胸神经前支的小部分、第1~3腰神经前支和第4腰神经前支的一部分组成。腰丛处在腰大肌深侧、腰椎横突的前方，不仅发出支配髂腰肌和腰方肌的分支，还发出多支分布于腹股沟区、大腿前部和内侧部。

股外侧皮神经：从腰大肌外侧缘穿出，朝向前外侧行进，跨越髂肌表面到达髂前上棘内侧，穿过腹股沟韧带深侧，在髂前上棘下5~6cm处穿透深筋膜，分布于大腿前外侧的皮肤。

股神经：顺着腰大肌和髂肌之间下降，经过腹股沟韧带深侧进入大腿前面的股三角内，在股动脉外侧，其分支支配大腿前肌群和大腿前面的皮肤。

闭孔神经：自腰丛发出后，从腰大肌内侧缘穿出，紧贴小骨盆内侧壁向前，穿过闭膜管离开小骨盆，进入大腿区域，分布于大腿内收肌群，其皮支则分布于大腿内侧的皮肤。

2. 骶丛

由第4~5腰神经与全部骶及尾神经前支所组成。它位于骨盆腔内，紧贴骶骨和梨状肌前面。骶丛发短支直接支配梨状肌，还有以下主要分支：

坐骨神经：此神经穿梨状肌下孔离骨盆，经臀大肌深层，过股骨大转子与坐骨结节间至大腿后侧，于股二头肌深层往下，分支控制大腿后群肌，且在腘窝上角处分为胫与腓总神经。胫神经循腘窝中线而下，经小腿后深浅肌肉层，伴胫后动脉行进，穿内踝后方至足底，再分为足底内、外侧神经。胫神经分支分布于小腿后群、足底肌和小腿后及足底皮肤。若胫神经受损，足部无法跖屈，行走时足跟难抬起，趾难屈曲和内翻，致仰趾、足底外翻，足底感觉丧失。腓总神经则沿腘窝上外侧下行，经腓骨颈至小腿前侧，后分为腓深、浅神经。腓浅神经行于小腿外侧肌群，控制腓骨长、短肌，并分布于小腿前外侧下方及足背皮肤。而腓深神经则深入小腿前群肌，与胫前动脉并行而下，控制小腿前群及足背肌，其末梢延伸至第1、2趾相邻的背面皮肤。需注意的是，腓骨颈处腓总神经位置最浅，极易受损，受损后足趾无法背伸，出现足下垂，且不能外翻，同时小腿外侧及足背感觉尽失。

阴部神经经梨状肌下孔离骨盆，穿坐骨小孔至坐骨直肠窝，再沿其外侧壁前行，后分为阴茎（蒂）背与会阴神经。于坐骨直肠窝内，阴部神经还分支为肛门神经，此神经分布于肛门外括约肌及其周边皮肤。

臀上神经自梨状肌上孔出骨盆，主控臀中、臀小肌及阔筋膜张肌。

臀下神经则由梨状肌下孔离骨盆，专门支配臀大肌。

第四节　腰骶髂的稳定与运动

骨的硬度与椎间盘的柔韧，使得腰段脊柱既能承担颈胸及上肢的负荷，又保持一定的活动度，允许椎体间进行屈曲、扭转和滑移运动。

在脊柱功能单位中，前部的椎间盘与后方的关节突关节共同组成一个复合关节，脊柱的负荷由这两者共同分担。正常状态下，腰椎所承受的剪切载荷大约 2/3 由椎间盘承担，1/3 由关节突关节承受。然而，由于椎间盘具有黏弹性特点，在受力后会发生蠕变和松弛，进而使关节突关节也承受一部分剪切负荷。

除了承受载荷以外，关节突关节还起着调控腰椎椎体的位置与方向的作用。每一对上关节突与上方椎体的下关节突相互关联，共同形成腰椎关节突关节。这种关节能够防止椎体进行轴向旋转和向前滑移。通过阻止轴向旋转，关节突关节保护椎间盘免受过度扭转的损伤；通过阻止向前滑移，预防在前屈时椎体因体重作用而向前脱位。

相接触的上、下关节突相平行，此构造使得关节面能在上下方向上自由滑动。当腰段脊柱弯曲时，下关节突可自由上移。而在背伸时，虽然下关节突同样可以移动，但由于其顶部会触及下位椎体的椎板，因此背伸的幅度有所限制。

腰骶角：站立时，骶骨前倾，其上表面与水平面成 50°，这使得腰椎能沿骶骨斜面下滑。此过程中，存在三种对抗结构：①$L_5 \sim S_1$ 之间的椎间盘形状为前宽后窄的楔形，这有助于减小骶骨上表面与 L_5 椎体下表面的角度。②骶骨的上关节突朝后，可阻挡 L_5 的下关节突，以防腰椎前滑。③L_5 的横突通过两侧的髂腰韧带被紧紧固定在髂骨上，这阻止了 L_5 椎体相对于骶骨和骨盆的前滑。

骶髂关节处于骶骨关节面与髂骨关节面之间。骶骨耳状关节面凹凸不平，与之对应的髂骨关节面相匹配；骶髂韧带从前后将两者紧密连接，使得骶骨与骨盆环相互锁定。骶结节韧带和骶棘韧带分别固定骶骨于坐骨结节和坐骨棘，以防骶骨前旋。骶髂关节活动度极小，主要起缓解骨盆环应力的作用。

脊柱运动节段由椎骨、椎间盘及椎间关节共同构成。多个运动节段的活动叠加，便形成了整个腰段脊柱的总运动。腰段脊柱可向各方向自由活动，如前屈、后伸、左右侧屈及左右旋转等。腰部进行活动时，常伴随着骨盆与髋关节的连带运动。

腰椎前屈时，腹壁肌率先收缩，随后因体重作用，脊柱进一步前屈；同时，脊柱伸肌群也发生收缩，以控制脊柱的前屈程度。当脊柱完全前屈时，竖脊肌处于松弛状态，体重由腰骶部的韧带张力来支撑。骨盆前倾可进一步增加腰椎的前屈幅度，而腘绳肌的紧张则可限制骨盆的前倾。腰椎前倾的主要对抗因素包括黄韧带、棘间韧带、棘上韧带、后纵韧带，以及髂腰韧带的弹性张力。

在腰椎前屈过程中，椎间盘前部受到挤压而变窄并膨出；后部则受到牵拉并变宽。关节突关节间产生相对的滑动，关节囊因此被拉紧并承受牵拉载荷。同时，黄韧带也被拉伸并变薄。腰椎的前屈运动会减小腰骶角，以及腰椎的曲度。

当脊柱由前屈位后伸时，先是腘绳肌收缩，致骨盆后倾，为脊柱后伸肌群供杠杆臂；随后竖脊肌收缩，腰段脊柱渐后伸；脊柱后伸超中立位时，腹壁肌群始收缩，以控制后伸运动；同时，髂腰肌紧张限制骨盆后倾。腰椎后伸的主要对抗因素为前纵韧带张力和关节突、棘突间骨性碰撞。

腰椎后伸时，椎间盘前部受牵拉变宽，后部变窄且膨出，髓核向前滑。后伸时关节突关节亦发生上下、前后滑移。后纵韧带、黄韧带松弛；腰骶角增大，致腰椎失稳加重。

腰椎侧屈运动主要由腰方肌、腰大肌和竖脊肌参与，其限制因素为对侧横突间韧带和关节突关节囊张力。

腰椎旋转运动由同侧横突棘肌、腹内斜肌和对侧腹外斜肌、腰大肌参与，其限制因素主要为椎间盘纤维环和关节突关节骨性碰撞。

第五节　腰骶髂部结构触摸

一、腰骶髂部骨性触摸

腰部触诊与背部触诊颇具相似性，亦分为 7 条线：正中为棘突督脉线，棘突旁有夹脊线，还有膀胱经第 1 条线和第 2 条线。正中 1 条，两边各 3 条，合计 7 条。骶髂部骨性触诊要点包括髂后上棘、髂嵴，以及骶骨后方的骶正中嵴、骶后孔等。

棘突线可触到棘突，它们依次从上而下排列。骶正中嵴由骶骨棘突合成，即骶骨后正中线。腰段脊柱生理性前凸，而骶段与胸段脊柱皆生理性后凸。因此，俯卧时腰部整体如船形，上下凸而中间凹，棘突分辨不甚清晰。腰椎棘突触诊宜采用坐位。前屈腰椎，棘突间隙会增大，棘突便清晰可辨。棘突上覆有筋膜、棘上韧带和皮肤，缺少肌肉，故触诊时用力需稍小，可用环形揉动、上下推挓、左右拨动等触诊方式，检查棘上及棘间韧带是否有损伤性疼痛，或棘突是否偏歪。

棘突旁线沿棘突旁而下，可辅助触诊棘突偏歪、棘间韧带及多裂肌、回旋肌的损伤。

腰椎关节突关节线，是沿两侧关节突关节分布的两条假想线，上腰段触之更为清晰，瘦弱者下腰段也清晰。竖脊肌较丰厚，触诊时需用力，"推筋著骨"以感受深层骨突，即腰椎的关节突、乳突。从棘突旁推拨或从棘突远处向内，可触到突起的关节突；或在点压后，沿棘突线平行推挓，也可触及骨性突起。内侧突起多为上位椎下关节突，外侧突起则多为上关节突。腰椎形态渐增，椎间关节离正中线越远，即上窄下宽。触诊时，应顺骨突感而下，直至骶椎后方，大约与骶后孔平齐。

腰椎横突端部线：它位于肋骨与髂骨之间，从外后方向前内用力，可触及其端部。腰椎横突较长，竖脊肌较厚，触摸时需从腰部后外侧入手。以拇指横向循至竖脊肌外侧，先向前再向内，即可触及骨性横突端部。其中第 2 至 4 腰椎横突易触，而第 1、第 5 腰椎横突则由于肋骨、髂嵴遮掩，触摸不清。

临床通常以两侧髂嵴最高点的连线或第 12 肋端连线来确定腰椎棘突位置。两侧髂峰最高点的连线与腰部正中线相交于第4、5腰椎棘突间；而两侧第12肋端连线则交于腰部正中线的第2、3腰椎棘突之间。依据这些骨性标志，可向上或向下定位其他椎骨的棘突。

腰骶部的一个重要构造是腰骶髂交接区。此区域由第4、5腰椎棘突、骶椎上缘及髂骨内后缘共同围成一个凹陷，外围为骨性结构，中央则为软组织。腰椎间盘突出症常见于L₄~₅和L₅~S₁节段，其局部压痛点即位于腰骶髂交接区。

骶髂关节后方附有骶髂韧带，此处也易受损伤。触诊时，首先观察到腰骶部的髂后上棘左右两侧的皮肤凹陷。以手触摸，可感受到骨性的髂后上棘。沿髂后上棘内侧与骶骨间向下滑动，即达骶髂关节后方。两髂后上棘的连线大约与第2骶椎平齐，可依此来探寻第1、2骶后孔。在骶正中嵴的下方，可触到凹陷的骶管裂孔，其两侧则是突起的骶角。

二、腰骶髂部肌肉触摸

腰椎后方为背阔肌、竖脊肌（即骶棘肌），腰椎侧方附着腰方肌，而腰椎侧前方则是腰大肌。

竖脊肌：嘱被检查者俯卧，固定其骨盆及下肢，做背伸脊柱动作，此时可清晰观察到收缩的竖脊肌。靠近棘突的一束紧张度较高，为最长肌；其外侧是位于横突后方的髂肋肌。

腰方肌深藏于腰椎旁，处于竖脊肌之下，较难通过手法直接触及。可从外侧以拇指斜向探及。当医者用拇指侧面探寻腰椎横突时，拇指与横突端之间的肌肉便是腰方肌，其上端位于第12肋下缘，其最下端延伸至髂后上棘与第5腰椎横突之间的髂腰韧带。

腰大肌与髂肌在腹股沟处汇合，共同止于股骨小转子。模特仰卧位，可在髂前上棘前下方触及髂肌；在小腹部外下方深按，在腰椎椎体侧方、横突前方，可触及腰大肌。髂肌和腰大肌共同向下至股骨小转子，可清晰感触。

第六节　腰骶髂部常用腧穴解剖触摸举隅

1. 长强

体表定位：在会阴区，尾骨下方，尾骨端与肛门连线的中点处。

层次解剖：皮肤→皮下组织→肛尾韧带。

重要解剖结构：分布有尾神经后支及肛门神经，有肛门动、静脉分支。

揣穴：本穴位于尾骨端与肛门连线的中点，前方为肛门，后方为尾骨端。

2. 腰俞

体表定位：在骶区，正对骶管裂孔，后正中线上。

层次解剖：皮肤→皮下组织→骶尾背侧韧带→骶管裂孔。

重要解剖结构：分布有第5骶神经后支及尾神经分支。

揣穴：本穴位于臀沟分开处，穴下为凹陷，两侧下方为突起的骶角。

3. 腰阳关

体表定位：在脊柱区，第 4 腰椎棘突下凹陷中，后正中线上。

层次解剖：皮肤→皮下组织→胸腰筋膜→棘上韧带→棘间韧带。

重要解剖结构：分布有第 4 腰神经后支及伴行的动、静脉。

揣穴：本穴位于第 4 腰椎棘突下，穴下可触及韧性的棘上韧带。腰部屈伸时可感知棘突的活动。

4. 命门

体表定位：在脊柱区，第 2 腰椎棘突下凹陷中，后正中线上。

层次解剖：皮肤→皮下组织→胸腰筋膜→棘上韧带→棘间韧带。

重要解剖结构：分布有第 2 腰神经后支及伴行的动、静脉。

揣穴：本穴位于第 2 腰椎棘突下，穴下可触及韧性的棘上韧带。腰部屈伸时可感知棘突的活动。

5. 肾俞

体表定位：在脊柱区，第 2 腰椎棘突下，后正中线旁开 1.5 寸。

层次解剖：皮肤→皮下组织→背阔肌腱膜和胸腰筋膜浅层→竖脊肌。

重要解剖结构：有第 2 腰动、静脉后支；分布有第 2、3 腰神经后支的外侧支，深层为第 2、3 腰神经后支肌支。

揣穴：本穴浅层可触及竖脊肌的最长肌，深层稍内侧可触及第 3 腰椎关节突及乳突。

6. 气海俞

体表定位：在脊柱区，第 3 腰椎棘突下，后正中线旁开 1.5 寸。

层次解剖：皮肤→皮下组织→胸腰筋膜→竖脊肌。

重要解剖结构：有第 3 腰动、静脉后支；浅层有第 3、4 腰神经后支皮支，深层为第 3、4 腰神经后支肌支。

揣穴：按压可触及胸腰筋膜，再深为最长肌及髂肋肌。

7. 大肠俞

体表定位：在脊柱区，第 4 腰椎棘突下，后正中线旁开 1.5 寸。

层次解剖：皮肤→皮下组织→胸腰筋膜→竖脊肌。

重要解剖结构：分布有第 4、5 腰神经后支皮支，深层为第 4、5 腰神经后支肌支。

揣穴：浅层可触及竖脊肌的最长肌，深层为第 5 腰椎关节突。

8. 关元俞

体表定位：在脊柱区，第 5 腰椎棘突下，后正中线旁开 1.5 寸。

层次解剖：皮肤→皮下组织→胸腰筋膜→竖脊肌。

重要解剖结构：分布有第 5 腰神经后支。

揣穴：浅层可触及竖脊肌的最长肌，深层为腰骶关节。

9. 小肠俞

体表定位：在骶区，横平第 1 骶后孔，骶正中嵴旁开 1.5 寸。

层次解剖：皮肤→皮下组织→臀大肌起始部→竖脊肌起始部→骶髂关节。

重要解剖结构：分布有臀中皮神经及第 5 腰神经后支。

揣穴：本穴横平第 1 骶后孔，当后伸髋关节和后伸脊柱时，可触及收缩的臀大肌和竖脊肌，以此为参照定位。

10. 膀胱俞

体表定位：在骶区，横平第 2 骶后孔，骶正中嵴旁开 1.5 寸。

层次解剖：皮肤→皮下组织→臀大肌起始部→竖脊肌起始部→骶髂关节。

重要解剖结构：分布有臀中皮神经及第 5 腰神经后支。

揣穴：本穴横平第 2 骶后孔，当后伸髋关节和后伸脊柱时，可触及收缩的臀大肌和竖脊肌，以此为参照定位。

11. 白环俞

体表定位：在骶区，横平第 4 骶后孔，骶正中嵴旁开 1.5 寸。

层次解剖：皮肤→皮下组织→臀大肌→骶结节韧带。

重要解剖结构：有臀下动、静脉，深层为阴部内动、静脉；分布有臀中和臀下皮神经，深层为阴部神经。

揣穴：本穴内侧为骶骨外侧缘，髋关节后伸时可触及臀大肌收缩，按压深层可触及连及骶骨外侧缘的骶结节韧带。

12. 上髎

体表定位：在骶区，正对第 1 骶后孔中。

层次解剖：皮肤→皮下组织→胸腰筋膜浅层→竖脊肌起始处→第 1 骶后孔。

重要解剖结构：分布有第 1 骶神经后支和骶外侧动、静脉后支。

揣穴：本穴正对第 1 骶后孔，可感知骶骨背面凹陷。脊柱后伸时可触及竖脊肌收缩。

13. 次髎

体表定位：在骶区，正对第 2 骶后孔中。

层次解剖：皮肤→皮下组织→胸腰筋膜浅层→竖脊肌起始处→第 2 骶后孔。

重要解剖结构：分布有第 2 骶神经后支和骶外侧动、静脉后支。

揣穴：本穴正对第 2 骶后孔，可感知骶骨背面凹陷。脊柱后伸时可触及竖脊肌收缩。

14. 会阳

体表定位：在骶区，尾骨端旁开 0.5 寸。

层次解剖：皮肤→皮下组织→臀大肌下缘→提肛肌腱。

重要解剖结构：浅层布有尾骨神经，深部有阴部神经干及臀下动、静脉分支。

揣穴：可嘱患者微前俯，于尾骨端旁开半寸取穴。

15. 志室

体表定位：在脊柱区，第 2 腰椎棘突下，后正中线旁开 3 寸。

层次解剖：皮肤→皮下组织→背阔肌腱膜和胸腰筋膜浅层→竖脊肌→腰方肌。

重要解剖结构：分布有第 2、第 3 腰神经后外侧支，以及第 2 腰动、静脉背侧支和第 3 腰动、静脉分支。

揣穴：本穴位于竖脊肌外侧缘，深层可触及第 3 腰椎横突背面或端部。

16. 夹脊穴

体表定位：在脊柱区，第 1 胸椎至第 5 腰椎棘突下两侧，后正中线旁开 0.5 寸，一侧 17 穴。

层次解剖：皮肤→皮下组织→背肌浅层（斜方肌、菱形肌、胸腰筋膜浅层、竖脊肌）→肋间肌。

重要解剖结构：浅层有胸或腰神经后支的皮支分布；深层有胸或腰神经后支肌支，以及肋间后动脉、腰动脉分支。

揣穴：本组穴位位于第 1 胸椎至第 5 腰椎棘突下两侧，后正中线的外侧。其穴下为背肌，穴位内侧邻近棘突间隙，深层为椎板或椎板间隙。

17. 痞根

体表定位：在腰区，横平第 1 腰椎棘突下，后正中线旁开 3.5 寸。

层次解剖：皮肤→皮下组织→背阔肌→下后锯肌→竖脊肌。

重要解剖结构：浅层有第 12 胸神经后支的外侧支和伴行的动、静脉，深层有第 1 腰神经后支的肌支。

揣穴：本穴触摸时为一凹陷，内侧为竖脊肌外缘，外侧为第 12 肋下缘。使上肢内收、旋内时，可感知浅层背阔肌的收缩。

18. 十七椎穴

体表定位：在腰区，第 5 腰椎棘突下凹陷中。

层次解剖：皮肤→皮下组织→棘上韧带→棘间韧带。

重要解剖结构：浅层有第 5 腰神经后支的皮支分布；深层有第 5 腰神经后支的肌支和腰动脉分布。

揣穴：本穴位于第 5 腰椎棘突下凹陷中。

【思考题】

1. 简述腰椎的主要形态特征。
2. 简述骨盆的组成。
3. 简述腰 2 棘突与腰 3 上关节突及腰 3 横突的位置关系。
4. 第 5 腰椎与第 1 骶椎间存在腰骶关节。在站立位时，第 5 腰椎有向前滑移倾向。请问维持其稳定的结构有哪些？
5. 腰椎旁肌肉有哪些？胸腰筋膜如何分层？
6. 简述臀上皮神经的解剖分布。
7. 简述臀中皮神经的解剖分布。

第八章　髋部针灸推拿临床解剖　▷▷▷

内容提要：髋部最重要的解剖结构是髋关节，其后为臀部，前为腹股沟。本章复习髋部运动系统的解剖（骨、关节、肌肉），深化对髋关节骨性结构、骨连结、髋部肌肉的认识，加深对髋部神经、血管分布的认识，熟悉腹股沟和梨状肌上孔及下孔内的神经血管走行；认识髋关节稳定、运动与不同肌群的关系。复习髋部经穴与解剖的联系。

第一节　髋部概述

髋部指髋关节及其周围组织结构。从解剖层面看，髋部后方是臀部，前方则是腹股沟。臀部为髋骨后外侧面近似方形的区域，上界是髂嵴，下界达臀股沟，内侧至骶、尾骨外侧缘，外侧则到髂前上棘至股骨大转子连线。

中医学强调髋部臀部与腹股沟之间的联系。足少阳胆经贯穿胯部前后，一旦受病，"前引髀，后引尻"，痛感会波及臀部和大腿前方。

第二节　髋部体表标志及体表投影

1. 髂嵴、髂前上棘和髂后上棘：髂嵴是髂骨的上缘，全长均可触及。其前端是髂前上棘，后端则为髂后上棘。两髂嵴最高点的连线恰对第4腰椎棘突。

2. 股骨大转子：位于大腿根部外侧的骨性突起。自髂前上棘与髂后上棘连线的中点向下，可触到股骨大转子。

3. 坐骨结节：屈髋坐位时，是与凳子接触的骨性突起，可在臀部下方内侧摸到。

4. 臀大肌：塑造了臀部的圆润外形。

5. 臀股沟（臀沟）：是分隔臀部与大腿后部的横行沟壑。

6. 耻骨联合上缘与耻骨结节：在股部前方上部可摸到耻骨联合上缘，及其外侧约2.5cm处的耻骨结节（或在腹股沟内侧端可触及耻骨结节，两侧耻骨结节连线的中点向下即为耻骨联合。髂前上棘与耻骨结节的连线深处是腹股沟韧带）。

7. 髂胫束：由阔筋膜在大腿外侧增厚而形成的一纵行带状腱膜（图8-1）。

8. 梨状肌的体表投影：从尾骨尖至髂后上棘连线的中点连接到大转子尖，画一线段，此线段的中内2/3部分即为梨状肌肌腹下缘在体表的投影。坐骨神经大多从梨状肌下孔穿出骨盆。

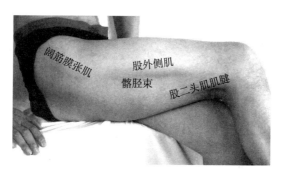

图 8-1 髂胫束

第三节 髋部解剖

一、髋部骨骼肌肉解剖

1. 髋股部骨性结构

髋股部的骨包括髋骨与股骨。

（1）髋骨

髋骨是形状不规则的扁骨，由后上方的髂骨、前下方的耻骨和后下方的坐骨构成。髋骨外侧面中央有一深窝称髋臼，其关节面与股骨头形成关节。髋骨的前下份有一大孔，称闭孔。幼儿时期，髂骨、坐骨和耻骨通过软骨在髋臼处相连。约 16 岁时，软骨骨化，逐渐形成骨性连接。

髂骨处在髋骨的后上部，分体和翼两部分。髂骨翼上缘被称作髂嵴，其前端是髂前上棘，后端为髂后上棘。髂前、后上棘的下方各有一薄锐突起，被称作髂前下棘和髂后下棘。髂骨翼内侧面称髂窝。髂骨翼后下方有粗糙的耳状面，和骶骨的耳状面形成关节。髂骨翼外面被称作臀面。

坐骨处在髋骨后下部，分体和支两部分。坐骨体下份后部肥厚粗糙，被称作坐骨结节。坐骨体后缘有坐骨棘，其上、下方分别有坐骨大、小切迹。

耻骨位于髋骨前下部，分体和上、下两支。上支的上缘锐薄，被称作耻骨梳，其前端是耻骨结节。耻骨上、下支移行部的内侧，存在椭圆形的耻骨联合面。

髋臼由髂骨、坐骨和耻骨的体汇合形成。由于有圆韧带穿过，故髋臼内的软骨面略呈马蹄形，其边缘较厚而中央较薄。髋臼内半月形的关节面被称作月状面。髋臼中央未形成关节面的部分被称作髋臼窝。髋臼边缘下部的缺口被称作髋臼切迹。

（2）股骨

股骨位于大腿部，是人体最长的管状骨，其长度约占身高的 1/4，分为一体两端。上端有球形的股骨头，与髋臼形成关节。头下外侧的狭细部分称股骨颈。股骨颈与股骨干相连处有两个明显的骨性隆起，上外侧的方形隆起为大转子，下内侧的为小转子，均附有肌腱。大转子是重要的体表标志，可在体表摸到。大、小转子之间，前有转子间线相连，后有转子间嵴相接。股骨形状不规则，上端为圆柱形，向下逐渐变为椭圆形，至髁上部变为三角形。股骨干由厚而坚硬的皮质骨组成，骨干后面有纵行的骨嵴，称为粗线，向上外延伸为臀肌粗隆。

2. 髋关节

髋关节由髋关节囊包绕髋骨的髋臼与股骨的股骨头而组成，属球窝关节。髋骨是下肢带骨，股骨为自由下肢骨之一，股骨通过髋骨与躯干骨相连。髋关节囊坚韧致密，周围有多条韧带加强，因此髋关节较为稳定，主要承担负重和行走功能。

髋臼周缘有纤维软骨构成的髋臼唇，增加髋臼深度，提升关节稳固性。

髋关节囊紧张且坚韧，上方附着于髋臼唇周缘，下方则附于股骨颈。其前面延伸至转子间线，将整个股骨颈包裹在囊内；后面附着于股骨颈的外、中 1/3 交界处，留有 1/3 股骨颈在囊外。

关节囊外有多条韧带加固，其中最大且最强健的是前方的髂股韧带。髂股韧带上端附着于髂前下棘，其纤维向下分为两束，穿过关节囊前方，分别附着于转子间线。此韧带能限制大腿过度后伸，对保持人体直立姿势起着重要作用。此外，还有位于前下方的耻股韧带和位于后上方的坐股韧带。耻股韧带起始于耻骨上支，向外下与关节囊前下壁和髂股韧带的深部结合，能限制大腿的外展和旋外运动。坐股韧带位于关节囊后部，与关节囊相融合，内侧附着于坐骨体，外侧附着于大转子根部，能限制大腿的旋内运动。关节囊的后下壁较为薄弱，髋关节脱位时，股骨头容易从后下方脱出。关节囊内含有连接股骨头的圆韧带，该韧带连接髋臼窝与股骨头，内部包含滋养股骨头的血管。

3. 髋关节肌肉

髋肌主要源自骨盆的内面和外面，跨越髋关节，附着于股骨上部，其主要功能是驱动髋关节。髋肌属于下肢肌，相较于肩部肌肉更为粗壮有力，这与维持人体直立、支撑体重和行走密切相关。若将脊柱比作一杆竖立的大旗，骨盆与髋部则如同稳固其直立的基座。为保持大旗的屹立与平衡，髋部骨骼及肌肉韧带等组织需承受极大的拉力与压力。

髋关节活动涉及众多肌肉，根据其活动方向，可划分为几大群：后群包括臀大肌、臀中肌、臀小肌、梨状肌、股方肌、腘绳肌，能促使髋关节后伸、外展、外旋等；前群有髂腰肌、阔筋膜张肌、缝匠肌、股直肌，可使髋关节屈曲；大腿内侧的股内收肌群则能使髋关节内收。

（1）髋肌前群

髋肌前群主要是指髂腰肌与阔筋膜张肌，同时缝匠肌和股直肌也参与髋关节的运动。

髂腰肌由腰大肌与髂肌共同构成。腰大肌起始于第 12 胸椎及全部腰椎的侧面与横突，而髂肌则起自髂窝；两肌逐渐汇合，穿过腹股沟韧带深面与髋关节前内侧，以联合腱形式附着于股骨小转子。其功能为使髋关节前屈与外旋；若下肢固定，则能促使躯干与骨盆前屈。

阔筋膜张肌位于大腿上部前外侧，起始于髂前上棘和髂嵴外唇前部，位于缝匠肌与臀中肌之间，被大腿深筋膜（即阔筋膜）所覆盖，于股上、中1/3交界处转变为髂胫束，最终附着于胫骨外侧髁与腓骨头。其作用是使髋关节屈曲并紧绷阔筋膜。

缝匠肌起始于髂前上棘，沿大腿前面斜向下内方向延伸，最终附着于胫骨上端内侧面。其功能是屈曲髋关节与膝关节，同时使已屈曲的膝关节内旋。

股直肌是股四头肌的一部分，起自髂前下棘及髋臼上部，止于髌骨上缘，有屈髋作用。

（2）髋肌后群

髋肌后群包含臀大肌、臀中肌、臀小肌、梨状肌、闭孔内肌、闭孔外肌、股方肌。髋肌后群主要分布在臀部，因此也被称为臀肌。臀大肌深层包含臀中肌、梨状肌、股方肌，而臀中肌深层则有臀小肌。腘绳肌（包括股二头肌、半腱肌和半膜肌）也参与髋关节的后伸动作。

臀大肌位于臀部表层。受人类直立姿势影响，臀大肌肌腹变得大而肥厚，形成了臀部特有的隆起。臀大肌起源于髂骨翼外面、髂后上棘和骶骨背面，肌束斜向下外，大部分转移至髂胫束的深面，小部分附着于股骨的臀肌粗隆。其作用为后伸和外旋髋关节；在下肢固定时，能伸直躯干，防止躯干前倾，是维持人体直立姿态的关键肌肉。

腘绳肌包括股二头肌、半腱肌和半膜肌。股二头肌位于大腿后外侧，分长、短两头。长头来自坐骨结节，短头起于股骨粗线，两头汇合后，以长腱止于腓骨头。半腱肌和半膜肌则位于大腿后部内侧。半腱肌在股二头肌内侧，起于坐骨结节，止于胫骨上端内侧。其肌腱圆细且长，几乎占据肌肉的一半。半膜肌则位于半腱肌深面，同样起于坐骨结节，但止于胫骨内侧髁的后面。其上部为扁薄的腱膜，也几乎占肌肉的一半。这三块腘绳肌均源于坐骨结节，跨越髋、膝两关节，都能屈曲膝关节和伸展髋关节。在屈膝时，股二头肌可外旋小腿，而半腱肌和半膜肌则可内旋小腿。

臀中肌起自髂骨臀面、髂嵴外唇和阔筋膜，止于股骨大转子尖端的上面和外侧面。臀中肌前部被阔筋膜张肌覆盖，后下部由臀大肌覆盖，两肌中间的臀中肌表面只有臀筋膜和皮肤（图8-2）。臀小肌隐藏在臀中肌深面，同样起自髂骨翼外面，其肌束向下集结成短腱，附着于股骨大转子。臀中肌和臀小肌都能使髋关节外展，前部肌束可使髋关节旋内，而后部肌束则能使髋关节旋外。

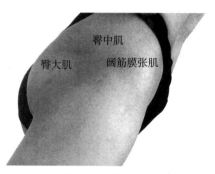

图8-2　臀中肌

梨状肌起于盆内骶骨前面，即第2~4骶椎前面的骶前孔的外侧，向外经过坐骨大孔，止于股骨大转子上缘的后部。其纤维紧贴髋关节囊的后上部，在伸髋时梨状肌能使髋关节外旋；屈髋时可使髋关节外展和外旋。

股方肌起自坐骨结节，向外止于股骨颈后面的转子间嵴，可使髋关节旋外。

闭孔内肌和闭孔外肌分别起自闭孔膜的内、外面及附近的骨面。闭孔内肌经坐骨小孔出骨盆，闭孔外肌经股骨颈后方向外行，两肌均止于大转子内侧面的窝。两肌的作用均可使髋关节外旋。

（3）髋内收肌

髋内收肌主要指股内收肌群，包括大腿内侧的5块肌肉。在浅层，自外侧向内侧依次为耻骨肌、长收肌和股薄肌；中层是位于长收肌深面的短收肌；深层是大收肌。上述肌均起自闭孔周围骨面（耻骨支、坐骨支）和坐骨结节的前面，除股薄肌止于胫骨上端的内侧面外，其他各肌都止于股骨粗线，故可使髋关节内收。大收肌还有一腱止于股骨内上髁上方的大收肌结节，此腱与股骨骨面之间构成大收肌腱裂孔，其间有股血管通过。

髋关节运动肌肉的起止点、作用和神经支配见表8-1。

表 8-1　髋关节运动肌肉的起止点、作用和神经支配

名称	起点	止点	主要作用	神经支配
髂腰肌	髂肌：髂窝 腰大肌：腰椎体侧面和横突	股骨小转子	髋关节前屈、旋外；下肢固定时，使躯干骨盆前屈	腰丛神经分支
阔筋膜张肌	髂前上棘	经髂胫束至胫骨外侧髁	紧张阔筋膜并屈髋	臀上神经（L_1~S_4）
缝匠肌	髂前上棘	胫骨上端内侧面	屈髋、屈膝及内旋	股神经（L_2~L_4）
股直肌	髂前下棘	髌骨－髌韧带－胫骨粗隆	屈髋、伸膝	股神经（L_2~L_4）
臀大肌	髂骨翼外面、骶骨背面	臀肌粗隆、髂胫束	伸髋	臀下神经（L_2~S_4）
股二头肌	长头：坐骨结节 短头：股骨粗线	腓骨小头	伸髋、屈膝并微旋外	坐骨神经（L_4~S_2）
半腱肌	坐骨结节	胫骨上端内侧面	伸髋、屈膝并微旋内	坐骨神经（L_4~S_2）
半膜肌	坐骨结节	胫骨内侧髁后面	伸髋、屈膝并微旋内	坐骨神经（L_4~S_2）
臀中肌	髂骨翼外面	股骨大转子	髋关节外展、内旋和外旋	臀上神经（L_1~S_4）
臀小肌	髂骨翼外面	股骨大转子	髋关节外展、内旋和外旋	臀上神经（L_1~S_4）
梨状肌	骶骨前面骶前孔外侧	股骨大转子	髋关节外展、外旋	骶丛分支
股内收肌群	耻骨支、坐骨支、坐骨结节前面	股骨粗线	髋关节内收	闭孔神经（L_2~L_4）

二、髋部血供、神经及局部解剖

(一) 髋部血供

髋关节周围有髂内、外动脉及股动脉等分支分布，形成丰富的动脉网。

腹主动脉在第 4 腰椎处分出左、右髂总动脉，沿腰大肌内侧向外下行，至骶髂关节前分为髂内、外动脉。髂外动脉顺腰大肌内侧下行，经腹股沟韧带中点深面至股前部，变为股动脉。髂外动脉近腹股沟韧带处，分出旋髂深动脉和腹壁下动脉。髂内动脉向下穿过骨盆上口入盆腔，沿盆后外侧壁下行，至梨状肌上缘分前、后两干，前干有壁支和脏支，后干全为壁支。股动脉是髂外动脉自腹股沟韧带中点向下的延续，在股三角内行至股三角尖，再经收肌管下行，穿收肌腱裂孔至腘窝，变为腘动脉。股动脉的最大分支为股深动脉，于腹股沟韧带下方 3~5cm 处自股动脉后外侧发出，向内下行于长收肌和大收肌之间，途中分出旋股内、外侧动脉，数条穿动脉及肌支，同时构成髋周围及膝关节动脉网。闭孔动脉源于髂内动脉，穿闭膜管出骨盆至股内侧，分前、后两支，分别位于短收肌前、后方，滋养内收肌群、髋关节和股方肌，并与旋股内侧动脉相连。

(二) 髋股部神经

1. 臀部神经

（1）臀部的皮神经主要包括臀上皮神经和臀中皮神经。

臀上皮神经来自第 1~3 腰神经后支，在髂嵴上方竖脊肌外侧缘处穿至皮下，跨过髂嵴后部到达臀区上部，分布于臀上部皮肤。

臀中皮神经则来自第 1~3 骶神经后支，穿透臀大肌起始部至皮下，分布于臀中部皮肤。

（2）由梨状肌上、下孔穿出的神经包括臀上神经、臀下神经、股后皮神经、坐骨神经以及阴部神经，它们均为骶丛的分支。

梨状肌起始于盆腔后壁，自第 2~4 骶前孔外侧起始，向外穿过坐骨大孔离开盆腔，在坐骨大孔上缘、下缘分别与之形成间隙，被称为梨状肌上孔、梨状肌下孔。

臀上神经伴随臀上动、静脉经梨状肌上孔穿出，分支支配臀中肌、臀小肌。

臀下神经伴随臀下动、静脉经梨状肌下孔穿出，支配臀大肌。

股后皮神经自梨状肌下孔穿出，分布于臀部、大腿后面和腘窝的皮肤。

坐骨神经经梨状肌下孔离开盆腔至臀大肌深面，在坐骨结节与大转子之间进入股后区，走行于大收肌与股二头肌长头之间，下行至腘窝上角，然后分为胫神经和腓总神经两大终支。在股后部，坐骨神经主要从内侧发出肌支，支配股二头肌长头、半腱肌、半膜肌和大收肌，而支配股二头肌短头的神经由腓总神经发出。在臀大肌下缘与股二头肌长头外侧缘的夹角处，坐骨神经位置表浅，是检查坐骨神经压痛点的常用部位。

阴部神经伴随阴部内动、静脉，经梨状肌下孔离开盆腔，绕坐骨棘后经坐骨小孔进入坐骨肛门窝，其分支分布于会阴部和外生殖器的肌肉与皮肤。

2. 腹股沟及股前部神经

股神经源于腰丛，由腰大肌外缘穿出，再在腰大肌与髂肌间向下行，经腹股沟韧带中点稍外侧的深面肌腔隙内侧部，进入股三角。其主干短而粗，迅速分出多支肌支、皮支及关节支。其中，肌支供给股四头肌、缝匠肌和耻骨肌；关节支延伸至髋和膝关节；皮支则包括股神经前皮支与内侧皮支，覆盖股前内侧区的皮肤。特别地，最长的皮神经是隐神经，它在股三角中与股动脉外侧相伴，下行至收肌管，于收肌管底部穿大收肌腱板，行走于缝匠肌与股薄肌之间，在膝关节内侧穿深筋膜，与大隐静脉相伴，其分支覆盖髌骨下、小腿内侧及足内侧缘的皮肤。

闭孔神经也来自腰丛，自腰大肌内侧缘逸出，与闭孔血管（包括闭孔动、静脉）相伴出闭膜管，之后分为前后两支：前支控制内收肌群的大部分及膝关节，后支则支配闭孔外肌和大收肌。

股前内侧区的皮神经来源与分布各异，主要包含股外侧皮神经、股神经前皮支、股神经内侧皮支及闭孔神经皮支。

股外侧皮神经亦起自腰丛，于髂前上棘下 5~10cm 处穿破深筋膜，并分出前、后两支。前支较长，负责大腿外侧面的皮肤，后支则覆盖臀区的外侧皮肤。

（三）髋股部局部解剖

1. 梨状肌上孔和梨状肌下孔

骶棘韧带与坐骨大切迹围成坐骨大孔；梨状肌起自盆内骶骨前面，向外下经坐骨大孔至臀部，止于股骨大转子。梨状肌将坐骨大孔分为梨状肌上孔和梨状肌下孔。梨状肌上孔有臀上神经和血管穿过，梨状肌下孔有坐骨神经、臀下神经和血管、阴部神经和血管、股后皮神经穿过。

2. 腹股沟区

下腹部两侧的三角形区域，内侧界为腹直肌外缘，上界为髂前上棘至腹直肌外缘的水平线，下界为腹股沟韧带。腹股沟管位于腹股沟韧带内侧半的上方，是外上方通向内下方的肌肉筋膜裂隙，长约 5cm，内有精索或子宫圆韧带通过。此区解剖结构薄弱，加之站立时腹内压增高，易发疝气。

3. 肌腔隙、血管腔隙

腹股沟韧带与髋骨之间，由髂耻弓（连接腹股沟韧带和髋骨的髂耻隆起）分隔成外侧的肌腔隙和内侧的血管腔隙，构成腹、盆腔与股前内侧区的重要通道。

肌腔隙的前界是腹股沟韧带的外侧部，后外界是髂骨，内侧界为髂耻弓。此腔隙内，由外至内依次包含股外侧皮神经、髂腰肌和股神经。

血管腔隙的前界为腹股沟韧带的内侧部，后内界是耻骨肌筋膜和耻骨梳韧带，后外界是髂耻弓，内侧界为腔隙韧带。此腔隙内，从外至内依次为股动脉、股静脉以及股环，即股管的上口。

4. 股三角

股三角坐落于股前内侧区的上 1/3 部，形状为一个底边朝上、尖端向下的倒三角形凹陷（图 8–3），下方延续为收肌管。其上界是腹股沟韧带，内侧界为长收肌的内侧缘，外侧界则是缝匠肌的内侧缘。股三角的前壁由阔筋膜构成，后壁从外至内依次是髂腰肌、耻骨肌和长收肌。在股三角内，从外侧到内侧的结构为股神经、股动脉、股静脉和股管。

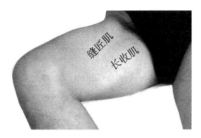

图 8–3　股三角

5. 髋关节周围滑囊

大转子滑囊：位于臀大肌附着点与大转子后外侧的外旋肌群之间。

坐骨滑囊：附着于坐骨结节上，位于臀大肌深面。

髂耻滑囊：前面是髂腰肌，后面是髂耻骨突起，下方为髋关节囊。此囊多与髋关节囊相通。

6. 髂胫束

髂胫束是阔筋膜在大腿外侧部增厚形成的一纵行带状腱膜。上方起自髂嵴外唇，下方止于胫骨外侧髁。此束前部纤维为阔筋膜张肌的腱膜，后部纤维为臀大肌肌腱的延续部分。臀中、小肌前部的部分腱性筋膜也加入了髂胫束。

第四节　髋关节的稳定与运动

与肩关节类似，髋关节也可进行三轴运动：包括绕冠状轴的前屈、后伸，绕矢状轴的内收、外展，以及绕垂直轴的内旋和外旋。髋关节运动时，球形的股骨头稳固地嵌在髋臼内，有效限制了关节面的显著平移。因此，髋关节的关节表面活动，可以视作股骨头在髋臼内的滑动。球与窝在三个平面内围绕股骨头旋转中心的转动产生关节表面的滑动。如果股骨头与髋臼不相适应，滑动将不平行于表面或不沿表面切向，而使关节软骨受到异常应力，从而可能导致压缩或分离。

由于髋臼的限制，且关节囊相对紧张而坚韧，又受多条韧带限制，故髋关节的运动范围较肩关节小，远不如肩关节灵活。但与肩关节相比，髋关节的稳固性更强，以适应其支持负重和行走的功能。

一、髋关节的稳定性及负重静力学

下肢的主要功能是支持体重和产生运动，维持身体的直立姿势。

当人体保持解剖位姿势时，重力线自上而下依次穿过颞骨乳突附近、第 2 骶椎前方、臀部后方、膝关节前方，直至踝关节。人体直立姿势时身体重心移至脊柱前方。在髋关节水平，身体重心位于髋关节后方和第2骶椎之前，用以抵消重力造成的躯干前倾。重力线经两膝、两踝之前通过足舟骨。由于股骨颈的倾斜和股骨相对于垂线的角度，膝、胫骨和足均非常接近重力线。因此，行走时，支撑腿维持重心的能量消耗最小，使离地腿能充分向前摆动，从而增大步幅。

下肢关节的结构稳固性是通过关节面的形态、关节囊和韧带的粗细、数量以及关节周围肌肉的大小和强度来实现的。髋关节的稳固性源自多重解剖结构的约束：髋臼的限定、紧张且坚韧的关节囊的包裹、多条韧带的加强，以及髋关节周围肌肉的支撑。

髋关节为球窝结构，拥有内在稳定性。髋臼周缘上覆盖着纤维软骨形成的关节盂，这不仅加深了髋臼深度，还缩小了其口径，从而紧紧抱住股骨头，能容纳股骨头的2/3。加之髋关节内部形成负压，使得髋臼与股骨头间存在潜在的强大真空吸附力，进一步增强了关节的稳定性。臀肌后群除了能使髋关节产生运动外，还发挥着类似于上肢肩关节周围肌腱袖的功能，是髋关节的稳定肌。

髋关节是人体最大的负重关节，通过髋臼与股骨头相互接触及股骨颈、股骨干来传导重力。股骨头在髋臼内旋转，仅在中立位时获得最大的适应和接触面积以承重。髋关节的受力主要集中在髋臼顶部，应力分布均匀，负重区域的单位面积所受压强基本一致。若球窝关节的排列出现紊乱，可引起关节软骨和骨内应力分布的改变，从而导致退行性关节炎等损害，且这种损害会因关节所承受的巨大力量而逐渐加剧。

下肢处于中立位时，髋臼位于骨盆两侧，与身体矢状面形成约40°的向后角度，并与人体横切面形成约60°的向外角度。股骨的结构与形态使得股骨头与髋臼之间的适应性极佳，这为重力的传导和髋关节的运动提供了便利。

股骨颈连接股骨头与股骨干，并形成了两个重要的角度：颈干角和前倾角。

成人股骨颈与股骨干之间以约130°（110°~140°）角相交，这个角度被称为颈干角。由于股骨颈和颈干角的存在，使得股骨粗隆部和股骨干与髋臼之间保持了一定的距离，这样的结构保证了髋关节可以进行大幅度的活动。当颈干角正常时，股骨头的负荷与股骨颈所承受的应力之间达到生理平衡；当颈干角减小（髋内翻）时，股骨头的负荷减少，但股骨颈所承受的应力增加；反之，颈干角增大（髋外翻）时，股骨头负荷增加，而股骨颈所承受的应力相应减少。无论髋内翻或髋外翻，均可引起股骨近端负荷及应力的改变，从而造成髋关节的继发性结构异常和功能障碍。

股骨头与股骨干不在同一个冠状面上，股骨头在前，股骨颈向前倾斜，与冠状面形成一个角度，这个角度即前倾角。股骨颈长轴与股骨远端两髁横轴之间的夹角为股骨颈前倾角，通常成人前倾角为12°~15°，女性稍大于男性。前倾角大于15°会使一部分股骨头失去髋臼的覆盖。前倾角为臀中肌提供了一个在矢状面上的杠杆臂，从而使肌肉效能成倍增加。这个杠杆臂越长，为保持直立姿势所需的臀中肌肌力就越小，但过度前倾则有碍于髋关节的外旋活动。

整个股骨干的外观有一个向前外的弧度（12°~15°），在股骨干的中1/3处更为明显，这个向前的弧度更有利于股四头肌发挥其伸膝作用。

　　髋关节在不同运动状态及位置时的受力情况不同。在正常状态下，髋关节各个方向的力保持平衡。为了分析髋关节的受力情况，我们假设整个身体的质量集中于一点，称之为身体重心。静止站立时，重心与双髋轴心在同一冠状平面上，且位于第二骶椎的前方。双足对称站立时，体重平均分布到双下肢，每髋承担除下肢重量之外的1/2体重。

　　单足站立和行走时，为了保持身体平衡，在负重髋关节股骨头上部形成类似平衡杠杆系统中的支点，需要外展肌紧张以发挥平衡作用。髋关节要负担除去一侧下肢重量的其余体重以及外展肌的肌力。若重心远离负重髋关节，则承重增加；若重心移向负重髋关节，则承重减少。以髋关节为支点，从支点到身体重心的力臂远大于支点到髋部肌肉的力臂，因此髋部肌肉所用的力量远大于所负担的人体重量。一般情况下，单腿站立时髋关节负担约为体重的 2.5 倍。正常行走时，髋关节的动作平衡且有节奏，双髋轮流负重，重心在左右两侧之间往返移动 4.0~4.5cm。髋关节在步态周期过程中会有两个受力波峰，分别在足后跟着地及趾尖离地时。缓慢行走时，惯性力的作用较小，可忽略不计，可视作与静力学相同。但在髋关节快速运动时，由于加速和减速，受力会增加。合力是体重与惯性力的总和，包括地面反冲力、重力、加速度、肌力等，一般可达体重的 3.9~6.0 倍。走路时（速度为 1.5 米 / 秒），髋关节的最大受力约为体重的 2.5 倍；跑步时（速度为 3.5 米 / 秒），关节最大受力为体重的 5~6 倍。因此，髋关节退行性骨关节病也很常见。

二、髋关节运动学

　　参与髋关节运动的肌肉众多。屈髋的肌肉主要有髂腰肌和阔筋膜张肌，还有缝匠肌和股直肌也参与屈髋。伸髋的肌肉主要有臀大肌和腘绳肌。外展髋关节的肌肉主要有臀中肌和臀小肌。内收髋关节的肌肉主要是股内收肌群。

　　由于髋部肌肉的走行方向与髋关节轴有交叉，屈、伸、收、展髋关节的肌肉往往兼有使髋关节旋转的功能。如臀大肌、梨状肌和髂腰肌可使髋关节外旋，缝匠肌和臀中肌可使髋关节内旋。

（一）股骨绕髋骨运动学

　　髋关节的运动与肩关节类似，可做三轴性运动。既能做矢状面绕冠状轴的前屈、后伸运动，额状面绕矢状轴的内收、外展运动，水平面绕垂直轴的内旋、外旋运动，还可做环转运动。

　　平卧位时，下肢伸直，髋关节处于 0° 位。髋关节可前屈 140°，后伸 15°。内收幅度可达 30°，外展可达 30°。当髋关节屈曲时，外旋可达 90°，内旋可达 70°。由于软组织的约束，髋关节伸直时，内旋和外旋均可达 45°。

　　行走时，髋关节屈伸动作分别为 40°、5°，内收、外展及内外旋动作均约为 5°。上楼梯时活动范围较大，屈伸活动范围为 67°，内收、外展及内外旋动作分别为 28° 及 26°。跑步时，髋关节在矢状面上的屈伸动作范围会增加。

1. 矢状面绕冠状轴的前屈、后伸运动

人体下蹲时，膝关节完全屈曲，髋关节完全前屈可至 120°，髂股韧带、耻股韧带、坐股韧带松弛，后下方关节囊及臀大肌被拉伸。膝关节完全伸直，直腿抬高或直立弯腰屈髋时，腘绳肌紧张，髋关节前屈度数被限制在 70°~80°。

髋关节完全后伸 15° 时，前方关节囊、髂股韧带和髋关节屈肌（髂腰肌、阔筋膜张肌、股直肌等）张力增高。髋关节伸直时，膝关节完全屈曲拉伸股直肌将引发髋关节的轻微屈曲。

2. 额状面绕矢状轴的内收、外展运动

髋关节可外展至 40°，外展时耻股韧带、内收肌紧张。髋关节可内收 25°，内收时关节囊外侧、外展肌及髂胫束受牵拉。

3. 水平面绕垂直轴的内旋、外旋运动

髋关节内旋时，后方的坐股韧带和梨状肌等外旋肌受到拉伸。髋关节外旋时，前方的髂股韧带及内旋肌受到拉伸。

（二）骨盆绕股骨运动学

骨盆绕股骨运动又称为"骨盆倾斜"。由于脊柱通过骶骨、骶髂关节牢牢附着于骨盆，故骨盆绕股骨运动通常伴有腰段脊柱曲度的改变，即髋－骨盆－腰联动。在大多数情况下，骨盆绕股骨旋转的幅度受腰椎自然运动幅度的限制。

1. 矢状面骨盆倾斜

矢状面上骨盆绕股骨运动，即骨盆绕通过左右两个股骨头的额状轴发生骨盆前倾或骨盆后倾。前倾或后倾取决于髂嵴上某点的旋转方向。矢状面骨盆倾斜可分为站立位和坐位进行描述。

俯身提物时，骨盆前倾同时腰段脊柱前屈。此时，骨盆与腰段脊柱向同一方向旋转，整个身体相对下肢的角位移达到最大，是提高上肢活动能力的有效方法。

也可以在骨盆前倾时，腰段脊柱后伸。其结果是骨盆在股骨上向前旋转时，胸廓及头颈部基本保持静止。这种情况可出现在行走中，当要求包括头眼在内的腰以上身体在空间中保持不动，不受骨盆旋转支配时。此时，腰椎起到机械分离器的作用，允许骨盆和腰部以上身体各自自由运动。

站立位骨盆后倾也可以与腰段脊柱后伸同时发生，或同时腰段脊柱轻微前屈而保持上身静止。

髋关节弯曲 90° 直立而坐，上半身固定。正常成年人骨盆可以在腰椎后伸至最大限度时，在股骨上旋转即前倾 30°。竖脊肌、髂腰肌收缩，腰段脊柱后伸，骨盆前倾。髋关节囊前部松弛，髂股韧带也松弛，而后侧关节囊受牵拉，臀大肌变长。站立位俯身向前时骶结节韧带、骶棘韧带紧张，腘绳肌紧张，限制骨盆前倾。坐位时膝关节屈曲，故腘绳肌张力及长度变化不大。

髋关节弯曲 90° 直立而坐，可通过骨盆后倾再在股骨头上向后旋转 10°~20°。此时腰段脊柱前屈塌腰放松，骨盆后倾。

2. 额状面骨盆倾斜

假定人单腿站立，以便更清晰地描述额状面内骨盆如何绕股骨旋转。

当支撑侧髋关节向该侧倾斜（即髋关节外展）时，对侧髂嵴会高于支撑侧的髂嵴。这时，支撑侧的髋外展肌会收缩并变得紧张，耻股韧带也会紧张，同时股内收肌会紧绷。当骨盆向支撑侧倾斜时，脊柱可能整体性地向该侧倾斜。若腰以上身体维持不动，腰段脊柱会弯向支撑侧，而骨盆向支撑侧的外展角度，通常与髋关节的外展角度相匹配。

若支撑侧髋关节向对侧倾斜（即髋关节内收），对侧髂嵴则会低于支撑侧的髂嵴。此时，髋关节的外展肌和髂胫束都会紧绷。

3. 水平面骨盆旋转

同样假定人单腿站立，以便更好地阐述水平面内骨盆如何绕股骨进行旋转。

当对侧髂嵴围绕通过支撑侧股骨头的垂直轴，在水平面内向前旋转时，支撑侧的髋关节会发生内旋。相反，当对侧髂嵴围绕同一垂直轴，在水平面内向后旋转时，支撑侧的髋关节则会发生外旋。

在大多数情况下，腰椎和躯干会跟随骨盆向同一个方向进行旋转。

第五节　髋股部结构触摸

髋部触诊分后部的臀部和前部的腹股沟区。

一、臀部结构触摸

臀部的触诊首先确定臀部的骨性标志，明确臀部的大致范围。从髂后上棘向下，沿骶骨外侧缘至尾骨后部、坐骨结节；再从髂后上棘出发，向上、向外、再向前沿髂嵴至髂前上棘，然后确定股骨大转子和坐骨结节的位置。这两条线大致界定了臀部的范围。

可在俯卧位时，于髂后上棘内侧触诊骶髂关节后方，在骶骨外侧缘与坐骨结节之间触摸骶结节韧带。

当患者俯卧、臀部肌肉收缩时，可以较清晰地观察到臀大肌和臀中肌的轮廓。指导患者髋关节后伸，将一侧下肢向上抬起，可清晰显示臀大肌。再指导患者外展髋关节，同时在下肢外侧施加阻力，可在臀部外侧清晰显示臀中肌。在这两块肌肉之间，可见一明显的凹陷。可触诊骶骨外侧缘臀大肌起点的"筋骨相连处"，同时也可触摸臀部外侧位于髂嵴与股骨大转子之间的臀中肌肌腹及其后缘、前缘。

拇指触诊臀部四条线，探寻筋结、压痛点。第一条线起自髂后上棘，沿骶骨外侧缘，从外上至内下，检查臀大肌在骶骨外侧的压痛。第二条线从髂后上棘外侧、髂嵴下出发，顺臀中肌由上而下，直至臀中肌附于股骨大转子处。可适度触诊臀中肌的前方与后方：前方是阔筋膜张肌，后方则为臀大肌与臀中肌间的筋膜。第三条线用于弹拨梨状肌，先寻其体表投影（自尾骨尖至髂后上棘连线中点，连至大转子尖），梨状肌自骶骨外侧走向股骨大转子。令受检者放松臀大肌，然后从臀部外上拨向内下，拇指或肘尖感到的条索状物即梨状肌。第四条线用于触摸穿经梨状肌下孔的坐骨神经，该神经自梨状肌下孔中点，延伸至坐骨结节与股骨大转子之间。从环跳穴至承扶穴，恰好是坐骨神经干在臀部的路径。压痛点多见于臀大肌附于骶骨外侧处、臀大肌与臀中肌的筋膜间隙、臀中肌本身及其在股骨大转子的附着点，以及梨状肌；若坐骨神经受压，则从环跳穴至承扶穴的神经干会有压痛，并可能向股后放射。

臀上皮神经的触摸，需先定髂后上棘与髂嵴位置，然后沿髂嵴由内向外滑动触摸，仅在浅筋膜层探寻，感受包裹臀上皮神经的神经血管束的条索感。通常可触到 2~3 条臀上皮神经分支。

二、腹股沟区结构触摸

腹股沟区触摸首先确定髂前上棘、耻骨结节及两者之间的腹股沟韧带，然后以髂前上棘为标志，依靠髋部屈肌收缩来分辨并触摸髂腰肌、缝匠肌、阔筋膜张肌和股直肌；以股三角为标志，在髋外展外旋位抗阻时分辨并触摸长收肌、耻骨肌、股薄肌、大收肌。

在腹股沟韧带平面用手指按压，可感到内侧股动脉的跳动和外侧的髂腰肌肌腱。在髂前上棘内下方的髂窝部可触及髂肌，其内侧是髂肌与腰大肌间的凹陷（股神经走行之处）。先向后按压，再向髂前上棘方向滑动，就可触摸到髂肌。

模特取坐位或仰卧位屈髋，可触及髂前上棘内下方的髂肌收缩，以及髂前上棘下方的缝匠肌和阔筋膜张肌的收缩。缝匠肌走向内下方，肌束较细而紧张；阔筋膜张肌位于外侧，肌束宽大而稍软。两肌之间夹角底部的肌肉是起于髂前下棘的股直肌上端。

髋外展外旋位，可触及股内侧的股三角：底边为腹股沟韧带，内侧边为长收肌，外侧边为缝匠肌，向上抗阻时可清楚显示股三角。股三角的底部主要是耻骨肌，其附着于耻骨上支的部分可触及；长收肌向上延伸至耻骨上下支，向下延伸至股骨干中份的内后方。在长收肌的后方可触及股薄肌和大收肌。从股三角底边中点至股三角尖的范围内，都可以触摸到位于股三角底部的股动脉搏动。

第六节　髋部常用腧穴解剖触摸举隅

1. 髀关

体表定位：在股前区，股直肌近端、缝匠肌与阔筋膜张肌之间的凹陷中。

层次解剖：皮肤→皮下组织→阔筋膜→缝匠肌与阔筋膜张肌之间→股直肌。

重要解剖结构：分布有股外侧皮神经。

揣穴：在内侧的缝匠肌和外侧的阔筋膜张肌之间；下方可触及股直肌。屈髋外旋时，缝匠肌收缩，可触及其外侧与阔筋膜张肌的凹陷。跷足，大腿稍外展外旋，绷紧肌肉，在股直肌近端显出 2 条相交叉的肌肉（斜向内侧为缝匠肌，外侧为阔筋膜张肌），3 条肌肉间围成一个三角形凹陷，三角形顶角下方的凹陷处即为本穴。

2. 冲门

体表定位：在腹股沟区，腹股沟斜纹中，髂外动脉搏动处的外侧。

层次解剖：皮肤→皮下组织→腹外斜肌腱膜→腹内斜肌→腹横肌→髂腰肌。

重要解剖结构：深层有股神经。

揣穴：穴下为腹股沟韧带，内侧可触及搏动的髂外动脉（即股动脉）。

3. 箕门

体表定位：在股前区，位于髌底内侧端与冲门的连线上，该线上 1/3 与下 2/3 交点，长收肌和缝匠肌交角的动脉搏动处。

层次解剖：皮肤→皮下组织→大腿肌内侧群→股动脉。

重要解剖结构：此处有股动脉。

揣穴：体表能触及其上方的缝匠肌和下方的长收肌，同时在深处可触及股动脉的搏动。

4. 胞肓

体表定位：在骶区，横平第 2 骶后孔，骶正中嵴旁开 3 寸。

层次解剖：皮肤→皮下组织→臀大肌、臀中肌及臀小肌。

重要解剖结构：有臀大肌、臀中肌及臀小肌；正当臀上动、静脉；分布有臀上皮神经，深层为臀上神经。

揣穴：本穴位于骶区，横平第 2 骶后孔，骶正中嵴旁开 3 寸，按压时可触及臀大肌。

5. 秩边

体表定位：在骶区，横平第 4 骶后孔，骶正中嵴旁开 3 寸。

层次解剖：皮肤→皮下组织→臀大肌→梨状肌下缘。

重要解剖结构：有臀大肌、梨状肌；正当臀下动、静脉；分布有臀下皮神经及股后皮神经，外侧为坐骨神经。

揣穴：本穴位于骶区，横平第 4 骶后孔，骶正中嵴旁开 3 寸，按压时可触及臀大肌和梨状肌。

6. 承扶

体表定位：在股后区，臀沟的中点。

层次解剖：皮肤→皮下组织→臀大肌→股二头肌长头和半腱肌。

重要解剖结构：此处分布有股后皮神经和坐骨神经。

揣穴：在坐骨结节的外下方。本穴的内侧为股二头肌长头和半腱肌，外侧为大转子内缘，深层有时可触及坐骨神经。

7. 殷门

体表定位：在股后区，臀沟下 6 寸，股二头肌与半腱肌之间。

层次解剖：皮肤→皮下组织→股二头肌长头和半腱肌。

重要解剖结构：此处分布有股后皮神经和坐骨神经。

揣穴：俯卧位，膝关节抗阻力屈曲时，可显示出股二头肌和半腱肌。本穴的内侧为半腱肌，外侧为股二头肌。大腿内外旋时，指下的感觉会更加明显。

8. 环跳

体表定位：在臀部，股骨大转子最凸点与骶管裂孔连线的外 1/3 与内 2/3 交点处。

层次解剖：皮肤→皮下组织→臀大肌。

重要解剖结构：此处有臀大肌，其下缘有臀下动、静脉；分布有臀下皮神经，深层为坐骨神经。

揣穴：本穴位于股骨大转子最凸点与骶管裂孔连线的外 1/3 与内 2/3 交点处，按压时浅层为臀大肌。在臀大肌放松状态下，深层内侧为坐骨结节，外侧为股骨大转子。

9. 居髎

体表定位：在臀区，髂前上棘与股骨大转子最凸点连线的中点处。

层次解剖：皮肤→皮下组织→阔筋膜张肌→臀中肌→臀小肌。

重要解剖结构：浅层有阔筋膜张肌，深层为臀中肌和臀小肌；有旋髂浅动、静脉及旋股外侧动、静脉升支；分布有股外侧皮神经。

揣穴：本穴在髂前上棘与股骨大转子最凸点连线的中点，按压可触及阔筋膜张肌，更深为臀中肌和臀小肌。

10. 风市

体表定位：在股部，直立垂手，掌心贴于大腿时，中指尖所指凹陷中，髂胫束后缘。

层次解剖：皮肤→皮下组织→髂胫束→股外侧肌→股中间肌。

重要解剖结构：浅层布有股外侧皮神经，深层布有股神经肌支和旋股外侧动脉降支的肌支。

揣穴：稍屈膝，大腿内收并提起，可显露髂胫束，其后方凹陷即是本穴。

11. 阴包

体表定位：在股前区，髌底上 4 寸，股薄肌与缝匠肌之间。

层次解剖：皮肤→皮下组织→缝匠肌与股薄肌之间→大收肌。

重要解剖结构：浅层布有闭孔神经的皮支，深层有股神经的肌支分布。

揣穴：髋关节稍屈、外展、外旋并略提起，或坐位大腿稍外展、外旋，用力内收收缩肌肉，显露出缝匠肌，在其后缘可触及本穴。

【思考题】

1. 简述髋关节的解剖学构成及特点。

2. 具有前屈髋关节作用的肌肉有哪些？简述其起止点及功能。

3. 简述臀大肌、臀中肌的起止点。

4. 简述梨状肌的起止点。如何触摸梨状肌？

5. 简述大腿内侧肌群的组成。

第九章　腹部针灸推拿临床解剖及核心稳定 ▷▷▷

内容提要：腹部处于腰段脊柱之前，腹腔被腹壁所环绕，内含腹部脏器。腹后壁即为腰段脊柱与脊旁结构，而腹侧壁和腹前壁则由腹肌及其筋膜所组成。本章旨在重温有关肌肉骨骼系统的结构，以核心稳定性为视角，进一步理解腹部肌肉骨骼的解剖结构。

第一节　腹部概述

腹部位于胸部与盆部之间，包括腹壁、腹腔及腹腔脏器等内容物。腹部后方以脊柱为支架，前面和外侧面主要由扁阔肌组成。

腹部的上界即胸廓下口，由剑突、肋弓、第 11 肋前端、第 12 肋下缘和第 12 胸椎围成；下界即耻骨联合上缘、耻骨嵴、耻骨结节、腹股沟韧带、髂嵴至第 5 腰椎下缘的连线；腹壁两侧以腋后线为界，分为腹前壁和腹后壁。

腹腔的境界与腹部的体表境界不同，腹腔的实际范围要大于腹部的体表境界。腹腔上界是向上膨隆的膈穹隆，下方通过骨盆上口突向盆腔。

第二节　腹部的体表标志和体表投影

一、体表标志

1. 剑突：位于胸骨的最下段，在胸骨体下方的三角形凹陷处可触摸到的骨性突起，形状类似剑尖。在两肋弓的夹角处（即胸骨下角）可摸到此突起。剑突与肋弓共同构成剑肋角。

2. 肋弓：位于胸廓前方下缘，由第 7 肋软骨及第 8~10 对肋前端通过软骨与上位肋软骨相连而形成。从剑突向外下方可触摸到。

3. 胸骨下角：两侧肋弓在中线处构成的向下开放的角，被剑突分为左、右剑肋角。

4. 第 11 肋端：在腋中线肋弓后端稍后的位置可触摸到第 11 肋的游离端。

5. 髂嵴：髂骨翼上缘增厚部分。髂嵴前端的骨性突起为髂前上棘；髂嵴后端的骨性突起为髂后上棘。

6.耻骨结节：是耻骨联合外上方的骨性突起。

7.腹股沟：是分隔腹部与股前部的沟，其深面有连接髂前上棘和耻骨结节的腹股沟韧带。

8.耻骨联合上缘：在两侧腹股沟内侧端之间可触摸到的骨性结构。

二、腹部分区

临床上常用两条水平线、两条垂直线将腹部划分为9个区，即九分法。上水平线是经过两侧肋弓下缘（第10肋）的连线；下水平线是两侧髂嵴最高点的连线；两垂直线分别经过左、右腹股沟韧带中点，或为两侧腹直肌外侧缘。九个分区是：上部的腹上区和左、右季肋区；中部的脐区和左、右腹外侧区；下部的腹下区和左、右髂区（也称腹股沟区）。也可通过脐的垂直线和水平线将腹部分为4区，即左、右上腹部和左、右下腹部。内脏大部分在腹、盆腔内有固定位置。可通过腹部触诊、叩诊来诊断。

第三节　腹部正常解剖结构

腹部包含腹壁与腹腔两部分。若细分腹腔，可划分为上方的固有腹腔和骨盆内的固有盆腔，两者间界限并不明晰。腹壁前方仅为柔软的肌肉，胃肠、肝脾等消化器官及腹主动脉等，均可在腹部探得。盆腔内的直肠、膀胱和部分生殖器官，也可在腹部触到。

一、腹壁肌肉

腹部上方通过剑突、肋弓、第11肋前端、第12肋下缘与第12胸椎的连线，与胸部分隔；其下方则通过耻骨联合上缘、耻骨结节、腹股沟韧带，以及从髂嵴至第5腰椎棘突的连线，与下肢划分界限。

腹部后侧为脊柱的胸腰骶段，而腹部前、外侧壁则由肌肉、筋膜和皮肤组合而成。

腹壁的肌肉层，中线两侧为腹直肌（图9-1），外侧由腹外斜肌、腹内斜肌和腹横肌组成（图9-2）。深筋膜有多层，覆盖在肌肉表层和深层。所有腹肌均附着于腰椎、骨盆带和胸廓之上。

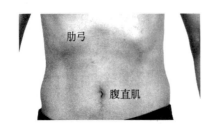

图9-1　腹直肌及肋弓

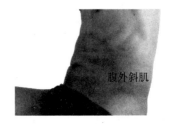

图9-2　腹外斜肌

腹直肌位于腹前壁正中线两侧，起自耻骨联合上缘，肌纤维向上止于第 5~7 肋软骨和胸骨剑突，可使腰椎前屈、使骨盆上提。腹直肌前、后面被腹直肌鞘所包裹。两侧腹直肌鞘内侧缘紧密愈合形成一条窄直的致密结缔组织，即白线。

腹外斜肌以 8 个肌齿起于下 8 肋（第 5~12 肋）的外面，呈扇形分开，后部肌束向后止于髂嵴前部，其余肌束向内移行为腱膜，经腹直肌的前面，参与构成腹直肌鞘的前层，下部止于耻骨结节。单侧收缩使躯干向同侧屈曲、向对侧旋转，双侧收缩可前屈躯干、增加腹压、上提骨盆。

腹内斜肌位于腹外斜肌的深面，起于胸腰筋膜、髂嵴和腹股沟韧带外半部，肌纤维呈扇形散开，后部肌束垂直向上止于第 10~12 肋的下缘，大部分肌束向内延续为腱膜，在腹直肌外缘分为前后两层包裹腹直肌，参与构成腹直肌鞘的前层和后层。

腹横肌位于腹内斜肌深面，起于下 6 个肋软骨的内面、胸腰筋膜、髂嵴和腹股沟韧带的外侧 1/3，肌束横行向前延续为腱膜，参与组成腹直肌鞘后层，止于白线。双侧收缩可增加腹压，助于呼气。

表 9-1　腹部肌肉的起止点、作用和神经支配

名称	起点	止点	作用	神经支配
腹直肌	骨盆耻骨	胸骨剑突及第 5、6、7 肋软骨	腰椎前屈、骨盆上提	同腹外斜肌
腹横肌	胸腰深筋膜、髂前上棘	腹直肌鞘	双侧收缩可增加腹内压和呼气	同腹外斜肌
腹外斜肌	第 5~12 肋骨表面	髂嵴和腹直肌前鞘	单侧使躯干向同侧屈曲、向对侧旋转；双侧前屈躯干、增加腹内压	第 5~12 对肋间神经、髂腹下神经、髂腹股沟神经
腹内斜肌	胸腰筋膜、髂嵴和髂前上棘	第 10~12 肋的下界、腹白线和腹直肌鞘	同腹外斜肌	同腹外斜肌

二、腰腹核心稳定及下交叉综合征

（一）腰腹核心稳定

腰椎脊柱位于胸廓与骨盆之间，与其间相关肌肉共同构成一个圆柱体样的核心稳定结构。这个圆柱体核心稳定结构的后壁为脊旁肌，前壁和侧壁是腹肌，圆柱的顶端和底端分别是膈肌和盆底肌。脊旁肌由竖脊肌、髂腰肌、腰方肌、多裂肌和胸腰筋膜组成。腹肌由腹直肌、腹横肌、腹内斜肌、腹外斜肌及其腱膜组成。

核心稳定结构的共同作用可增加腹内压、稳定脊柱，并通过上下肢近端肌肉带动远端肌肉，使人体肌肉骨骼系统作为一个整体发挥功能。在肢体运动前，多裂肌、腹横肌等核心肌会产生收缩以预先稳定脊柱和腰部。

以核心稳定结构为基础，躯干及肢体近端结构才能发挥功能，进而启动四肢

运动链。

肌筋膜链中的功能线起始于臂线，跨过躯干表面，延伸到对侧骨盆和下肢，这种结构可以看作是以核心稳定结构为基础，将上下肢联系起来的运动构造。肌筋膜功能线包括前侧功能线、后侧功能线，左右两条线跨过躯干呈 X 形。在躯干和大腿之间，最核心的区域位于腰部、骨盆以及大腿中段。功能线向下传递拉力，而核心稳定结构则与功能线共同向上提供稳定力，以稳固上肢的支撑部位。

功能线可以被看作臂线在躯干的延续。功能线跨越身体与对侧肢带相连接，使力臂延长，从而让肢体运动获得更多的驱动力及准确度。如交叉性训练，例如激活右侧胸大肌和右腹直肌，然后立刻激活左侧的长收肌和耻骨肌。再如步行，每一步都需要调节肩膀与对侧髋部之间的平衡。功能线主要借助对侧力量的补充来发挥稳定和平衡功能，或者增加推力。

后功能线起始于背阔肌远端，向下到达背阔肌中心部位稍下方，与腰骶筋膜表层结合，再向下连接至对侧的臀大肌。在骨盆和髋部稳定的情况下，腰部、胸部和肩部的运动会带动上肢运动。在运动与力量传递过程中，包含结构性稳定与功能性稳定，而肌肉的功能性稳定能够调节骨关节的结构性稳定。例如，右侧骶髂关节韧带损伤引发的疼痛，可通过训练右侧臀大肌和左侧背阔肌来进行调节。

（二）下交叉综合征

下交叉综合征通常指骨盆前倾及腰椎过度前凸（腰曲增大），在腰－骨盆－髋部形成交叉性的肌肉不平衡，具体表现为竖脊肌紧张、髂腰肌紧张、股内收肌紧张，同时臀大肌松弛、腹直肌松弛。

下交叉综合征的原因更多地与骨盆的倾斜度有关。人体站立时，骨盆位于两侧股骨头之上；人体坐位时，以两侧坐骨结节作为支撑点。因此，胸廓－腰－骨盆作为一整体结构，会因骨盆的倾斜而发生代偿性运动变化。从这个角度来看，胸廓－腰－骨盆－髋构成了一个整体结构，需要对其立体解剖与生物力学进行深入探讨。

当神经对一块肌肉的控制增强时，就会自然地减弱对这块肌肉的拮抗肌的控制。例如，在下交叉综合征中，如果髂腰肌的募集增强并缩短，那么就会减少对拮抗肌（臀大肌）的控制。同样地，如果腹肌被拉长且控制变弱，那么神经对于它的拮抗肌（竖脊肌）的控制则会增强。

第四节　腹部解剖结构触摸

首先应触摸腹部的上界和下界。腹部以胸骨剑突、肋弓、第 11 肋前端、12 肋的下缘及第 12 胸椎棘突的连线与胸部分界，下至耻骨联合上缘、耻骨结节、腹股沟韧带和髂嵴至第 5 腰椎棘突的连线与下肢分界。

第 11 肋端应位于腋中线上。髂骨上方的弓形隆起即髂嵴，髂嵴前端为髂前上棘，后端为髂后上棘。髂前上棘后方约 5cm 处，髂嵴外唇向外突起，称为髂结节。左右耻骨在前正中线通过软骨相接，构成耻骨联合。耻骨联合上缘两侧可摸到的粗钝骨性突起为耻骨结节。这些体表标志都可以触摸到。

腹部的解剖标志线有通过左、右肋弓最低点的肋下平面，以及通过左、右髂嵴最高点的髂嵴平面。

在腹部前正中线两侧，可以触及腹直肌肌腹及外缘，其向下延伸至耻骨联合上缘，向上则至胸骨剑突和肋软骨，仰卧起坐时可清晰显示。腹部两侧，从肋弓下缘、第10~12肋骨至髂嵴前部、腹直肌外缘之间，主要为腹内、外斜肌和腹横肌，在呼吸、侧向卷腹等增加腹内压的动作时可触及腹前壁肌肉的紧张。

参照腹部脏器的体表投影，可在腹部触及腹腔及腹后壁结构。例如，在腹部前正中线及其两侧深部，可触及腰椎椎体前方及腹主动脉的搏动。在腹部中线深按可触及腹主动脉搏动，再深按可触及较硬的椎体前方。可在腰椎椎体侧方、横突前方触及腰大肌，屈髋时可感到腰大肌收缩紧张。在两侧腹股沟还可触及股动脉的搏动。在腹肌放松时，可以手掌或指腹触及腹腔的横结肠、降结肠、回盲部，并可能感到肠蠕动。通常，胃的大部分位于左季肋区，小部分位于腹上区。胃前壁的中间恰在剑突下方，与腹前壁相贴，是胃触诊的部位。脐部上方有横结肠横过，上下推动可触及。左外侧腹部可触及降结肠，左髂区可触及乙状结肠，右髂区可触及回盲部。

第五节 腹部穴位解剖触摸举隅

1. 中脘

体表定位：脐中上 4 寸，前正中线上。

层次解剖：皮肤→皮下组织→腹白线→腹横筋膜→腹膜外脂肪→壁腹膜。

重要解剖结构：浅层主要有第 7 胸神经前支的前皮支和腹壁浅静脉的属支。深层主要有第 7 胸神经前支的分支。

揣穴：本穴深层按压可触及胃幽门部、腹主动脉搏动。

2. 神阙

体表定位：在脐区，脐中央。

层次解剖：皮肤→结缔组织→壁腹膜。

重要解剖结构：浅层主要有第 10 胸神经前支的前皮支和腹壁脐周静脉网。深层有第 10 胸神经前支的分支。

揣穴：本穴深部可触及小肠、腹主动脉搏动。

3. 气海

体表定位：脐中下 1.5 寸，前正中线上。

层次解剖：皮肤→皮下组织→腹白线→腹横筋膜→腹膜外脂肪→壁腹膜。

重要解剖结构：浅层主要有第 11 胸神经前支的前皮支和腹壁脐周静脉网。深层有第 11 胸神经前支的分支。

揣穴：本穴深部可触及小肠。

4. 关元

体表定位：脐中下 3 寸，前正中线上。

层次解剖：皮肤→皮下组织→腹白线→腹横筋膜→腹膜外脂肪→壁腹膜。

重要解剖结构：浅层主要有第 12 胸神经前支的前皮支和腹壁浅动、静脉的分支或属支。深层有第 12 胸神经前支的分支。

揣穴：本穴深部可触及小肠。

5. 梁门

体表定位：脐中上 4 寸，前正中线旁开 2 寸。

层次解剖：皮肤→皮下组织→腹直肌鞘前壁→腹直肌。

重要解剖结构：浅层有第 7~9 胸神经前支的外侧皮支和前皮支及腹壁浅静脉。深层有腹壁上动、静脉的分支或属支，以及第 7~9 胸神经前支的肌支。

揣穴：本穴深部腹腔内可触及大网膜和横结肠。

6. 天枢

体表定位：横平脐中，前正中线旁开 2 寸。

层次解剖：皮肤→皮下组织→腹直肌鞘前壁→腹直肌。

重要解剖结构：浅层有第 9~11 胸神经前支的外侧皮支和前皮支及脐周静脉网。深层有腹壁上、下动、静脉的吻合支和第 9~11 胸神经前支的肌支。

揣穴：本穴深部腹腔内，左侧可触及腹主动脉，右侧可触及下腔静脉，同时可触及大网膜和小肠。

7. 气冲

体表定位：耻骨联合上缘，前正中线旁开 2 寸，动脉搏动处。

层次解剖：皮肤→皮下组织→腹外斜肌腱膜→腹内斜肌→腹横肌。

重要解剖结构：浅层有腹壁浅动、静脉，第 12 胸神经前支和第 1 腰神经前支的外侧皮支及前皮支。深层下外侧在腹股沟管内有精索（或子宫圆韧带）、髂腹股沟神经和生殖股神经生殖支。

揣穴：在气冲穴处有力深按可感觉到髂外动脉的搏动，特别是向外上方用力按压时。

8. 大横

体表定位：脐中旁开 4 寸。

层次解剖：皮肤→皮下组织→腹外斜肌→腹内斜肌→腹横肌。

重要解剖结构：浅层布有第 9~11 胸神经前支的外侧皮支和胸腹壁静脉的属支。深层有第 9~11 胸神经前支的肌支及伴行的动、静脉。

揣穴：本穴深层可触及大网膜、小肠。右侧深处可触及升结肠，左侧可触及降结肠。

【思考题】

1. 何谓核心稳定？简述核心稳定结构的组成。

2. 简述腹直肌的起止点。

3. 简述腹横肌的起止点。

4. 简述腹外斜肌的起止点。

5. 简述腹内斜肌的起止点。

6. 何谓下交叉综合征？

第十章　股膝部针灸推拿临床解剖　▷▷▷

内容提要：膝关节具有负重与运动两种功能，髋膝的解剖及生物力学特点使下肢达到负重与运动的完美结合。由于膝关节的主要伸屈肌，如前方的股四头肌和后方的腘绳肌都位于股部，是膝关节功能不可或缺的部分，故本章将股部与膝部合为股膝部论述。本章节主要以膝关节为中心，复习股膝部肌肉骨骼系统解剖；深化下肢骨性结构、骨连结、肌肉在下肢稳定及运动功能中的认识；并通过触摸相关解剖结构，复习股膝部经穴与解剖的联系，以期为膝关节病症针灸推拿学习提供良好的解剖基础。

第一节　股膝部概述

下肢的作用首先是支持身体直立与承担体重，在此基础上实现行走和其他运动。膝关节以屈伸运动为主，提供稳固的支撑。同时，在膝关节半屈曲时，它还具有一定的旋转能力。

膝关节面与地平面平行，下肢力线与关节面垂直。股骨头与髋臼相连接，股骨上方存在颈干角，其下端即股骨内外侧髁与地面平行。而作为伸膝装置的组成，髌韧带则与地面保持垂直。颈干角和胫股角的存在展现了人体结构的精妙。

在局部解剖学领域，膝部与股部是分别探讨的。股部前上以腹股沟为界与腹部相隔，后以臀沟与臀部为界；其上内侧邻接会阴部，而下则以髌骨上2横指的水平线为界与膝部分离。膝部的范围自髌骨上缘上2横指延伸至胫骨粗隆的高度。

鉴于膝关节的主要伸屈肌——如前部的股四头肌和后部的腘绳肌——均位于股部，且对膝关节功能至关重要，因此本章将股部与膝部合并讨论，统称为"股膝部"。

第二节　股膝部体表标志和体表投影

一、体表标志

1.股骨内外侧髁、胫骨内外侧髁及收肌结节：股骨下端和胫骨上端的内外侧骨性隆起，分别为股骨和胫骨内外侧髁，均位于膝部皮下。股骨内外侧髁侧面的最突起处，分别称为内上髁和外上髁。在股骨内上髁上方可触及收肌结节。

2. 股四头肌：形成大腿前方的肌性隆起（图 10-1），其肌腱经过膝关节前方，环绕髌骨前面与两侧边缘，并向下延伸成为髌韧带，止于胫骨粗隆。髌韧带是临床上膝跳反射的叩击部位。

3. 髌骨、髌韧带与胫骨粗隆：髌骨位于膝部前方的皮下，髌韧带连接在髌骨下端，其终点为胫骨粗隆。

4. 半腱肌腱与半膜肌腱：均附着于胫骨上端内侧，构成腘窝的上内侧边界（图10-2）。

5. 股二头肌腱：为一条粗索状结构，附着在腓骨头上，构成腘窝的上外侧边界。

6. 腓肠肌内外侧头：这两部分共同构成腘窝的下内外侧边界，其肌腹部分在小腿后方形成"小腿肚"。

7. 腓骨头：是腓骨上端的膨大部分，位于胫骨外侧髁的后外侧。

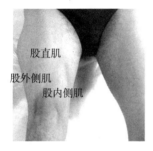

图 10-1 股四头肌

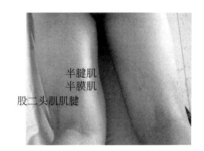

图 10-2 腘绳肌

二、体表投影

坐骨神经干的体表投影：自坐骨结节与大转子之间的中点稍内侧，至股骨内、外侧髁之间中点连线的上 2/3 段。臀大肌下缘与股二头肌外侧缘夹角处，坐骨神经位置较浅，此处常作为检查坐骨神经压痛点的部位。

第三节 股膝部解剖

一、股膝部骨骼肌肉解剖

膝关节是全身最大、最复杂且受伤最频繁的关节之一，它由股骨下端、髌骨和胫骨上端构成，而腓骨并不参与膝关节的构成。在站立时，股骨与胫骨上下对齐，躯干的重量通过膝关节传递至踝及足部；同时，胫股关节和髌股关节相互配合，主要进行屈伸运动。因此，膝关节的生物力线必须符合人体这种复杂的生物运动，其结构的精密性和复杂性难以全面精确地描述。股骨、胫骨、髌骨的骨性解剖结构是膝关节功能的基础。

1. 股膝部骨性结构

股骨位于大腿部，分为一体两端。上端有朝向内上的股骨头，与髋臼形成关节。股骨干略向前弓，上段为圆柱状，向下逐渐变为三棱柱形，至髁上部变得前后略扁。股骨下端有两个向后突出的膨大，被称为内侧髁和外侧髁。这两髁的前、后及下面都是光滑的关节面，它们通过半月板与胫骨相关节形成胫股关节。股骨内、外侧髁的最突起处被称为内上髁和外上髁。股骨内上髁较大，是膝关节胫侧副韧带的附着处；其顶部的小结节为收肌结节，有大收肌腱附着；结节后方的小面则是腓肠肌内侧头的附着处。相比之下，股骨外上髁较小，有膝关节腓侧副韧带附着；其下侧的沟为腘肌沟，腘肌腱在屈膝时经过此处；髁的上侧有腓肠肌外侧头附着。外侧髁较宽广且前方突出，而内侧髁则狭长。两髁前方的关节面相连，与髌骨形成关节，有助于髌骨的稳定。股骨髌面的中部凹陷被称为髁间切迹；两侧微凸，其中内侧部狭窄而偏斜，外侧部则宽广平坦。股骨内外上髁后方的骨面称为腘面。两髁之间的深窝是髁间窝，其底部粗糙，外侧壁和内侧壁分别为前交叉韧带和后交叉韧带的附着部。髁间窝与腘面之间的横隆线为髁间线，是关节囊及腘斜韧带的附着处。

髌骨近乎三角形，是全身最大的籽骨。其上缘圆平且厚，称为髌底；下端尖而锐利，称为髌尖。股四头肌腱跨越髌骨，部分附着于髌底，部分附着于胫骨粗隆。髌骨后面的关节面覆盖有4~5mm厚的光滑软骨，与股骨内外侧髁前方的股骨髌面共同构成髌股关节，能有效分散关节间的强大应力。髌骨位置表浅，可在体表触及。

胫骨上端膨大，并向两侧突出，分别形成内侧髁和外侧髁。这两个髁上各有一个上关节面，与股骨下端的两个髁共同形成胫股关节。两上关节面之间的粗糙部分被称为髁间隆起，是前交叉韧带的附着点。外侧髁的后下方存在一个与腓骨头相关的腓关节面。胫骨上端前方的突出部分即胫骨粗隆，为髌韧带的附着处。内侧髁、外侧髁以及胫骨粗隆均可在体表触及。

2. 膝关节结构

膝关节是人体内最大、最复杂的关节，由股骨下端、胫骨上端和髌骨构成。股骨内、外侧髁与胫骨内、外侧髁相对，形成胫股关节，是重力的主要传递结构；髌骨后面与股骨髌面相接，形成髌股关节，是主要的伸膝装置之一，负责在伸直膝关节的运动过程中传递股四头肌的力量。膝关节的运动主要是绕额状轴作屈、伸运动，在屈膝状态下，可在垂直轴上做轻度的旋内和旋外运动。

膝关节的关节囊广阔松弛，各部厚薄不一，附着于关节各骨的关节面周缘，覆盖关节内除关节软骨和半月板以外的所有结构。关节囊分为纤维层和滑膜层，纤维层由薄而强韧的纤维膜构成，在关节各部厚薄不一。膝关节前方因有强大的股四头肌肌腱及髌韧带，且屈伸活动幅度大，故纤维层较为薄弱；而两侧及后方的纤维层较厚，是维持膝关节稳定的重要结构之一。滑膜层则位于关节囊内层，在膝关节中，该层最为宽阔复杂，其界限在解剖标本上难以明确。膝关节内存在大量的滑膜皱襞，主要作用是增强滑膜的功能。在髌骨上缘的上方，滑膜增大形成与膝关节囊相通的髌上囊。髌下脂肪垫则位于胫股关节前方、髌股关节下方、髌韧带后方，能减少运动时的摩擦。

膝关节的稳定性主要依赖周围的关节韧带。股骨与胫骨的内外侧面分别有内侧副韧带和外侧副韧带，这些韧带在伸膝时紧张，屈膝时松弛。内侧副韧带位于膝关节内侧后部，起自股骨内上髁，附于胫骨内侧髁，与关节囊和内侧半月板紧密结合，可防止膝关节过度外翻。外侧副韧带则位于膝关节外侧，起自股骨外上髁，止于腓骨头，可防止膝关节过度内翻。

膝关节中更强韧的韧带是前、后交叉韧带，它们位于膝关节中央，连接股骨和胫骨，相互交叉排列。前交叉韧带位于外侧，起于股骨外侧髁的内侧部，止于胫骨髁间隆起的前部，伸膝时最紧张，可限制胫骨前移和膝关节过伸。后交叉韧带位于内侧，起于股骨内侧髁的内侧面，止于胫骨髁间隆起的后部，屈膝时最紧张，可防止胫骨后移和膝关节过伸，是维持膝关节稳定的重要结构。若前交叉韧带损伤，胫骨可被动前移；若后交叉韧带损伤，胫骨可被动后移，此现象即临床上的"抽屉现象"。

在股骨与胫骨相对的内外侧髁之间，有两块半月形的纤维软骨板，即内侧半月板和外侧半月板。半月板加深了关节窝的深度，增强了膝关节的稳定性，同时在跳跃和剧烈运动时起到缓冲作用。半月板通过冠状韧带固定在胫骨平台上，在膝关节活动时也会随之活动。

腘窝底部即为膝关节囊后方，在此处可触及半月板后角和后交叉韧带的止点。

3. 膝关节运动相关肌肉

在相关肌肉的作用下（表 10-1），膝关节的运动主要是绕冠状轴进行屈、伸；屈膝时，还可绕垂直轴做小幅度的旋内、旋外运动。

表 10-1 膝关节运动肌肉的起止点、作用和神经支配

名称	起点	止点	作用	神经支配
股四头肌	股直肌：髂前下棘 股内侧肌：股骨粗线内侧唇 股外侧肌：股骨粗线外侧唇 股中间肌：股骨前面	胫骨粗隆	伸膝关节，屈髋关节（股直肌）	股神经（$L_{2\sim4}$）
股二头肌	长头：坐骨结节 短头：股骨粗线	腓骨小头	伸髋、屈膝并微旋外	坐骨神经（$L_4\sim S_2$）
半腱肌	坐骨结节	胫骨上端内侧面	伸髋、屈膝并微旋内	坐骨神经（$L_4\sim S_2$）
半膜肌	坐骨结节	胫骨内侧髁后面	伸髋、屈膝并微旋内	坐骨神经（$L_4\sim S_2$）
缝匠肌	髂前上棘	胫骨上端内侧面	屈髋、屈膝及旋内	股神经（$L_{2\sim4}$）
腓肠肌	内侧头：股骨内上髁 外侧头：股骨外上髁	跟骨结节	屈膝关节、足跖屈	胫神经（$L_4\sim S_3$）

膝关节属屈戌关节，其运动主要为屈伸。

大腿前方的股四头肌是膝关节强有力的伸肌，由股直肌、股内侧肌、股外侧肌和股中间肌组成。股直肌起始于髂前下嵴；股内侧肌和股外侧肌分别从股骨粗线的内、外侧唇起始；而股中间肌则隐藏在股直肌深面，位于股内、外侧肌之间，起始于股骨体前

面。这四个部分汇聚成股四头肌腱，环绕髌骨的前方和两侧，并延伸为髌韧带，最终附着在胫骨粗隆上。

大腿后方的腘绳肌和小腿后方的腓肠肌是膝关节的主要屈肌。

腘绳肌，包括半腱肌、半膜肌和股二头肌，主要负责屈膝。除了股二头肌的短头，其他三块肌肉都跨越膝和髋两关节，所以腘绳肌也能辅助髋关节伸直。膝、髋关节的姿势会影响这些肌肉的长度，例如，在骨盆过度前倾的情况下，这些肌肉会长期处于拉伸状态。

半腱肌从坐骨结节起始，终止于胫骨近端内侧，主要负责后伸髋关节和屈曲膝关节，同时，在膝关节屈曲时，它还可以使膝关节内旋。该肌肉受坐骨神经分支的支配。半膜肌起始于坐骨结节，终止于胫骨内侧髁的后内侧，功能与半腱肌相似，同样受坐骨神经分支的支配。而股二头肌的长头起始于坐骨结节，短头起始于股骨粗线的外侧唇，两者共同终止于腓骨头和胫骨外侧髁，能伸展髋关节和屈曲膝关节，同时，在膝关节屈曲时，它还可以使膝关节外旋。

膝关节后方还有与小腿相连的腓肠肌，也起到屈膝的作用。腓肠肌的内侧头和外侧头分别起始于股骨内侧髁和外侧髁的上方，在膝关节以下，两头肌束合并成肌腱，再与比目鱼肌肌腱结合，形成跟腱，终止于跟骨结节。

当膝关节处于屈曲位时，可以进行小幅度的旋转。半腱肌、半膜肌和缝匠肌能促使膝关节内旋，而股二头肌则能使其外旋。

缝匠肌、股薄肌和半腱肌的肌腱在胫骨上端内侧面交汇，形状如同鹅足，因此得名鹅足腱。这三块肌肉在膝关节内侧形成了一个动态的稳定结构，有助于保护膝关节的内侧副韧带。

缝匠肌起始于髂前上棘，通过鹅足腱终止于胫骨上端内侧面，并受股神经支配。作为人体最长的肌肉，它也是下肢内侧最浅表的细长肌肉。

股薄肌起始于耻骨下支，通过鹅足腱终止于胫骨上端内侧面，并受闭孔神经支配。它的主要功能是内收髋关节，屈曲和旋内膝关节。

腘肌起始于股骨外侧髁，终止于胫骨近端后面，由胫神经支配。它的主要功能是屈膝和内旋膝关节。当膝关节完全伸直时，足部自然外旋，这是由于胫骨相对于股骨外旋。腘肌的作用就是在屈膝时使胫骨内旋，解开膝关节伸直的状态，从而让腘绳肌继续屈膝。膝关节过伸可能会损伤腘肌，导致疼痛或肿胀。

二、股膝部周围神经血管及局部解剖结构

（一）股膝前部的神经血管

1. 股神经

穿腹股沟韧带深面的肌腔隙内侧部进入股三角。主干短粗，随即发出众多肌支、皮支和关节支。肌支分布至股四头肌、缝匠肌和耻骨肌。关节支分布于髋关节和膝关节。

股神经最长的皮支为隐神经，伴随股动脉入收肌管，至膝关节内侧穿深筋膜浅出，伴大隐静脉一同下行至足内侧缘，分布于小腿内侧和足内侧缘的皮肤。

2. 闭孔神经

起自腰丛（$L_{2~4}$），自腰大肌内侧缘穿出，贴小骨盆内侧壁前行，与闭孔血管伴行穿闭孔出骨盆，分为前、后两支，分别经短收肌前、后面进入大腿区，分布于内收肌群。前支行于短收肌浅面，分支至长收肌、股薄肌及髋、膝关节。后支行于短收肌深面，分支支配闭孔外肌和大收肌。

3. 股动脉

位于腹股沟韧带中点后方（血管腔隙），由髂外动脉延续而来。股动脉先行于股三角内，后经收肌管穿收肌腱裂孔至腘窝，移行为腘动脉。在腹股沟韧带下方 3~5cm 处，股动脉分出股深动脉。收肌管位于股前内侧中 1/3 段，呈三棱形间隙，前壁为张于股内侧肌与大收肌之间的大收肌腱板，浅面覆有缝匠肌，后壁为长收肌和大收肌，外侧壁为股内侧肌。管的上口为股三角尖，下口为收肌腱裂孔，通至腘窝上角，故收肌管又称股腘管。管内有股动脉、股静脉和隐神经通过。

（二）股膝后部的神经血管

1. 坐骨神经

位于坐骨结节与大转子之间，进入股后区，行于大收肌和股二头肌长头之间，下降至腘窝上角，分为胫神经和腓总神经两个终末支。在股后部，坐骨神经主要从内侧发出肌支，支配股二头肌长头、半腱肌、半膜肌和大收肌。支配股二头肌短头的神经由腓总神经发出。

2. 腘动脉

是股动脉的延续，位置最深，与股骨腘面及膝关节囊后部紧贴，故股骨髁上骨折易损伤腘动脉。腘动脉上部位于胫神经内侧，中部居神经前方，下部转至神经外侧。腘动脉有 5 条分支：膝上内外侧动脉、膝中动脉、膝下内外侧动脉，共同构成膝关节动脉网，为膝关节供血。

3. 腘窝

为膝后区的菱形凹陷。其上外侧界为股二头肌，上内侧界为半腱肌和半膜肌；下内侧界和下外侧界分别为腓肠肌内、外侧头；浅面的腘窝顶是腘筋膜；深面腘窝底自上而下依次为股骨腘面、膝关节囊后部及腘斜韧带、腘肌。腘窝内包含腘动脉、腘静脉、胫神经、腓总神经和腘深淋巴结等。

腘窝顶（浅面）是腘筋膜，作为大腿阔筋膜的延续，向下移行为小腿深筋膜。腘筋膜由纵、横交织的纤维构成，具有致密而坚韧的特点。患腘窝囊肿或腘动脉瘤时，会因腘筋膜的限制而产生明显的胀痛感。在腘窝中部，腘窝内容物由浅入深为：胫神经、腘静脉和腘动脉。胫神经位于腘窝最浅面，它沿腘窝中线下行，至腘肌下缘，穿比目鱼肌腱弓进入小腿后区。在腘窝内发出肌支和关节支，支配附近的肌肉和膝关节。腓总神经则自腘窝上角沿股二头肌腱内侧缘行向下外，越过腓肠肌外侧头表面至腓骨头下方，绕腓骨颈转至小腿前面。需注意的是，在腓骨颈处，腓总神经紧贴骨面，且该处表面无肌组织覆盖，因此腓骨颈骨折或外伤容易导致腓总神经损伤，进而引发小腿前、外侧肌群的肌肉瘫痪和足下垂。此外，腓总神经在腘窝还发出皮支和关节支。

第四节　膝关节运动功能

一、髋膝下肢力线及膝关节稳定性

负重是下肢的主要功能。在髋膝部，股骨的颈干角、前倾角以及胫股角是确保下肢力线的关键。

股骨颈与股骨体之间形成向内的夹角，即颈干角，正常成人为 125°~130°；此角过大表示髋外翻，过小则表示髋内翻。

股骨颈长轴与股骨远端两髁横轴之间的夹角称为股骨颈前倾角，成人前倾角通常为12°~15°。

股骨长轴与胫骨长轴在膝关节处相交，形成向外的夹角，即胫股角，正常约为170°；其补角称为膝外翻角。膝外翻角超过 10° 为膝外翻，表现为"X"形腿；小于10° 则为膝内翻，表现为"O"形腿或弓形腿。

整个股骨干具有向前外的弧度（12°~15°），在股骨干中 1/3 部分更为明显，这种向前的弧度有助于股四头肌更好地发挥其伸膝作用。

颈干角与膝外翻角可能对下肢力线及膝关节生物力学产生影响，进而导致人体姿势以及韧带、肌肉等发生代偿性变化。

胫骨的内、外侧髁支撑着股骨内、外侧髁，使人体重力得以通过膝关节传导至踝关节。腓骨仅与胫骨上端外侧面构成胫腓关节，辅助胫骨保持良好对位对线；同时，腓骨头是股二头肌、腓侧副韧带等结构的附着部位。胫腓关节对于整个下肢的力学稳定至关重要。

膝关节的稳定性主要依赖于其软组织的约束，而非骨骼结构。股骨内外侧髁和胫骨内外侧髁通过韧带、关节囊和肌肉紧密固定。

二、胫股关节运动功能

1. 胫股关节的骨运动学

胫股关节具备两种自由度：在矢状面上绕额状轴进行屈曲和伸展，以及在水平面上绕垂直轴进行内旋和外旋。

胫骨与股骨之间的相对运动可划分为胫骨绕股骨旋转和股骨绕胫骨旋转。

在矢状面上绕额状轴进行屈伸运动时，以仰卧位自然伸直为 0° 位，膝关节可屈曲至 130°~150°，伸直范围在 5°~10°。其旋转轴在股骨髁内部移动并不固定，其轨迹受到股骨髁离心弯曲的影响。

在水平面上绕垂直轴进行内外旋时，当膝关节完全伸直，由于胫骨与股骨之间的骨性适配以及韧带和关节囊的张力作用，其轴向旋转幅度很小。但随着膝关节弯曲度的增加，轴向旋转幅度也逐渐增大。当膝关节屈曲 90° 时，可实现约 40° 的轴向旋转。在胫骨绕股骨旋转时，股骨保持静止不动，而膝关节的内外旋转方向与胫骨的运动方向一致。当股骨绕胫骨旋转时，胫骨则保持静止不动，此时膝关节的内外旋转方向与股骨的运动方向相反。

2. 胫股关节的关节运动学

从膝关节屈曲 90° 位置到伸直位置的过程中，胫骨会绕着股骨进行伸展动作。在这个过程中，胫骨关节面会在股骨内外侧髁上方向前滚动并同时向前滑动，而半月板也会随之向前移动。当股骨绕着胫骨进行伸展动作时（例如从蹲坐姿势站起），股骨髁会在胫骨关节面上同时进行向前滚动和向后滑动的动作。这种向后滑动动作会限制股骨在胫骨上向前平移的最大距离。

由于股骨内侧髁的关节面在延续到髁间切迹时会向外弯曲大约 30°，并且内侧髁关节面相较于外侧髁关节面更加向前伸展。因此，在胫骨完全绕着股骨进行伸展动作时，会伴随着大约 10° 的外旋动作。这就是在完全伸直时产生的外旋联动现象。

半月板在减少膝关节负重、降低胫股关节压应力和震荡方面起着关键作用。当人直立行走时，膝关节需要承受人体重量 2.5~3 倍的压力；而在不负重的情况下爬楼梯时，其负重更是达到了人体体重的 9 倍之多。对于肥胖人群来说，他们的膝关节退变速度远超正常人。半月板就像是一个生物缓冲垫，能够最大限度地增加膝关节的接触面积，从而降低关节软骨单位面积上所承受的压力。一旦半月板被切除或受损，膝关节的最大接触压力可能会增加到原来的 2~3 倍；即使只是部分切除或损伤半月板，也会导致局部压应力显著增加。这种损伤往往会导致膝关节软骨过度磨损。此外，半月板还具有协助稳定膝关节、减少关节摩擦、提供本体感受以及引导膝关节活动等多重功能。

膝关节的前后交叉韧带呈十字状交叉并被滑液囊所包绕。这两条韧带非常粗壮，在人体进行行走、跑步、下蹲和跳跃等动作时，它们能够在矢状面上有效抵抗来自膝关节前后的剪切力。因此，在稳定膝关节方面发挥着至关重要的作用。交叉韧带还具有引导膝关节运动的功能，并且富含丰富的本体感受器，这有助于增强膝关节的本体感受能力。

前交叉韧带起始于胫骨髁间隆起的前方，并附着在股骨外侧髁的内侧面。其主要作用是防止胫骨过度前移。因此，在下肢伸直时，位于膝关节前方的股四头肌和前交叉韧带形成了一对拮抗力量，这种拮抗作用有助于维持膝关节的稳定性。然而前交叉韧带一旦受损，往往会同时损伤外侧半月板、内侧副韧带以及关节软骨等其他结构，导致膝关节严重失稳。这种损伤一旦发生，由于应力失常所导致的一系列病症将难以根治。后交叉韧带相比前交叉韧带稍粗一些，它起始于胫骨髁间隆起的后方，并终止于股骨内侧髁的外侧面。其主要功能是防止胫骨过度后移。

内外侧副韧带则主要负责限制冠状面上的过度运动，并在矢状面运动中对膝关节产生基本的固定拉力作用。侧副韧带的大部分都位于膝关节额状轴的稍后方位置，在膝关节完全伸直时会因为受到拉力而相对紧绷。与此同时，关节囊后内侧部分、腘斜韧带以及前交叉韧带和屈肌也都会变得紧绷起来。如果再加上膝关节外翻的负荷作用，则可能会造成内侧副韧带发生损伤情况。

当下肢没有被固定时，股二头肌会协同半腱肌和半膜肌一起完成伸髋并拉下肢向后的动作，例如在行走过程中下肢的后摆动作就是由它们共同完成的。而当下肢处于固定状态时，则腘绳肌群会与强大的臀大肌一起作用使身体挺直，并将骨盆向后倾斜。在站立或跳跃等动作中，腘绳肌群的这种功能显得尤为重要。

三、髌股关节运动功能

髌骨与股骨下端的内外侧髁前方的髌面形成髌股关节。当膝关节屈曲和伸直时，髌骨关节面与股骨髌面之间发生滑动。由股四头肌、肌腱（包括股直肌、股中间肌、股外侧肌和股内侧肌）、髌骨、髌韧带共同构成伸膝装置。

在胫骨绕股骨运动过程中，当股四头肌收缩时，髌骨相对于固定的股骨髌面进行滑动。伸膝时，髌骨由下向上移动，股四头肌向心性收缩；屈膝时，髌骨由上向下移动，股四头肌离心性收缩。

膝关节在不同屈伸角度下，髌骨在股骨髌面的位置及髌骨关节面接触部位也会不同。接近完全屈曲位时，髌骨位于股骨髌面下部，此时髌骨关节面上部与股骨髌面下部相接触；在屈曲 60°~90° 位置时，髌骨通常正好位于股骨髌面中央，此时两者的接触面最大；在屈曲 20° 位置时，髌骨位于股骨髌面上部，此时髌骨关节面下部与股骨髁间沟上部相接触。

膝关节屈曲时，髌骨在髁间切迹中由近及远呈 S 形滑动，这一运动称为髌骨轨迹。

膝关节完全伸直、股四头肌放松时，髌骨可在股骨髌面上部自由移动。髌骨在股骨髌面的稳定因素含股四头肌收缩力、关节面契合度和周边支持韧带、关节囊的被动限制力。髌股关节异常运动及其潜在不稳定性颇为常见。

磁共振成像可清晰显示髌骨运动时的附属运动，例如髌骨倾斜、旋转、平移等。这些附属运动与股骨髁轮廓不规则、髌骨支持韧带以及股四头肌张力不稳定相关。

膝关节伸肌股四头肌是人体最大、最有力的肌肉群之一，由股直肌、股外侧肌、股内侧肌及位置最深的股中间肌组成，四肌肉向下汇成髌韧带，跨越髌骨连于胫骨粗隆。股四头肌受股神经支配，源自 $L_{2\sim4}$ 神经根。站立时，此肌可稳定并保护膝关节；下蹲时，能控制身体下降速度。需注意的是，股四头肌的四头均通过髌腱传递不同方向的拉力。正常情况下，股四头肌的四块肌肉协调运动，保持髌骨在股骨髁间切迹内滑动。

股直肌起自髂前下棘和髋臼上缘。膝关节伸直时，有 20% 的力来自股直肌，其余80% 来自另三股肌肉。股直肌位于大腿前方，分隔缝匠肌和阔筋膜张肌，是股四头肌中唯一跨越髋关节的肌肉，可协助髂腰肌、缝匠肌、阔筋膜张肌屈髋。其伸膝作用强于屈髋。由于股直肌起点在髂前下棘，因此当远端相对固定时，该肌能使骨盆前倾。股直肌持续紧张不仅使骨盆过度前倾，还使髌骨过度挤压髌股关节面，导致关节面摩擦过度，加快关节退变。

股外侧肌起自股骨大转子、臀肌粗隆和股骨粗线外侧唇，位于髂胫束深面，包裹大腿外侧，其肌腱与其他三头肌腱会于髌骨上缘，形成髌腱。股内侧肌起自股骨转子间线和股骨粗线内侧唇，包裹大腿内面，是单一的伸膝肌肉，与股外侧肌平衡，共同维持髌骨在髌股关节内滑动，防其左右偏移。

股中间肌位于股直肌深面，起自股骨干前面近侧 2/3，紧贴股骨前方，为单一的伸膝肌肉，不同于股内外侧肌，其伸膝力量垂直且强大。

髂前上棘至髌骨中点连线代表股四头肌牵拉力线，髌骨中点到胫骨结节连线与此线之交角为 Q 角。女性骨盆较宽，该角多大于男性。正常 Q 角男性 10°～15°，女性 12°～18°。Q 角越大，髌骨外移分力越大，膝关节屈曲 20° 时，髌骨易慢性侧方脱位。

股四头肌的最大伸膝扭矩常出现于膝关节屈曲 45°～70°，如下高台阶、从椅上站起，以及篮球、滑冰时的屈膝姿势，均利于股四头肌发力；而在极限屈曲与伸展时，产生的力矩较小。

髌骨增大了股四头肌伸膝的力臂。

第五节　股膝部解剖结构触摸

一、膝部骨性结构触摸

膝关节包括胫股关节和髌股关节。

髌股关节由髌骨关节面与股骨内外侧髁的髌面相互构成。膝前部触诊时，伸直的膝前可见突起的髌骨。髌骨上端靠大腿的边缘称为髌底，髌骨下端靠小腿的边缘称为髌尖。髌骨内外两侧分别为髌骨内侧缘与外侧缘，其后方可分别触及股骨内外侧髁前方的关节面边缘。髌骨与股骨下端之间，可触及髌股关节的内侧、外侧、上方、下方间隙。从髌尖到胫骨粗隆可触摸到比髌骨稍窄的腱性结构，即髌韧带。

胫股关节由股骨内外侧髁与胫骨内外侧髁相互形成。膝关节屈曲时，在髌韧带两侧的凹陷处，上下滑动可触及下方的胫骨内外侧髁和上方的股骨内外侧髁。髌韧带两侧凹陷内，由浅至深依次为髌下脂肪垫、半月板前角和前交叉韧带。由前至后，可触摸股骨内侧髁与胫骨内侧髁之间的胫股关节内侧间隙，以及股骨外侧髁与胫骨外侧髁之间的胫股关节外侧间隙。俯卧时，可通过膝关节屈伸来感知胫骨内外侧髁和股骨内外侧髁的位置。股骨内侧髁与胫骨内侧髁之间的胫股关节间隙内有内侧半月板；股骨外侧髁与胫骨外侧髁之间的胫股关节间隙内有外侧半月板。腘窝底部即膝关节囊的后方，可能触及半月板后角和后交叉韧带的止点。

二、股膝部肌肉触摸

（一）股前方股四头肌触摸

用力收缩股四头肌使膝关节伸直，通常在膝关节伸直位股四头肌静力收缩时，可看到股四头肌各头的下端，如髌底上方的股直肌、髌底内上方的股内侧肌和髌底外上方的股外侧肌。在髌骨上缘的上方，可触及与髌骨等宽的腱性结构，即股四头肌肌腱。以手指从内向外依次触摸各头肌腹向髌底的肌腱延续。在股四头肌收缩状态下，从下向上以手掌指腹面触摸，感觉股四头肌各头肌腹的轮廓。体会股直肌与股内侧肌、股外侧肌之间的间隙。股直肌肌腹一直延续至髂前上棘的下方。

（二）股外侧肌肉及髂胫束触摸

髂胫束位于大腿外侧面，向下止于胫骨外侧髁。做髋关节外展动作时，可看到髂胫束紧张引发的股外侧片状凹陷，其前方是突起的股外侧肌，后方为股二头肌。股外侧肌绕股骨干向后时，位于髂胫束深层。在股外侧下 1/3，髂胫束尤为坚韧，可以较为清晰地触摸到宽阔的髂胫束和其前方的股外侧肌、后方的股二头肌肌腱；可采用伸膝方式体会髂胫束与股外侧肌、肌腱之间的凹陷；采用屈膝、外旋胫骨方式体会髂胫束与股二头肌肌腱之间的凹陷。在胫股关节平面，从前向后沿股骨外侧髁与胫骨外侧髁之间的胫股关节间隙向后，可跨过髂胫束，并触及股二头肌肌腱。外侧副韧带位于髂胫束的深面。

（三）股内侧肌肉肌腱触摸

从髌韧带内侧，沿股骨内侧髁与胫骨内侧髁之间的胫股关节间隙向后，可跨过内侧副韧带，并触及半腱肌、半膜肌肌腱。

大腿及膝关节内侧可触及股内侧肌、缝匠肌和长收肌、股薄肌、半腱肌、半膜肌。

缝匠肌主要作用为屈髋，还可屈膝、内旋膝关节。模特坐位屈髋屈膝，操作者一手触摸髂前上棘，令患者在屈膝位屈曲、外旋髋关节，可感觉到绷起的缝匠肌从髂前上棘向内后延伸至胫骨上端内侧面。同时令模特伸膝，可清楚感觉到股内侧肌的张力。在反复屈伸膝、髋关节过程中，体会区分股内侧肌和缝匠肌。

在股内侧上部缝匠肌的内侧为股三角，股三角的内侧边为长收肌。长收肌在屈髋、外旋髋关节、屈膝位放松下肢，沿长收肌向下可触摸到缝匠肌、股内侧肌深层的长收肌肌腹。大收肌起于坐骨结节前面，止于股骨内上髁的大收肌结节，可在膝关节内侧的缝匠肌与股内侧肌之间的凹陷中触及大收肌肌腱。

屈膝位屈膝抗阻，可在膝内侧后方触及半腱肌、半膜肌肌腱，半腱肌、半膜肌的前方有股薄肌。半膜肌止于胫骨内侧髁的后面，半腱肌、股薄肌止于胫骨上端的内侧面，可循缝匠肌、半腱肌、股薄肌肌腱向下，在胫骨上端内侧面以手指滑动方式体会触摸"鹅足"的手感。

（四）腘窝结构触摸

膝关节的后方为腘窝，呈菱形。窝的上外侧界是股二头肌肌腱，上内侧界为半腱肌和半膜肌肌腱，下外侧界和下内侧界则分别为腓肠肌的外侧头和内侧头，底部是膝关节囊。窝内有腘动脉、胫神经和腓总神经等。股二头肌止于腓骨头，半腱肌、半膜肌止于胫骨上端内后面，腓肠肌起自股骨内、外侧髁的后面。触摸腘窝时，应触及这些结构，特别是肌肉在骨的附着处。俯卧位触摸腘绳肌时，令患者用力屈曲膝关节，可触摸到腘窝内上界绷紧的半腱肌、半膜肌肌腱和外上界绷紧的股二头肌腱。屈膝时腓肠肌的内侧头、外侧头张力稍小。患者膝关节半屈曲位放松时，以拇指揉拨，可清楚触及腘绳肌和腓肠肌内、外侧头。

模特俯卧位屈膝，操作者拇指与腘横纹平行，由浅入深点按腘窝中点，可触及腘动脉搏动。模特可感到小腿至足有憋胀、发麻感。在股二头肌腱内侧、腓骨头后方横向弹拨，可触及腓总神经，引发模特小腿外侧及足背麻木感。

第六节　股膝部常用腧穴解剖触摸举隅

1. 伏兔
体表定位：在股前区，髌底上 6 寸，髂前上棘与髌底外侧端的连线上。

层次解剖：皮肤→皮下组织→股直肌→股中间肌。

重要解剖结构：股神经肌支和旋股外侧动、静脉降支。

揣穴：可触摸到穴下的股直肌。股四头肌收缩时，左右拨动更明显。

2. 梁丘
体表定位：在股前区，髌底上 2 寸，位于髌底外侧端与髂前上棘的连线上。

层次解剖：皮肤→皮下组织→股直肌肌腱与股外侧肌肌腱之间→股中间肌肌腱→股骨下端。

重要解剖结构：股外侧肌肌腱部分。

揣穴：此为一凹陷处，位于股直肌肌腱的外侧，穴下即为股外侧肌肌腱。令大腿肌肉绷紧，显现股直肌肌腱与股外侧肌，于体表触摸可发现本穴在股直肌肌腱外侧和股外侧肌之间。

3. 犊鼻
体表定位：在膝前区，髌韧带外侧凹陷中。屈膝 45° 时，位于髌骨外下方的凹陷中。

层次解剖：皮肤→皮下组织→髌韧带外侧缘→膝关节囊→翼状皱襞→关节腔。

重要解剖结构：髌下脂肪垫。

揣穴：体表触摸能触及内侧的髌韧带、上方的髌骨，以及股骨外侧髁和下方的胫骨外侧髁。

4. 血海

体表定位：在股内侧，髌底内侧端上 2 寸，股内侧肌隆起的位置。

层次解剖：皮肤→皮下组织→股内侧肌→股骨下端。

重要解剖结构：浅层布有股神经前皮支，深层有股动、静脉的肌支和股神经的肌支。

揣穴：穴下是柔软的股内侧肌肌腹；当大腿的股四头肌收缩时，可见到股内侧肌隆起，此时指下的肌肉感觉十分明确。

5. 委阳

体表定位：在膝后区，腘横纹上，位于股二头肌腱的内侧缘。

层次解剖：皮肤→皮下组织→腓总神经→腓肠肌外侧头→腘肌起始腱。

重要解剖结构：浅层布有股后皮神经，深层则有腓总神经和腓肠外侧皮神经。

揣穴：稍屈膝，便能明显看到股二头肌腱。本穴位于股二头肌与腓肠肌外侧头之间，当由内向外拨动时，可触及腓总神经，并产生从小腿外侧至足背的放射感。

6. 膝阳关

体表定位：在膝部，股骨外上髁后上缘，股二头肌腱与髂胫束之间的凹陷处。

层次解剖：皮肤→皮下组织→髂胫束后缘→腓肠肌外侧头。

重要解剖结构：浅层布有股外侧皮神经，深层有膝上外侧动、静脉。

揣穴：屈膝时，可触及后方的股二头肌肌腱和前方的髂胫束。

7. 阴谷

体表定位：在膝后区，腘横纹上，当半腱肌肌腱与半膜肌肌腱之间。

层次解剖：皮肤→皮下组织→半腱肌肌腱与半膜肌肌腱之间→腓肠肌内侧头。

重要解剖结构：浅层布有股后皮神经，深层有膝上内侧动、静脉的分支或属支。

揣穴：可触及后方的半腱肌肌腱与前方的半膜肌肌腱。

8. 曲泉

体表定位：在膝内侧，屈膝，股骨内侧髁的后缘，半腱肌、半膜肌止端前缘的凹陷处。

层次解剖：皮肤→皮下组织→缝匠肌后缘→股薄肌后缘→半膜肌肌腱、大收肌肌腱→腓肠肌内侧头。

重要解剖结构：浅层布有隐神经，深层有膝上内侧动、静脉的分支或属支。

揣穴：屈膝时，本穴为一凹陷，前方为股骨内侧髁，后方为半腱肌和半膜肌肌腱，深层为大收肌肌腱。

9. 膝关

体表定位：在膝部，胫骨内侧髁下方，阴陵泉后 1 寸。

层次解剖：皮肤→皮下组织→鹅足→腓肠肌内侧头。

重要解剖结构：浅层布有隐神经分支，深层有胫神经及腘动、静脉的分支或属支。

揣穴：本穴下可触及由缝匠肌、股薄肌、半腱肌肌腱形成的鹅足，该鹅足止于胫骨上端的内侧面。

【思考题】

1. 何为鹅足腱？

2. 简述膝关节的 Q 角及其在临床中的应用价值。

3. 膝关节包含哪些韧带？它们的作用分别是什么？

4. 简述腘窝的边界和内容结构。

5. 简述股二头肌的起止点。

6. 简述半腱肌、半膜肌的起止点。

7. 简述髂胫束的位置及其组成。

8. 简述坐骨神经干的体表投影位置。

9. 简述股四头肌的组成部分。

第十一章　小腿踝足部针灸推拿临床解剖 ▷▷▷▷

内容提要：依靠骨、关节、韧带和肌肉等复杂结构，足踝部具备足够的刚性和柔韧性，从而承受和吸收强大的应力，并与不规则的地面相适应，以维持躯体直立、行走和跳跃等功能。本章复习小腿及足踝部骨、骨连结，以及小腿踝足部肌肉、周围神经、血管，为足踝部运动损伤及多种慢性痛症的学习提供良好的解剖学基础知识。

第一节　小腿踝足部概述

作为一个复合体，小腿踝足部既承受体重又与地面相适应。站立时，体重通过足传递至地面；行走或奔跑时，足部必须具有足够的柔韧性以吸收应力，并适应地面之间的各种不规则空间构型。足包括所有的跗骨、跖骨、趾骨以及踝关节以下的关节。踝指胫、腓骨远端的内踝、外踝；踝关节指距小腿关节，由小腿胫骨、腓骨远端与足部距骨构成。近端胫腓关节、小腿骨间膜以及远端胫腓关节前后的胫腓前、后韧带，使胫腓骨远端连结紧密，形成固定的踝穴，再加上驱动踝关节、足部关节的大部分肌肉都来自小腿，故本章将小腿、踝、足合并叙述。

从人体解剖角度看，小腿部上界为平胫骨粗隆的环形线，下界为内、外踝基底部的环形连线。踝部上界为平内、外踝基底的环形连线，下界为过内、外踝尖的环形连线。经内、外踝的垂线，可将小腿分为小腿前外侧区和小腿后区。踝部以内、外踝分为踝前区和踝后区。踝部以远即足部，足部分为足背和足底。

第二节　小腿踝足部体表标志和体表投影

1. 腓肠肌内、外侧头：构成腘窝的下内、外侧界，肌腹在小腿后形成肌性隆起"小腿肚"。

2. 胫骨前缘：小腿正前方，从上到下、较锐的骨性延续。

3. 胫骨内侧面：位于皮下，向下延伸到内踝。

4. 腓骨头：腓骨上端的膨大，在胫骨外侧髁后外方。腓骨头下方为腓骨颈。

5. 内踝、外踝：胫骨下端内侧面的骨性隆凸为内踝，腓骨下端外侧面的骨性隆凸为外踝。

6. 跟骨结节：跟骨后端隆凸。

7. 跟腱：在踝关节的后方，为小腿三头肌的肌腱，呈粗索状，向下止于跟骨结节。

8. 舟骨粗隆：舟骨内下方的突起，在足内侧缘中部稍后方。

9. 第 5 跖骨粗隆：第 5 跖骨底的突起，在足外侧缘中部可扪及。

第三节　小腿踝足部解剖

一、小腿踝足部骨骼肌肉解剖

（一）小腿踝足部骨性结构

1. 胫骨和腓骨

胫骨位于小腿内侧部，是小腿主要负重的骨，故较粗壮。有一体和两端。上端膨大，向两侧突出，形成内侧髁和外侧髁。两髁上面各有关节面，与股骨两髁相关节。两髁之间的粗糙隆起称髁间隆起。外侧髁的后下方有小关节面，与腓骨头相关节。胫骨上端与体移行处前有胫骨粗隆。胫骨体呈三棱柱形，前缘和内侧面紧贴皮下，可摸到。后面上份有斜向下的比目鱼肌线。下端内侧面凸隆，称内踝；外侧面有腓切迹，与腓骨相连结。下端下面为略呈四方形的关节面，与距骨滑车相关节。

腓骨位于小腿外侧部，细长，有一体和两端。上端膨大为腓骨头，内上面为关节面，与胫骨相关节。头下方为腓骨颈。腓骨头浅居皮下，是重要的骨性标志。下端膨大为外踝，其内侧有外踝关节面，与距骨形成关节。外踝可摸到，比内踝稍低。

2. 足骨

足部包括跗骨、跖骨、趾骨。跗骨属短骨，有 7 块：距骨、跟骨、足舟骨、骰骨、3 块楔骨。足骨分前中后三部分。后足有距骨和跟骨，中足有足舟骨、楔骨、骰骨，前足有跖骨、趾骨。

跟骨位于后下方，距骨在跟骨上方。跟骨后端是跟腱的附着处。跟骨上方有关节面与距骨形成关节；内侧有载距突支撑距骨。距骨上面有关节面称距骨滑车，与胫腓骨形成关节。跟骨前方接骰骨，距骨前方接足舟骨，足舟骨前方为楔骨。各跗骨相邻面都有关节面相关节。足舟骨下方有舟骨粗隆，是体表标志。

跖骨属长骨，从内侧至外侧为第 1~5 跖骨。每块分底、体、头三部分。第 1~3 跖骨底与楔骨相关节，第 4、5 跖骨底与骰骨相关节。跖骨头与趾骨相关节。第 5 跖骨底外侧突起为第 5 跖骨粗隆，是体表标志。

（二）小腿踝足部关节

1. 胫腓连结

小腿胫、腓两骨连结紧密，上端有胫骨外侧髁与腓骨头构成的微动胫腓关节，下端有胫腓前后韧带加强的连结，骨干间有坚韧的小腿骨间膜相连，两骨间活动度甚小。

2. 踝关节

踝关节又名距小腿关节，由胫、腓骨下端的关节面与距骨滑车构成。关节囊前后壁薄而松弛，两侧有韧带增厚加强，维持关节稳定性，保证在固有轨道内滑动。内侧有内侧韧带加强，该韧带自内踝开始，呈扇形展开，附着于足舟骨、距骨和跟骨，此韧带较坚韧。外侧韧带包括三条独立韧带，即前面的距腓前韧带、中间的跟腓韧带和后面的距腓后韧带，均起于外踝，向前、下、后止于距骨和跟骨，此韧带较薄弱。

距小腿关节在冠状轴上可作背屈和跖屈运动，是行走和下蹲等活动的重要保证。正常背屈 0°~20°，跖屈 0°~50°。距骨滑车呈前宽后窄状，背屈时滑车前部被内、外踝夹紧，较稳固；跖屈时，距骨滑车较窄的后部进入关节窝，可在矢状轴上做轻微收、展运动，此时关节松动而稳定性较差，易受扭伤，以内翻扭伤多见。

3. 足部关节

包括跗骨间关节、跗跖关节、跖骨间关节、跖趾关节和趾骨间关节。跗骨间关节包括距下关节、跗横关节。跗跖关节由三块楔骨和骰骨前端与五块跖骨底构成，活动甚微。跖骨间关节位于各跖骨底相邻面之间，连结紧密，活动甚微。跖趾关节由跖骨头与近节趾骨底构成，可做轻微屈、伸、收、展运动。趾骨间关节是相邻趾骨间的关节，只能做屈伸运动，近端活动度大于远端。

4. 足弓

由跗骨和跖骨借韧带和关节连结而成，分足纵弓和足横弓。足纵弓分内侧纵弓和外侧纵弓。内侧纵弓较高，由跟骨、距骨、足舟骨、第 1~3 楔骨、第 1~3 跖骨及其连结构成，由胫骨后肌腱、趾长屈肌腱、踇长屈肌腱、足底方肌、足底腱膜及跟舟足底韧带等维持。外侧纵弓较低，由跟骨、骰骨、第 4~5 跖骨及其连结构成，由腓骨长肌腱、跟骰足底韧带等维持。横弓由骰骨、第 1~3 楔骨、第 1~5 跖骨基底部及其连结构成，由腓骨长肌腱、胫骨前肌腱等维持。足底腱膜呈三角形，后端起于跟骨结节前缘内侧部，两侧分别止于第 1、第 5 趾骨。站立时，足骨以跟骨结节和第 1、第 5 跖骨头三点着地。足弓具弹性，可缓冲震荡，保护足底血管神经。

（三）小腿踝足肌肉

1. 小腿肌肉

小腿肌分三群：前群、后群、外侧群。

前群含胫骨前肌、趾长伸肌、踇伸肌。

胫骨前肌起自胫骨外侧面，肌腱穿经伸肌支持带深面，止于内侧楔骨内侧面和第 1 跖骨底，受 L_4~S_1 腓深神经支配。功能为伸踝关节、足内翻。

趾长伸肌在胫骨前肌外侧，起自腓骨前面、胫骨上端和小腿骨间膜，穿经伸肌支持带深面，分四腱至第 2~5 趾，止于中、末节趾骨底，可伸踝关节、伸趾。

踇长伸肌位于胫骨前肌和趾长伸肌之间，起自腓骨内侧面下 2/3 和小腿骨间膜，止于踇趾远节趾骨底背，可伸踝关节、伸踇趾。

后群分浅层小腿三头肌和深层趾长屈肌、胫骨后肌、踇长屈肌。

小腿三头肌含浅表腓肠肌，起自股骨内外上髁后面，合于小腿中点成腱性结构；深层比目鱼肌，起自腓骨上部和胫骨比目鱼肌线，移行为肌腱，合腓肠肌腱成跟腱，止于跟骨。功能为屈踝关节、膝关节；保持站立时踝关节、膝关节稳定。

跖肌起自股骨外侧髁上线远端，经跟腱止于跟骨结节，由胫神经支配，主要功能为跖屈踝关节，参与屈膝。小腿浅层中，腓肠肌最大，比目鱼肌次之，跖肌最小，其肌腱最长，位于比目鱼肌和腓肠肌间，肌腹近腓肠肌内侧头。

趾长屈肌在胫骨后，长腱经内踝后方屈肌支持带深面至足底，分四腱，止于第2~5趾远节趾骨底。功能为屈踝关节、屈趾、足内翻。

踇长屈肌起自腓骨后，长腱经内踝后屈肌支持带深面至足底，止于踇趾远节趾骨底。功能为屈踝关节、内翻踝关节、屈踇趾。

胫骨后肌位趾长屈肌和踇长屈肌间，起自胫骨、腓骨和小腿骨间膜后，长腱经内踝后屈肌支持带深面至足底内侧，止于舟骨粗隆和楔骨。功能为屈踝关节、足内翻。

后群肌均穿踝管至足底，与足部肌共调足部平衡，维持内侧纵弓。

腓肠肌是小腿后部最强大有力的肌肉，腘窝后可触及两个头，可顺跟腱触至跟骨后。屈膝伸踝时，小腿后群肌绷紧，显露小腿三头肌及跟腱。表面为腓肠肌内外侧头、肌腹及跟腱，上1/2中间为突起的比目鱼肌，下1/3跟腱前内侧为趾长屈肌和胫骨后肌，外侧为踇长屈肌和腓骨肌肌腱。

外侧群即腓骨长肌和腓骨短肌。

腓骨长肌起自腓骨外侧面上2/3，止于内侧楔骨和第1跖骨底。腓骨短肌起自腓骨外侧面下1/3，经外踝后转前，止于第5跖骨粗隆，被腓骨长肌覆盖。二者可使足外翻、足跖屈，对维持足横弓、调节足内外翻至关重要。

小腿肌肉的起止点、作用和神经支配见表11-1。

表11-1　小腿肌肉的起止点、作用和神经支配

名称	起点	止点	作用	神经支配
胫骨前肌	胫骨外侧面	内侧楔骨内侧面和第1跖骨底	足背屈、内翻	腓深神经（L_4~S_2）
趾长伸肌	腓骨前面、胫骨上端和小腿骨间膜	第2~5趾中节、末节趾骨底	伸第2~5趾、足背屈	腓深神经（L_4~S_2）
踇长伸肌	腓骨内侧面下2/3和小腿骨间膜	踇指末节趾骨底	足背屈、伸踇趾	腓深神经（L_4~S_2）
腓骨长肌	腓骨外侧面上2/3	内侧楔骨和第1跖骨底	足跖屈、外翻	腓浅神经（L_4~S_2）
腓骨短肌	腓骨外侧面下1/3	第5跖骨粗隆		腓浅神经（L_4~S_2）
腓肠肌	内侧头：股骨内上髁 外侧头：股骨外上髁	跟骨结节	屈膝关节、足跖屈	胫神经（L_4~S_3）
比目鱼肌	胫腓骨上端	跟骨结节	足跖屈	胫神经（L_4~S_3）
胫骨后肌	胫、腓骨和小腿骨间膜后面	舟骨粗隆和三楔骨	足跖屈、内翻	胫神经（L_4~S_3）
趾长屈肌	胫骨后面胫侧	第2~5趾的远节趾骨底	足跖屈、屈2~5趾	胫神经（L_4~S_3）
踇长屈肌	腓骨后面	踇趾远节趾骨底	屈踇趾、足跖屈	胫神经（L_4~S_3）

2. 足肌

足肌分为足背肌和足底肌。

足背肌较薄弱，包括伸踇趾的踇短伸肌和伸第2~4趾的趾短伸肌。

足底肌分为内侧群、中间群和外侧群。内侧群有踇展肌、踇短屈肌和踇收肌；中间群由浅入深为趾短屈肌、跖方肌、4条蚓状肌、3块骨间足底肌和4块骨间背侧肌；外侧群有小趾展肌和小趾短屈肌。足固有肌肉从浅到深可分为四层。第一层包括踇展肌、趾短屈肌和小趾展肌；第二层是跖方肌和蚓状肌；第三层包括踇短屈肌、踇收肌和小趾屈肌；第四层是足底骨间肌和背侧骨间肌。这些足肌一般都跨过二个关节，主要是在行走中调节足的平衡以及活动脚趾。

足部肌肉的起止点、神经支配见表 11-2。

表 11-2 足部肌肉的起止点、作用和神经支配

名称	起点	止点	作用	神经支配
踇短伸肌	跟骨前端上面	踇趾近节趾骨底	伸踇趾	腓深神经（L_4~S_2）
趾短伸肌	跟骨前端外面	第2~4趾近节趾骨底	伸第2~4趾	腓深神经（L_4~S_2）
踇展肌	跟骨结节、舟骨粗隆	踇趾近节趾骨底	外展踇趾	足底内侧神经（$L_{4~5}$）
踇短屈肌	内侧楔骨跖面	踇趾近节趾骨底	屈踇趾	足底内侧神经（$L_{4~5}$）
踇收肌	第2~4跖骨底	踇趾近节趾骨底	内收、屈踇趾	足底内侧神经（$L_{4~5}$）
趾短屈肌	跟骨	第2~5趾中节趾骨底	屈第2~5趾	足底内、外侧神经
足底方肌	跟骨	趾长屈肌腱	屈第2~5趾	（$L_{4~5}$~$S_{1~2}$）
蚓状肌	趾长屈肌腱	趾背腱膜	屈跖趾关节、伸趾关节	足底内、外侧神经（$L_{4~5}$~$S_{1~2}$）
骨间足底肌	第3~5跖骨内面	第3~5趾近节趾骨底	内收3~5趾	足底外侧神经（$S_{1~2}$）
骨间背侧肌	跖骨相对面	第2~4趾近节趾骨底	外展2~4趾	足底外侧神经（$S_{1~2}$）
小趾展肌	跟骨	小趾近节趾骨底	屈、外展小趾	足底外侧神经（$S_{1~2}$）
小趾短屈肌	第5跖骨底	小趾近节趾骨底	屈小趾	

二、小腿踝足部神经血管

（一）小腿踝足部神经

小腿踝足部神经以坐骨神经分支为主，内侧还有股神经的分支即隐神经的分布。

1. 坐骨神经在小腿踝足部的分布：坐骨神经下降至腘窝上角处分为胫神经和腓总神经。

胫神经沿腘窝中线向下，至腘肌下缘穿比目鱼肌腱弓进入小腿后区，在小腿后面的浅、深层肌肉间伴胫后动脉下行，经内踝后方屈肌支持带深面（踝管）至足底，分成足底内侧神经和足底外侧神经。胫神经的分支分布于小腿后群肌，足底肌和小腿后面及足底的皮肤。足底内侧神经支配足底内侧部的肌肉、关节，以及足底内侧半及内侧三个半趾底面的皮肤。足底外侧神经支配足底外侧部肌肉、关节和足底外侧半及外侧一个半趾底面的皮肤。

腓总神经通常起自腘窝上角，沿股二头肌腱内侧缘行向外下，经腓肠肌外侧头表面，至小腿前面，分为腓浅神经和腓深神经。腓骨颈处腓总神经的外膜与骨膜紧密结合，此处按压易伤及腓总神经。

腓浅神经行于小腿外侧肌群内，支配腓骨长肌和腓骨短肌，于小腿外侧中、下 1/3 交点穿出深筋膜至皮下，分布在小腿前外侧下部和足背皮肤（第 1、2 趾相邻侧背除外）。腓深神经绕腓骨颈至小腿前外侧，在小腿前群肌深面伴胫前动脉下行，支配小腿前群肌和足背肌，末支达第 1、2 趾相邻侧背的皮肤。

2. 股神经在小腿踝足部分布：其中最长皮支为隐神经，于股动脉前入收肌管。出收肌管后沿小腿内侧伴大隐静脉行至足内侧缘。

（二）小腿踝足部动脉

腘动脉为股动脉的延续，紧贴股骨腘面及膝关节囊后部，于腘窝下角分为胫前与胫后动脉。腘动脉发多支供应膝关节，并参与构成膝周动脉网。

胫后动脉续于腘动脉，穿比目鱼肌腱弓深面，沿小腿深浅肌层间下行，穿踝管至足底，分足底内外动脉。途中分支营养小腿后区肌肉。胫后动脉起始部稍下发腓动脉，经胫骨后肌浅面斜向外下，沿拇长屈肌与腓骨内侧下行至外踝后方。

胫前动脉起自腘动脉于腘肌下缘，穿小腿骨间膜伴腓深神经下行于小腿前群肌间。上 1/3 段在胫骨前肌与趾长伸肌间，下 2/3 段在胫骨前肌与拇长伸肌间。至踝关节前、伸肌支持带下缘续为足背动脉。足背动脉经弓状动脉等成跖背动脉至足趾，发足底深支至足底。

（三）踝管

在内踝后下方，位于内踝与跟骨结节内侧面之间的部分深筋膜会增厚，进而构成屈肌支持带。该支持带与内踝、跟骨内侧面三者共同围成了踝管。此支持带向深面发出三个纤维隔，从而将踝管分隔为四个通道。踝管内部的结构，由内踝起始向后侧，依次为：胫骨后肌肌腱及其腱鞘、趾长屈肌肌腱及其腱鞘、胫后动静脉与胫神经，以及拇长屈肌肌腱及其腱鞘。

第四节　踝足关节运动

一、踝关节运动

踝关节的中立位为小腿与足呈 90°。踝关节有两种运动状态：一是足部离地自由旋转，二是足部固定于地面。

1. 骨骼运动学
踝部和足部运动的描述术语包括基本与应用两类。
基本术语描述的是踝足部围绕三个标准旋转轴的运动：围绕与矢状轴平行的额状轴

的背屈与跖屈，围绕与额状轴平行的矢状轴的内翻与外翻，还有围绕与水平面平行的垂直轴的内旋与外旋。

应用术语则用于描述踝部和足部主要旋转斜轴上的运动。踝足旋后定义为包含内翻、跖屈和微内旋的复合运动；踝足旋前则是外翻、背屈和微外旋的复合运动。

踝关节的运动是围绕穿过距骨和两踝的旋转轴进行的。因外踝位于内踝后下方，此轴略偏离标准额状轴，由外向内前上方倾斜，与额状轴夹角约为10°在额状面，6°在水平面。由于轴的倾斜，背屈常伴轻微外翻和外旋，跖屈则伴轻微内翻和内旋。但轴倾斜度小，尤其在水平面上，因此临床观察踝关节背屈与跖屈时，常忽略其他轴向运动。

2. 关节运动学

足部在无负荷时可自由旋转。踝关节背屈时，距骨相对腿部向前转并后滑；踝关节跖屈时，距骨相对腿部向后转并前滑。

背屈时，关节囊前部松弛、后部紧绷；跟腱等跖屈结构也被拉伸。同时，距骨前移会使跟腓韧带紧绷。

跖屈时，关节囊前部紧绷、后部松弛；距骨后移导致距腓前韧带紧绷。

二、足部关节运动

足部参与踝足运动的关节主要指跗骨间关节，包括距下关节（又称距跟关节）和跗横关节（包括距跟舟关节、跟骰关节）。

跗骨间关节主要可做足内翻（足底面朝向内侧）和足外翻（足底面朝向外侧）运动。距跟关节和距跟舟关节在功能上是联合的。运动时，跟骨与舟骨连同其余的足骨一起对距骨做内翻或外翻运动。另外，足内、外翻常与踝关节协同运动，内翻时常伴有足的跖屈，外翻时常伴有足的背伸。

正常行走、跑步时，距下关节和距跟舟关节会协调足部运动。当足底内侧踩到突起的地面时，足底面朝向内侧为内翻，此时小腿在距骨上依然维持垂直状态。如果足底外侧踩到突起的地面时，足底面朝向外侧为外翻。足内翻幅度远远大于足外翻幅度。距下关节和距跟舟关节的滑动和旋转运动使足部在行走或跑跳时可以适应不平的地面。跟骨固定于地面上时，距下关节的活动度变小，但如果其功能缺失，就会导致身体在不平的地面上活动时失去平衡，引起踝关节损伤。

跗横关节中的距跟舟关节和跟骰关节具有很强的功能关联性，中足相对于后足的扭转保证了足部的前后旋转。中足与前足以及距下关节和距跟舟关节的协调运动，可以平衡足部以适应不同的地面，控制整个足部的旋前、旋后、内翻和外翻动作。

三、踝足部关节运动相关肌肉

（一）运动踝关节相关肌群

1. 背屈 又称足背伸，脚尖向上，靠近头侧。主动肌包括胫骨前肌、趾长伸肌、蹈长伸肌和第三腓骨肌。

2. 跖屈　足尖下垂，远离头侧。主动肌包括小腿的腓肠肌、比目鱼肌、跖肌，以及腓骨长、短肌，胫骨后肌、趾长屈肌和蹈长屈肌。

（二）运动跗骨间关节的肌群

1. 内翻　主动肌包括胫骨前肌、蹈长伸肌、胫骨后肌，以及趾长屈肌和蹈长屈肌。
2. 外翻　主动肌为趾长伸肌和腓骨长、短肌。

（三）运动足趾的肌群

1. 屈趾　主动肌为趾长屈肌和蹈长屈肌。
2. 伸趾　主动肌包括趾长伸肌和蹈长伸肌。

第五节　小腿踝足部结构触摸

小腿前面正中可触及胫骨前缘，其上方骨性隆起为胫骨粗隆（髌韧带附着处）。胫骨前缘内侧可触及胫骨内侧面及胫骨内侧缘。胫骨向下延续为内踝。胫骨外侧髁后外侧方可触及腓骨头。腓骨头内侧可触及近端胫腓关节，腓骨头下方为缩窄的腓骨颈。腓骨体大部为腓骨长、短肌所覆盖，触摸不甚清晰。小腿下 1/3 外侧可触及腓骨下 1/3 段。腓骨向下延续为外踝。

踝足部触诊应首先触及体表骨性标志：内踝、外踝、跟骨结节、第 5 跖骨粗隆、舟骨粗隆及各跖骨、趾骨。在足内侧面，由后向前至足尖可依次触及跟骨、足舟骨、内侧楔骨、第 1 跖骨和蹈趾。内踝前下方最明显的骨性突起为舟骨粗隆。内外翻时，在舟骨粗隆近侧可清楚触及距舟关节。在足外侧面，由后向前可依次触及跟骨、骰骨、第 5 跖骨、趾骨。外踝前下方的轻微凹陷处为跟距关节外侧，通跟骨、距骨之间的跗骨窦。足外侧面第 5 跖骨粗隆最为明显。

用力使足背屈、伸趾时，可在胫骨前缘外侧看到收缩的胫骨前肌，在腓骨前缘看到收缩的趾长伸肌，在二者之间可看到凹陷（蹈长伸肌位置）；在踝关节前面可见到 3 条肌腱，由内侧向外侧依次为胫骨前肌腱、蹈长伸肌腱和趾长伸肌腱。在踝关节背屈、伸趾位，可触摸到胫骨前肌腱止于内侧楔骨内侧面和第 1 跖骨底，蹈长伸肌腱止于蹈趾远节趾骨底，趾长伸肌腱止于第 2~5 趾（图 11–1）。

屈膝上提足跟时，小腿后群肌肉绷紧，可显露小腿三头肌及跟腱。后方表层为腓肠肌内外侧头、肌腹，小腿后群肌中 2/3 处中间层为突起的比目鱼肌，向后下延续为跟腱。在小腿内侧中上段，胫骨内侧缘后方由前向后依次可触摸到比目鱼肌肌腹、腓肠肌内侧头肌腹。在小腿下 1/3，胫骨内侧缘与跟腱之间可扣及趾长屈肌腱；腓骨与跟腱之间可扣及腓骨长、短肌腱（图 11–2）。

用力使踝关节外翻时，可见小腿外侧腓骨长、短肌收缩（图 11–3）。其后方突起的是浅层的腓肠肌外侧肌腹、深层的比目鱼肌，二者向下延伸为跟腱。

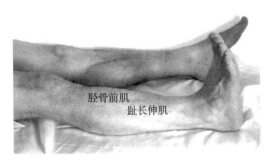

图 11-1　小腿前群肌

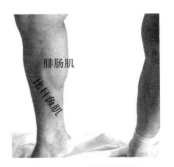

图 11-2　小腿后群肌

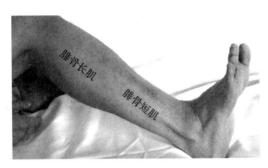

图 11-3　小腿外侧群肌

以手指按压腘窝中点时，可触及腘动脉跳动，此时或伴有小腿至足的憋胀、发麻感。于股二头肌腱内侧、腓骨头后方，弹拨时可触及腓总神经，引发足背麻木。

足背动脉位于踝关节前方，行于姆长伸肌腱与趾长伸肌腱之间，其位置表浅，搏动易于触摸。

以手指按压内踝与跟骨结节之间，可触及胫后动脉搏动。按压并前后拨动，可刺激胫神经，引起足底麻木感。

第六节　小腿踝足部腧穴解剖触摸举隅

1. 足三里

体表定位：在小腿前外侧，当犊鼻穴下 3 寸，距胫骨前缘一横指，犊鼻与解溪连线上。

层次解剖：皮肤→皮下组织→胫骨前肌→小腿骨间膜→胫骨后肌。

重要解剖结构：深层有腓深神经及胫前动、静脉。

揣穴：按压并左右拨动时可触及胫骨前肌肌束；背伸踝关节时，可触及胫骨前肌的收缩。

2. 条口

体表定位：在小腿前外侧，犊鼻穴下 8 寸，犊鼻与解溪连线上。

层次解剖：皮肤→皮下组织→胫骨前肌→小腿骨间膜→胫骨后肌。

重要解剖结构：深层有腓深神经及胫前动、静脉。

揣穴：按压并左右拨动时可触及胫骨前肌肌束；背伸踝关节时，可触及胫骨前肌的收缩。

3. 解溪

体表定位：在踝前区，足背与小腿交界处的横纹中央凹陷处，当姆长伸肌腱与趾长伸肌腱之间。

层次解剖：皮肤→皮下组织→姆长伸肌腱与趾长伸肌腱之间→距骨。

重要解剖结构：有胫前动静脉和腓深神经。

揣穴：背屈踝时，踝关节前方可显现内侧的胫骨前肌肌腱和外侧的趾伸肌腱；再令足姆趾上翘，可显现两肌腱中的姆长伸肌腱。本穴在姆长伸肌腱和趾长伸肌腱之间，深层有胫前动脉，可触及动脉搏动。

4. 冲阳

体表定位：在足背最高处，当姆长伸肌腱和趾长伸肌腱之间，足背动脉搏动处。

层次解剖：皮肤→皮下组织→姆长伸肌腱与趾长伸肌腱之间→第 2 跖骨基底部与中间楔骨关节处。

重要解剖结构：足背动脉。

揣穴：踝关节中立位时，可见足背最高处动脉跳动；伸趾时，动脉跳动位于姆长伸肌肌腱外侧，深层可触及内侧楔骨。

5. 阴陵泉

体表定位：在小腿内侧，胫骨内侧髁下缘与胫骨内侧缘之间的凹陷中。

层次解剖：皮肤→皮下组织→腓肠肌内侧头。

重要解剖结构：深层有胫神经及腘动、静脉。

揣穴：本穴为一凹陷，前为胫骨内侧缘，上为胫骨内侧髁下缘，后为腓肠肌内侧头。

6. 三阴交

体表定位：在小腿内侧，内踝尖上 3 寸，胫骨内侧缘后际。

层次解剖：皮肤→皮下组织→趾长屈肌腱与跟腱之间→胫骨后肌→姆长屈肌。

重要解剖结构：胫后动、静脉及胫神经。

揣穴：本穴前方为胫骨，后方为跟腱；踝关节背伸时，可感到穴下绷紧的趾长屈肌腱。

7. 委中

体表定位：在膝后区，股二头肌腱与半腱肌腱的中间，腘横纹中点处。

层次解剖：皮肤→皮下组织→腘筋膜→腓肠肌内、外侧头之间→胫神经→腘动、静脉→膝关节囊后壁。

重要解剖结构：深层有胫神经和腘动、静脉。

揣穴：本穴在腓肠肌内、外侧头之间，按压时可触及腘动脉跳动，左右拨动时小腿有放射感。

8. 承山

体表定位：在小腿后区，腓肠肌两肌腹与肌腱交角处。

层次解剖：皮肤→皮下组织→腓肠肌→比目鱼肌→胫神经及胫后动、静脉。

重要解剖结构：深层有胫神经和胫后动、静脉。

揣穴：本穴在腓肠肌内、外侧头分开呈"人"字形沟处。足跟上提时，腓肠肌肌腹下出现尖角凹陷中。

9. 昆仑

体表定位：在踝区，外踝尖与跟腱之间的凹陷中。

层次解剖：皮肤→皮下组织→腓骨短肌→胫神经及胫后动、静脉。

重要解剖结构：深层有胫神经和胫后动、静脉。

揣穴：本穴前方为外踝尖，后方为跟腱，可触及腓骨长、短肌肌腱。

10. 太溪

体表定位：在踝区，内踝尖与跟腱之间的凹陷中。

层次解剖：皮肤→皮下组织→胫骨后肌腱、趾长屈肌腱之间→姆长屈肌。

重要解剖结构：深层有胫神经及胫后动、静脉。

揣穴：本穴位于内踝和跟腱之间，稍深按可察觉胫后动脉的跳动；前后拨动，可触及踝管内的胫神经，产生向足底的放射感。踝管内由前至后还有胫骨后肌腱、趾长屈肌腱和姆长屈肌腱。

11. 涌泉

体表定位：在足底部，屈足卷趾时足心最凹陷处。

层次解剖：皮肤→皮下组织、跖腱膜→趾短屈肌→第二蚓状肌→骨间肌。

重要解剖结构：第二趾足底总神经。

揣穴：本穴位于足底第 2、3 趾蹼缘与足跟连线的前 1/3 与后 2/3 交点凹陷中。

12. 阳陵泉

体表定位：在小腿外侧，腓骨头前下方凹陷中。

层次解剖：皮肤→皮下组织→腓骨长肌→趾长伸肌。

重要解剖结构：深层有腓总神经。

揣穴：本穴下方可触及腓骨长肌和趾长伸肌。

13. 外丘

体表定位：在小腿外侧，外踝尖上 7 寸，腓骨前缘。

层次解剖：皮肤→皮下组织→腓骨长肌→趾长伸肌。

重要解剖结构：深层有腓浅神经和胫前动、静脉。

揣穴：按压时，可触及后方的腓骨和前方的趾长伸肌。

14. 悬钟

体表定位：在小腿外侧，外踝尖上 3 寸，腓骨前缘。

层次解剖：皮肤→皮下组织→腓骨长肌→趾长伸肌。

重要解剖结构：深层有腓深神经。

揣穴：从外踝尖沿腓骨上推，可触及腓骨骨性感觉不甚明显处。

15. 丘墟

体表定位：在踝区，外踝前下方，趾长伸肌腱的外侧凹陷中。

层次解剖：皮肤→皮下组织→趾短伸肌→距跟外侧韧带→距骨和跟骨。

重要解剖结构：深层为距骨与跟骨间隙跗骨窦。

揣穴：外踝前垂直线与外踝下水平线的交点处即本穴，其前上方为距骨，后下方为跟骨。

16. 足临泣

体表定位：在足背，第4、5跖骨底结合部的前方，第5趾长伸肌腱外侧凹陷中。

层次解剖：皮肤→皮下组织→第4骨间背侧肌。

重要解剖结构：第4骨间背侧肌。

揣穴：第4、5跖骨之间偏后可触及凹陷，第5趾长伸肌腱位于其内侧。

【思考题】

1. 简述踝足主动跖屈内翻时参与的关节与肌肉。

2. 试述足弓的组成和作用。

3. 简述小腿前群肌的组成及触诊方法。

4. 简述小腿后群肌的组成及触诊方法。

5. 简述小腿外侧群肌的组成及触诊方法。

6. 何谓踝管？

第十二章　髋膝踝足下肢功能解剖的整体性 ▷▷▷▷

内容提要：下肢稳定及运动对人体尤其重要，步态分析是研究时间最长、最深入的下肢整体性研究内容之一。通过学习步态分析，可以深刻领会下肢运动链的结构及功能。下肢肌肉骨骼系统的功能源自神经系统的调控，腰骶神经功能也是下肢功能整体性的重要组成部分。近年来，核心稳定理论与运动链理论不断融合，使得颈胸腰腹部结构也涉及下肢运动，为中医针灸推拿足三阳、足三阴经筋结构及功能阐释提供了一定的背景。

头颈胸上肢临床解剖是本课程的上篇，腰骨盆下肢临床解剖是本课程的下篇。站立与行走为人体下肢主要功能，下肢肌肉骨骼解剖与步态分析完美阐释了下肢运动功能。

手三阴经"从胸走手"，手三阳经"从手走头"；手三阴、三阳经筋伴经脉而行，布于头颈胸背肩和上肢。足三阳"从头走足"，足三阴"从足走胸"，构成头颈背腰胸腹与下肢的整体联系。从核心稳定与运动链角度看，手经筋描述上肢肌筋膜链与头颈胸廓的联系，手三阴经筋与臂前线、三阳经筋与臂后线有相似之处；相对于手经筋，足经筋更复杂，不仅描述下肢肌筋膜链与腰腹－骨盆的联系，还延伸至颈项胸背。有趣的是，肌筋膜经线与足经筋均非单纯选择下肢，而是从人体整体角度描述与讨论其功能。

站桩是中国传统拳术的基本功。如撑抱桩，站桩时需在无力中求力，不动中求微动，以达到意到、气到、力到、肢体到，这反映了中国传统拳术对整体与灵活性的重视，其实质是核心稳定结构及上下肢运动链的习练。

需强调的是，运动链含关节链、肌肉链和神经链，中枢神经及周围神经的调控对提升核心稳定与运动链功能至关重要。

第一节　步态分析介绍

正常步行是通过髋、膝、踝、足趾的连续活动，使身体沿一定方向移动的过程。步行时，足、踝、膝、髋、躯干、颈、肩、臂的肌肉和关节协同运动，以保持身体的平衡和协调。正常步态的特点包括：行走时上身姿势稳定，步长、步宽、步频合理，能量消耗最佳。步态依赖于中枢神经、周围神经以及骨骼肌肉系统的协调。任何环节的失调都可能影响步态，而有些异常也可能被代偿或掩盖。

随着科技发展，步态分析逐渐深入。利用多个同步高速相机获取三维运动学数据，描述步态运动学特征；利用多通路肌电图记录肌肉活动模式；利用地面嵌入的测力台测量反作用力，分析行走时足地接触面的力学变化。结合运动学数据、地面反作用力和个体测量特征，可计算出下肢关节内应力、力矩和功率等。

一、行走的运动学描述

（一）步态周期描述

步态周期指行走中一侧足跟着地至该侧足跟再次着地的时间。一个步态周期含两个单步（左、右单步）。步态周期是行走的周期性动作单位，可描述行走特征。

步态的空间描述符包括步幅和步长。步长是行走时左右足跟或足尖先后着地两点在前进方向上的直线距离。步幅又称跨步长，是同侧足跟（或足尖）前后两次着地点间的距离。正常人步幅是步长的两倍，为100~160cm。步宽指左右两足间的横向距离，以足跟中点为测量点。足偏角是贯穿一侧足底的中心线与前进方向的夹角，即"外八字"的度数。

步态的时间描述符是步频，即每分钟的单步数。人的步行速度会变，步态的所有测量值（空间、时间、运动学和动力学）与行走速度紧密相关，因此描述步态周期时应注明数据采集时的行走速度。

（二）支撑时相与摆动时相

步态周期分为"支撑时相"和"摆动时相"。以右下肢足跟为例，支撑时相是从右侧足跟着地到右侧足尖离地，即足部与地面接触时期，约占步态周期的60%；摆动时相是从右足尖离地到右足跟着地，即足部离开地面向前摆动时期，约占40%。

步态周期也分为双支撑时相和单支撑时相。双支撑时相是行走中双脚同时与地面接触时期。单支撑时相是行走中仅一侧下肢与地面接触时期。行走时，一侧下肢单支撑期时间等于对侧下肢的迈步相时间。

步态周期中，依次是第一个双支撑时相（0%~10%，体重从左下肢转至右下肢）、单支撑时相（10%~50%，右下肢支撑，左下肢摆动）、第二个双支撑时相（50%~60%，体重从右下肢转至左下肢）、单支撑时相（60%~100%，左下肢支撑，右下肢摆动）。

步态周期包括支撑时相（首次着地、负荷反应期、支撑中期、支撑后期、预摆动期）和摆动时相（摆动初期、中期、末期），共8期：

（1）首次着地（0%）：足跟或足底其他部位首次触地瞬间。

（2）负荷反应期（0%~10%）：足跟着地至足底全面触地时段，即一侧足跟着地至对侧足趾离地。

（3）支撑中期（10%~30%）：对侧下肢离地至躯干位于支撑腿正上方。

（4）支撑末期（30%~50%）：支撑腿足跟离地至对侧下肢足跟着地。

（5）迈步前期（50%~60%）：对侧下肢足跟着地至支撑腿足趾离地前。

（6）摆动初期（60%~80%）：支撑腿离地至该侧膝关节最大屈曲。

（7）摆动中期（80%~100%）：膝关节最大屈曲至小腿垂直地面。

（8）摆动末期（0%~100%）：小腿垂直地面向前摆动至该侧足跟再次着地前。

（三）步态周期中人体重心的位移

人体重心位于第2骶椎前方，重心运动的最佳观察方式是追踪头部或躯干的移动。

人体在步态周期中最明显的移动是前后移动，同时也伴随上下和左右的移动。行走时，随着骨盆的前移，身体重心上下移动约5cm，左右移动也约5cm。在侧面和上下投影上，分别形成正弦波形。

从侧面观察，重心最低点出现在每个双支撑时相的中点（步态周期的5%和55%），重心最高点则出现在每个单支撑时相的中点（步态周期的30%和80%）。

从前后看，重心在左右下肢间交替移动。重心最靠右的位置发生在右下肢支撑时相的中点（步态周期的30%），而最靠左的位置则发生在左下肢支撑时相的中点（步态周期的80%）。

换言之，从右足跟着地后不久到步态周期的30%，重心会向前、向上并移向右足，即身体重心上升并转至右腿。在右支撑时相中期，重心达到最高和最右位置。随后重心向前、向下并移向左足；当左足跟着地后不久，在双支撑时相期间，重心位于两足之间；当继续向前、移向左下肢时降至最低点。从右足尖离地到左下肢支撑时相中期（步态周期的80%），重心向前、向上并移向正提供支撑的左下肢。在步态周期的80%，重心再次达到最高点及最左位置。左支撑时相中期后不久，重心的移动开始向下和向右。当右足跟着地时，步态周期结束。

二、行走中的下肢运动链

（一）步态周期中的关节运动学

1. 骨盆旋转

步态周期中，骨盆会有小幅度的倾斜及侧方移动。骨盆旋转主要以髂嵴的运动为参照。以放松站立时的骨盆位置作为骨盆中立位。在正常速度的步态周期中，骨盆前倾和后倾的角度为2°~4°。骨盆的小幅度活动实际上发生在髋关节和腰骶关节。

当右足跟着地时，骨盆接近中立位。从步态周期的0%~10%，即双支撑时相，会发生少量骨盆后倾。随后在单支撑时相，骨盆开始向前倾斜，在支撑中期（步态周期的30%）时，骨盆小幅度前倾；在第二个支撑时相，骨盆开始向后倾斜，直至足尖离地。在摆动初期和中期（步态周期的60%~70%），骨盆再次向前倾斜，随后在摆动末期开始向后倾斜。

2. 髋关节屈伸

在标准行走速度下，髋关节需要从标准解剖体位屈曲大约30°、伸展大约10°。

一个步态周期中，起始时右足足跟着地，髋关节大约屈曲 30°。随着身体向左足方向移动，髋关节伸展，在右足尖离地之前，达到大约 10° 的最大髋关节伸展。髋关节屈曲开始于摆动前期，在足尖离地（步态周期的 60%）之前，髋关节大约位于 0° 位。在摆动时相期间，髋关节进一步屈曲，带动下肢向前，在右足跟着地之前，达到稍超 30° 的最大屈曲。

3. 膝关节屈伸

在步态中，膝关节正常功能要求从几乎完全伸直到接近 60° 屈曲。在足跟着地时，膝关节屈曲大约 5°，并在步态周期最初的 15% 内继续屈曲 10°~15°。紧接着初始屈曲，直到大约足跟离地时（步态周期的 30%~40%），膝关节几乎完全伸直。随后膝关节开始屈曲，到足尖离地时（步态周期的 60%），达到近似 35° 的屈曲；到摆动中期（步态周期的 73%）开始时，最大膝关节屈曲接近 60°。摆动前期内的膝关节屈曲有利于缩短下肢长度，便于足尖离地。在摆动中期和末期，膝关节接近完全伸直，为足跟着地做准备。

4. 踝关节屈伸

足跟着地时，踝关节处于轻微跖屈位。足跟着地后，足部在踝关节背伸肌的离心控制下进行跖屈运动，被平放于地面。接着，在胫骨向前运动时，踝关节背伸约 10%。在足跟离地之后，踝关节开始跖屈，在足尖离地后，达到 15°~20° 的最大跖屈。在摆动时相，踝关节再次背伸到中立位置，以便足尖离地。

（二）步态周期中的肌肉活动

步行的动力主要来自下肢及躯干肌肉。在一个步态周期中，肌肉具有保持平衡、加速、减速、吸收震荡等功能。下肢的多数肌肉在一次步态周期中会有一次或两次电活动短脉冲。运用肌电图对肌肉活动进行研究，可以简单地认为肌肉活动是"开"或"关"的状态。当 EMG 活动水平达到超过静态水平的预定值时，肌肉活动被称为"开状态"；反之，则被称为"关状态"。

1. 躯干肌

众多躯干肌肉参与步态周期，且显示出两侧肌肉同时激活的特征。竖脊肌在腰部中段表现出两个明确的活动阶段。腹直肌活动发生在步态周期的 20%~40% 和 70%~90%，双侧腹直肌活动可能用于稳定骨盆和腰椎，为髋屈肌（髂腰肌和股直肌）提供稳定。

2. 髋关节肌肉

髋伸肌和髋屈肌在矢状面发挥主要作用，髋外展肌（臀中肌、臀小肌和阔筋膜张肌）在额状面上稳定骨盆。

髋伸肌中的臀大肌的激活始于摆动末期，为支撑初期启动髋关节伸展做承受重量的准备，同时臀小肌也在足跟着地时激活。从足跟着地到支撑中期（步态周期的前 30%），臀大肌保持活跃以支持体重并伸展髋关节。在摆动时相，臀大肌在很大程度上无激活直到摆动末期。摆动末期时臀大肌开始激活，首先减小屈髋速度，然后开始伸展髋关节。

在步态周期的前 10%，腘绳肌群也是活跃的。

髋屈肌中的髂腰肌在足尖离地时变得活跃，并在整个摆动初期保持活跃。步态周期 30%~50% 时髂腰肌激活，此时髋关节正在伸展。而后髂腰肌的向心收缩使足尖在离地之前即开始髋关节屈曲。尽管髋关节屈曲持续到摆动末期，但髋屈肌只在摆动时相的前 50% 是激活的。在摆动时相的下半段，髋关节屈曲的动量由大腿在摆动时相的初期获得。股直肌也充当髋屈肌，协助髂腰肌屈髋。缝匠肌也作为髋屈肌，在足尖离地到摆动中期呈现活跃。

髋外展肌中的臀中肌、臀小肌在摆动的最后阶段是激活的，为足跟着地做准备。作为髋部的两块主要外展肌，它们在步态周期的前 40%，尤其是单腿支撑时最为活跃，以控制对侧骨盆在对侧下肢摆动时降低的程度。在该离心活动后，髋外展肌将围绕同一中心运动，在支撑后期启动髋关节相对外展。髋外展肌在额状面的适当扭矩对于行走时额状面的稳定性十分关键。髋外展肌还可以控制股骨在额状面的对齐水平。不适当的肌肉激活可能会导致股骨过度内收，从而导致支撑期较差的下肢对齐以及膝关节过度外翻力矩。臀中肌的其他辅助作用还包括利用前部肌纤维协助髋屈曲和内旋，以及利用后部肌纤维协助髋伸展和内旋。

髋内收肌在行走时显示了两次活动脉冲。第 1 次发生在足跟着地时，与髋伸肌和髋外展肌共同激活，有助于稳定髋关节。同时，大收肌和其他内收肌可能会协助髋关节伸展。第 2 次发生在足尖离地之后，可能会启动髋屈曲。在摆动末期足跟着地时，内收肌有一个可以伸展髋关节的矩臂；在支撑末期足尖离地时，内收肌有一个屈曲髋关节的矩臂。

髋关节旋转肌肉（阔筋膜张肌、臀小肌和臀中肌的前部纤维）在大部分支撑时相是激活的，在水平面内将骨盆的对侧向前移动，协助摆动的下肢前进。内旋肌的力量不足或者缺乏控制可能会导致股骨过度内旋，并伴有过度的足旋前。

3. 膝关节肌肉

在步态周期中，膝关节的伸直和屈曲肌肉都起着重要作用。

膝伸肌股四头肌在摆动时相的后期变得非常活跃，为足跟着地做准备。活动的主要脉冲发生在足跟着地后不久，主要作用是控制发生在步态周期前 10% 的膝关节屈曲。离心收缩起到缓冲下肢承受重量（吸收震荡）和防止过度屈膝的作用。股四头肌在支撑中期向心收缩，以在支撑中期伸展膝关节和支撑体重。

膝屈肌腘绳肌在足跟着地前后的时期内最为活跃。在足跟着地之前，腘绳肌减缓膝关节伸展，为足着地做准备。腘绳肌在支撑时相的前 10% 被激活，以协助膝关节伸展，并通过共同激活为膝关节提供稳定性。在摆动前期和摆动时相，多数膝关节屈曲主要由肢体的被动动力和腓肠肌的少量激活引起。

4. 踝关节和足部肌肉

胫骨前肌、趾长伸肌、踇长伸肌、腓肠肌、比目鱼肌、胫骨后肌、腓骨长肌、腓骨短肌在正常步态中也起到重要作用。

第二节　颈胸腰下肢肌筋膜链及足经筋解剖阐释

一、对经脉经筋系统的重新认识

经络是中医学的特有概念，指通行全身气血、联络身体上下内外的通路。经络系统包括十二经脉、奇经八脉、十二经别、十五络脉、十二经筋、十二皮部。

如何认识经络系统？经络系统是以经脉为主体的复杂系统，奇经八脉对十二经脉起着补充作用。十二经别、十五络脉分别是十二经脉、奇经八脉的分支，它们增强了十二经脉在体内及体表的分布和相互联系。络脉为横向分支，具有渗灌气血的功能。经筋、皮部实质上是按照十二经脉的分布，对全身筋肉、皮肤进行的重新划分。经脉内连脏腑，外络肢节，使人体脏腑与外在的筋肉、皮肤形成一个整体。气血津液同源于脏腑并滋养肢体，为脏腑及躯干、四肢提供营养与动能。

经络系统是人体不可或缺的一部分，内属脏腑外络肢节，它既是气血运行的通路，又揭示了体表与脏腑之间的联系。经脉经历了从血脉到经脉的演变，解剖上可见的动静脉即为血脉，先形成足臂、阴阳十一脉，进而发展为十二经脉，并有奇经八脉作为补充。虽然古典中医对神经解剖及其功能的认识有所不足，但在经络系统的描述中并未缺少与神经相关的解剖和功能阐述。从外周神经血管束的解剖和功能角度来看，气属阳、血属阴，作为气血运行的通路，经脉包含了血管和脊神经的功能。三部九候遍诊法通过观察人体上、中、下三部搏动的动脉来诊断疾病，其中上肢的手太阴（太渊）、手少阴（神门），下肢的足少阴（太溪）、足厥阴（太冲）、足太阴（冲阳），在腕踝处都能感受到脉动。十一脉均起始于腕踝部，阴经位于凹陷处，因此手足阴经与解剖上的动脉是相一致的。手阳明经包含桡神经，手太阳经包含尺神经，足太阳经包含坐骨神经，因此有"阴脉是动脉，阳脉类似神经"的说法。足阳明胃经的分布实际上有别于阴阳的分布规律，其人迎脉、趺阳脉显示足阳明也属于经脉。有学者提出经脉是间质液的通道，将肌间隙、筋膜间隙以及神经血管周围的津液回流通道和神经血管合称为经脉，从功能上对气血津液的运行进行了整合。

人体骨骼由中轴骨和四肢骨组成，共同形成了一个既稳定又可活动的结构。骨筋解剖指的是由脊柱、头部和四肢所构成的脊柱稳定结构以及上肢和下肢的关节链解剖及其功能。经脉主要是指以脊神经和动脉为主的神经血管束。筋约束骨骼，而骨骼又张紧筋，骨骼正直、筋肉柔韧为经脉的畅通提供了基础。如果筋肉紧张、骨骼紊乱则会导致经脉不通畅，进而引发气滞血瘀、津液停滞以及湿阻痰凝等问题。"以骨筋解剖为基础的经脉经筋体系"反映了骨骼、筋肉和经脉之间的解剖、生理以及病理关系。

经筋是全身筋肉根据十二经脉的分布进行的重新划分，它呈现出线状的分布特征，与肌筋膜链的解剖和功能相类似。从解剖和功能上来看，经筋与经脉之间存在着密切的联系，"经主导气血运行而筋则构成形体"，经筋可以被视为河堤或山谷，而经脉则如同江河中的水一样流淌其中。经筋所起到的约束骨骼和利于关节活动的作用离不开经脉中的神经血管束所提供的滋养与调控功能。

在诊治筋伤方面，学界通常强调"筋骨整体观念"，重视"筋骨辨证"，实施"筋骨并重"的诊疗模式；同时也强调"经脉理论和经筋理论"，重视这些理论在诊治筋伤疾病过程中应用。骨错缝、筋出槽往往伴随着经脉不通畅和经筋失衡。近年来西医学提出的相关理论进一步支撑并阐释了传统的筋骨理论以及经脉和经筋的理论，从而推动了经筋理论在筋伤病症临床诊断和治疗中的应用。这些相关理论包括运动功能解剖学（涉及骨骼肌肉的解剖结构运动学以及生物力学）、肌筋膜扳机点学说、扬达疗法的肌肉骨骼系统疼痛适应模式以及肌筋膜链学说（包括姿势链、运动链、关节链、肌肉链和神经链）。

从解剖学角度来看，经筋是位于人体不同侧面的、上下相连的肌肉筋膜所形成的动力线或张力线。在认识肌肉关节的解剖结构时，我们不仅要关注某个关节周围的筋肉，还需要注重整个人体中，如颈肩臂手、颈胸腹下肢，以及颈背腰下肢等部位的张力线情况。关节的稳定性和灵活性则是这些肌肉筋膜所形成的动力线或张力线正常功能的基础。这些张力线通常由相关的神经所支配，从而形成了神经与肌肉之间的系统联系。在"以骨筋为基础的经脉经筋体系"中，筋骨构成了基础，而经脉和经筋则是关键所在。

经络具有相当的复杂性，因此仅从骨筋脉的角度来认识它可能会有些片面，这只是从肌肉骨骼系统的解剖结构、功能，以及病理角度进行的一种阐释而已。

二、腰骨盆下肢的骨筋脉体系

以筋骨为基础的经脉经筋体系包括三部分：其基础为筋骨，筋束骨，骨张筋；其次是关节链 – 肌筋膜链，统指肌肉及其附着结构，且包括包裹在肌肉外的筋膜；最后是神经调控。颈胸肩上肢骨筋脉体系以臂丛神经对上肢肌筋膜链的调控为核心，腰 – 骨盆 – 下肢骨筋脉体系以腰丛、骶丛神经对下肢肌筋膜链的调控为核心。但必须认识到感觉 – 运动系统的整体性，以及中枢神经的感觉 – 运动调控是骨筋脉体系的关键。

（一）腰 – 骨盆 – 下肢骨筋脉体系的构成

从神经血管束的来源讲，下肢神经发自腰丛、骶丛，下肢动脉源自腹主动脉，下肢肌肉骨骼系统功能与腰椎骨盆密切相关。从核心稳定与运动链角度看，胸椎 – 腰椎 – 骨盆 – 髋构成核心稳定结构的骨骼部分，髋 – 股 – 膝 – 胫腓 – 踝 – 足则形成下肢运动链。腰 – 骨盆 – 下肢骨骼肌肉系统及相关神经、血管共同组成下肢骨筋脉体系。

腰腹核心稳定使人体以躯干为中心，驱动上肢骨、关节、肌肉进行操作，带动下肢骨、关节及肌肉行走与运动。骨骼是人体姿势及运动的支架，神经肌肉控制是运动功能的核心。单束肌肉运动受某一运动神经支配，而某一神经束可能控制众多协同肌，主动肌与拮抗肌可能受不同神经束支配。显然，人体整体协调运动需要中枢神经对肌肉骨骼系统进行精细感知与整体控制。

1. 核心稳定结构及腰椎 – 骨盆 – 髋复合体

椎骨、椎间盘、椎间关节及韧带，构成脊柱的静力稳定平衡系统，脊旁肌则为脊柱提供动力稳定平衡。脊旁肌包括竖脊肌、髂腰肌、腰方肌、多裂肌和胸腰筋膜。竖脊肌主要负责后伸脊柱，腰方肌则负责侧屈脊柱或提髋。除屈髋、前倾躯干外，腰大肌还被视为重要的脊柱稳定肌。

从躯干与四肢运动整体性的角度，腰椎脊柱位于胸廓与骨盆之间，与其间相关肌肉共同形成一个圆柱体样的核心稳定结构，其后壁为脊旁肌，前壁和侧壁由腹肌构成，圆柱的顶部和底部分别由膈肌和盆底肌封闭。所有腹肌都附着于腰椎、骨盆带和胸廓上，对稳定腰段脊柱至关重要，特别是腹横肌。核心稳定结构能增加腹内压、稳定脊柱，并通过上下肢近端肌肉驱动远端肌肉，使人体肌肉骨骼系统作为一个整体发挥作用。

站立行走是人类特有功能，骨盆架于两侧股骨之上，通过髋关节连接。从闭链运动角度看，髋关节兼具稳定性与灵活性。髋关节也可归入核心稳定结构。腰－骨盆－髋关节复合体决定腰椎曲度、骨盆倾斜度及髋关节稳定性的相互关系。"下交叉综合征"在临床很常见，长期不良站立或坐姿导致腰－骨盆－髋关节复合体骨性结构改变，以及髂腰肌、臀中肌、股内收肌的张力变化。髂腰肌主要负责屈髋，使腰椎和骨盆前倾，使股骨外旋，部分屈髋功能由股内收肌群承担。腹直肌与股内收肌连接于耻骨的同一位置。竖脊肌、臀大肌、髂腰肌和腹肌是矢状面上的平衡肌，而臀中肌与股内收肌群则是髋关节额状面上的平衡肌，对维持腰－骨盆－髋关节复合体骨性结构至关重要。

2. 下肢运动链及神经支配

下肢运动以骨与关节为支撑，以肌肉收缩为动力，血管提供营养，神经负责支配及调控。

（1）下肢运动链的复杂性

下肢运动链涵盖关节链、肌肉链和神经链。

从解剖列车肌筋膜链角度看，下肢前方为前表线，后方有后表线，侧方为体侧线，内侧则是前深线。前表线负责伸膝、伸踝的同时动作，后表线则同时伸髋与屈膝，而体侧线则负责外展髋关节与踝关节。但下肢的实际功能远不止这些，例如屈髋与屈膝的联合运动分别在髋关节前方与膝关节后方进行。

主动肌、协同肌和拮抗肌在中枢神经系统和周围神经系统的统一调控下协同工作。退避反射和对侧伸肌反射是两种最基本的保护性反射。退避反射是当肢体遇到有害刺激，如高温时，会反射性地远离刺激源，此过程中屈髋肌被激活，同时抑制同侧的伸髋肌；屈膝肌也被激活，而伸膝肌则受到抑制。对侧伸肌反射则是指当皮肤感受器接收到有害刺激时，会激活同侧的屈肌和对侧的伸肌，使对侧肢体伸展以提供支撑。例如，当站立时左脚踩到钉子，右腿的肌肉会伸直以支撑身体，从而使左脚的退避反射得以实现。

（2）下肢肌肉的神经支配

肌肉的运动依赖于神经的支配。下肢的神经主要来自骶丛和腰丛。

骶丛由第4腰神经前支的小部分、第5腰神经前支，以及第1、2、3骶神经的前支共同组成。其直接分支负责支配梨状肌；同时发出臀上神经支配臀中肌、臀小肌和阔筋膜张肌；臀下神经则支配臀大肌；另外还发出坐骨神经，其分支负责支配腘绳肌。

L$_4$~S$_1$ 神经分别支配胫骨前肌、胫骨后肌、腓骨长短肌和小腿三头肌。

若将神经血管束视作经脉，那么坐骨神经的分布区域与足太阳经脉、足少阳经脉相似。若将肌筋膜链看作经筋，则骶丛支配的肌肉与后表线、足太阳经筋的关联更为紧密。

腰丛位于腰大肌深处、腰椎横突前方，由第 1、2、3 腰神经前支及第 4 腰神经前支的大部分构成。它发出肌支来控制髂腰肌和腰方肌；同时发出皮支至腹股沟、大腿前部和内侧。股神经的肌支作用于髂肌、耻骨肌、股四头肌和缝匠肌；而闭孔神经则发出肌支来控制股内收肌群。

若将神经血管束视为经脉，则股神经的分布区与足阳明经脉相似，闭孔神经的分布区则与足三阴经脉相近。若将肌筋膜链看作经筋，腰丛支配的肌肉与前表线、前深线、体侧线以及足阳明经筋、足少阳经筋、足三阴经筋的关系更为紧密。

因此，胸腰骶部神经的功能障碍可能导致下肢肌肉功能的不协调。坐骨神经的病变可能伴随梨状肌、臀大肌、股二头肌、小腿三头肌、胫骨前肌等功能的障碍和疼痛；股神经的病变可能伴随股四头肌功能障碍和疼痛；闭孔神经的病变则可能伴随股内收肌群的功能障碍和疼痛。这些症状都可以在下肢的姿势和运动中显现出来。同时，这些症状也可能在神经肌肉整体系统中引发代偿反应，例如当股神经支配的股四头肌伸膝装置受损时，可能会引发闭孔神经支配的股内收肌群的代偿性肥大或劳损。

（二）下肢肌筋膜链与足三阳三阴经筋

腰椎 – 骨盆 – 下肢骨筋脉体系以关节链为支架（以骨筋为基础），以肌筋膜链为动力（经筋），以神经血管束提供营养和调控（经脉）。下肢肌肉不协调可能源于神经 – 肌肉性问题，或关节 – 肌肉 – 筋膜生物力学性问题，或两者的综合体现。

足三阳经脉及经筋分布于下肢的前方、侧方及后方，范围广泛，肌肉线条清晰、层次分明。后表线与足太阳膀胱经经筋相似，前表线类似足阳明胃经经筋，体侧线则与足少阳胆经经筋相仿。这三者与后表线、前表线、体侧线有一一对应关系，现代解释较为直观。

足三阴经脉及经筋主要分布于下肢内侧，此区域的肌肉呈现多层、斜行、交织状态，共同组成前深线，未显现出与足三阴经筋一一对应的三条力线。

肌筋膜经线中的"前深线"穿越髋、骨盆及腰椎前侧。除髋关节内收外，前深线不直接参与其他运动，但影响几乎所有动作。其作用是稳定核心结构和微调身体姿势，类似于肾为身体之根本的概念。它影响外层肌筋膜经线的功能，是关节及周围软组织损伤和退化的基础。

前深线起自足底深层，沿小腿后侧上行，经膝后方至大腿内侧，然后分前后两路向上穿过骨盆底部，在腰椎会合。从腰大肌 – 横膈交界处开始，分支向上环绕并经过胸部脏器，最终止于脑颅和面颅底部。

腰大肌连接股骨小转子和腰椎，与足少阴肾经的"贯脊属肾"描述相符。与下肢经脉、经筋共同探讨时，会发现大腿内侧的股内收肌群，特别是长收肌和大收肌，常有明显痉挛和压痛。这些肌肉与耻骨相连，恰与足厥阴肝经和足少阴肾经的经脉、经筋相吻合。从针灸推拿角度看，这可能表明肾经虚弱、经脉不通或经筋拘挛。

在现有经脉经筋体系中，足三阴经分布略显模糊，大腿内侧穴位稀少且定位不明，限制了对经脉经筋的理解。其与腰大肌、股内收肌群的关系尚无定论，需从神经肌肉和肌肉骨骼生物力学角度深入探讨。

经筋理论与肌筋膜链理论分属不同体系。由于经脉经筋理论的解剖实体性、功能性和哲学属性，单纯结构角度难以全面描绘线性经筋。无论在小腿、大腿还是躯干部，足三阴经筋都与足三阳经筋形成立体平衡结构。足三阴经筋的相互配合体现了其不可分割性和经络的整体功能特点。

足三阳三阴经筋与肌筋膜链的前表线、后表线、体侧线、前深线结构关系密切，不仅涉及腰－骨盆－下肢，还涉及颈椎－胸椎－腰椎，其中脊柱结构与功能至关重要。奇经八脉中的督脉、任脉和冲脉贯穿脊柱，特别是冲脉还与足三阴经脉联系密切，提示脊柱前方与下肢内侧的相关性。

对经筋理论的解释可能需从结构、功能和病候多方面进行。经筋功能的整体性与中枢神经系统对肌筋膜系统的整体调控密不可分。经筋理论的重构是经络系统重构的一部分，相信从结构和生物力学等方面对经筋理论的重构将推动经络系统的重构与发展。

三、意拳撑抱桩的形气神

意拳是内家拳的一种，没有套路及固定招式，讲求随机随势应感而发。撑抱桩是意拳的基础桩法、核心桩法，通过意念诱导，在无力中求有力，不动中求微动，使习练者的精神与肢体高度协调整合，达到"意到、气到、力到"的本能反应，也即浑元力。站桩也用于中医康复及养生，属"气功"的一个功种，松、静、自然，以达到"形神合一"，如《素问·上古天真论》所言："呼吸精气，独立守神，肌肉若一。"

意拳撑抱桩是练习浑元力的有效方法。撑抱桩有形、气、意三方面的要求：形指外在的姿势，即身法；气包括自然呼吸与浑元之气；意指心法与意想。

意拳撑抱桩分平步撑抱桩和三体撑抱桩。

平步撑抱桩又称健身桩，其身法要求：目视前方；两脚分开与肩同宽，两膝微曲；两手环抱胸前，手与肩平，手高肘低，手心向内，手指分开微屈。心法要求松、静、自然。初始练习宜全身放松，目视前方；两脚分开与肩同宽，两膝微曲，臀部下坐，胯部内收，背部微后靠，如坐高背椅；想象臀下一球，胯内一球；两手环抱胸前，如抱一气球，手与肩平，手指分开，如抓一头部大小的气球，两手手指指肚相对，腕部要放松，手距胸部一尺左右，肘部夹角略大于直角，腋下可容一球。头顶向上领起与足跟相连，全身上下如一弹簧。初步体认后注意"上下、前后、左右"六合，先静态后动态，微动中"体整如铸，身如铅灌，肌肉如一，毛发如戟"，整体开合带动前后，前后带动上下，肩撑肘横，外撑里抱。练习日久，可"外翻内裹，上兜下坠，上挑下挂"。

浑元力是胸廓、腰椎、骨盆、髋整体及上下肢的合力。脊柱胸－腰－骨盆呈弓形，塌腰坐胯，髋外旋、虚裆开胯；髂腰肌、股内收肌收缩，躯干向前，掖胯合膝。含胸拔背，上肢撑抱力主要来自与肩胛骨相连的上肢屈肌链和伸肌链；下沉的劲力主要来自胸大肌、背阔肌；上挑的劲力主要来自斜方肌、肩胛提肌、菱形肌。

三体撑抱桩又称技击桩、浑元桩。以左式为例，两足跟并齐，脚尖分开如立正姿势，而后左脚顺脚尖方向迈出一步，前后脚距离为一个脚的长度。左膝微屈，膝关节凸出部位力向前指且有撑拔之意，同时右胯微向后靠，有力向后与左膝前指之力相互牵引。两腿支撑身体的重量约是前三后七。两手缓缓抬起，高与肩平，手心向内，左手位于左脚垂直线上，右手心对准右乳部，和右脚方向一致，左手位置略高于右手。两手虎口稍撑，十指自然撑开而微屈，各个指间如夹有棉絮。头顶悬，微向左拧，目光从左手腕和虎口之间望向远方，下颏微收，若能容球。想象自己头顶天，脚踩地，如参天巨人抱参天巨树，昂首独立于一望无际的大地。

浑元力是一个整体劲，需在肩胛骨周围肌肉稳定的基础上，将核心稳定的躯干力及下肢力传递到上肢。上挑是下肢闭链的腿的蹬撑和躯干肋部的侧屈，使力达臂掌。下沉是躯干整体下沉力，通过背阔肌带动上肢下沉。

站桩是增强核心稳定与运动链的有效方法。胸－腰－骨盆－髋关节复合体，这一核心稳定结构首先收缩，通过核心部位的稳定为四肢肌肉的发力建立支点，为上下肢力量的传递创造条件，为身体重心的稳定和移动提供力量。

附录　针灸推拿临床解剖实训内容及触摸视频 ▷▷▷▷

针灸推拿临床解剖实训一

颈项部

1.颈项前方、侧方、后方照片各一张，用于望诊练习。

2.颈椎骨性结构触摸微视频：颈椎棘突触摸、椎弓板触摸、关节突触摸、横突触摸（触摸视频1）。

3.颈前舌骨、甲状软骨、环状软骨、气管触摸。

4.颈项部肌肉触摸：胸锁乳突肌、斜方肌（触摸视频2）、夹肌、肩胛提肌（触摸视频3）、斜角肌（触摸视频4）、颈竖脊肌。

5.颈总动脉、臂丛（触摸视频5）、锁骨下动脉（触摸视频6）。

针灸推拿临床解剖实训二

头面部

1.头部骨性标志触摸：枕外隆凸、眶上孔、眶下孔、颏孔、下颌骨。

2.头面部肌肉触摸：颞肌、咬肌。

3.头面部动脉：面动脉、颞浅动脉。

胸背部

1.胸部骨性标志触摸：胸骨角、肋间隙（触摸视频7）、剑突、肋弓、第11肋端、第12肋端（触摸视频8）。

2.背部骨性标志触摸：胸椎棘突、椎弓板、横突、肋骨（触摸视频9）、肩胛骨内侧缘、上角、下角。

3.胸部肌肉：胸大肌、胸小肌。

4.背部肌肉：斜方肌、菱形肌、背阔肌、竖脊肌。

5.锁骨下窝的锁骨下动脉、腋动脉。

针灸推拿临床解剖实训三

肩部

1.肩复合体触摸：锁骨、肩胛骨，胸锁关节、肩锁关节、肩肱关节，肩胛骨外侧缘、肩胛冈、肩峰、喙突，肩胛骨运动（触摸视频10）。

2.肩部肌肉触摸：冈上肌（触摸视频11）、冈下肌（触摸视频12）、小圆肌、大圆肌（触摸视频13）、肩胛下肌、胸大肌、胸小肌、背阔肌、肩胛提肌、斜方肌、菱形肌、前锯肌、肱二头肌、肱三头肌。

3.局部解剖：腋窝。

针灸推拿临床解剖实训四

臂肘前臂腕手部

1.骨性标志：三角肌粗隆、肱骨外侧面、肱骨内侧面、肱骨外上髁、肱骨内上髁、尺骨鹰嘴、尺骨干、尺骨头、尺骨茎突、桡骨头、桡骨颈、桡骨茎突、上尺桡关节、下尺桡关节、豌豆骨。

2.肌肉：肱二头肌（触摸视频14）、喙肱肌、肱肌、肱三头肌（触摸视频15）、肱桡肌、旋前圆肌、桡侧屈腕肌、尺侧屈腕肌、掌长肌、桡侧腕长伸肌、桡侧腕短伸肌、指伸肌（触摸视频16）、旋后肌、拇长伸肌、拇短伸肌、拇长展肌、拇短展肌、小指展肌、背侧骨间肌。

3.局部解剖：肘窝（触摸视频17）、腕管。

4.神经、动脉：桡神经（触摸视频18）、正中神经、尺神经（触摸视频19）、肱动脉、桡动脉、尺动脉。

针灸推拿临床解剖实训五

上交叉综合征及臂肌筋膜链望诊、触诊实训。

针灸推拿临床解剖实训六

腰骶骨盆部

1.腰骶部体表照片。

2.骨性标志触摸：腰椎棘突、椎弓板、腰椎上关节突（乳突）、横突（触摸视频20）、髂嵴、髂后上棘、髂前上棘、耻骨结节、耻骨联合、坐骨结节、骶正中嵴、骶角、骶管裂孔、骶后孔、尾骨（触摸视频21）。

3.肌肉触摸：竖脊肌、腰方肌（触摸视频22）、腰大肌。

针灸推拿临床解剖实训七

髋部

1.骨性标志触摸：股骨大转子、股骨小转子、坐骨结节。

2.肌肉触摸：缝匠肌、阔筋膜张肌（触摸视频23）、髂腰肌（触摸视频25）、股直肌、腘绳肌、臀大肌、臀中肌、梨状肌（触摸视频24）、耻骨肌、长收肌、股薄肌、大收肌。

3.局部解剖：股三角、股动脉、股神经（触摸视频25）、坐骨神经。

腹部

1.腹部体表照片。

2.腹肌触摸：腹直肌、腹斜肌、髂肌。

3.腹主动脉。

针灸推拿临床解剖实训八

股膝部

1.膝部前方、后方、侧方照片（放松状态、张力状态）。

2.骨性标志触摸：髌骨、股骨外侧髁、内侧髁、胫骨内侧髁、外侧髁、胫骨粗隆。

3.肌肉触摸：股四头肌（触摸视频26）、腘绳肌、髂胫束、鹅足腱。

4.局部解剖：腘窝（触摸视频27）。

小腿踝足部

1.骨性标志触摸：腓骨头、胫骨、内踝、外踝、舟骨粗隆、第5跖骨基底部。

2.肌肉触摸：小腿前群胫骨前肌、趾长伸肌、姆长伸肌（触摸视频28）；小腿后群腓肠肌、比目鱼肌、胫骨后肌、趾长屈肌、姆长屈肌（触摸视频29）；外侧群腓骨长肌、腓骨短肌。

3.局部解剖：踝管。

4.神经、动脉：坐骨神经及其分支（胫神经、腓总神经）（触摸视频27）。

针灸推拿临床解剖实训九

肌筋膜链

步态分析望、触，及下肢运动链；颈胸腰下肢肌筋膜链触摸。

主要参考书目 ▷▷▷▷

1. 柏树令. 系统解剖学［M］. 北京：人民卫生出版社，2001.

2. 彭裕文. 局部解剖学［M］. 北京：人民卫生出版社，2001.

3. 邵水金. 人体解剖学［M］. 北京：中国中医药出版社，2016.

4. Neumann D.A. 骨骼肌肉功能解剖学［M］. 刘颖，师玉涛，闫琪主译. 北京：人民军医出版社，2016.

5. Margareta Nordin，Victor H.Frankel. 肌肉骨骼系统基础生物力学［M］. 邝适存，郭霞主译. 北京：人民卫生出版社，2008.

6. 中华人民共和国国家标准·腧穴名称与定位（GB/T 12346–2006）［M］. 北京：中国标准出版社，2006.

7. 黄龙祥，黄幼民. 实验针灸表面解剖学——针灸学与表面解剖学影像学的结合［M］. 北京：人民卫生出版社，2007.

8. 孙红梅. 局部解剖学（含穴位解剖）［M］. 北京：中国中医药出版社，2014.

9. 邵水金. 腧穴解剖学［M］. 北京：中国中医药出版社，2017.

10. 于天源. 按摩推拿学［M］. 北京：中国协和医科大学出版社，2005.

11. 菲尔·佩治，克莱尔 C. 弗兰克，罗伯特·拉德纳著. 肌肉失衡的评估与治疗：扬达治疗法［M］. 焦颖主译. 北京：人民体育出版社，2016.

12. Thomas W.Myers. 解剖列车：徒手与动作治疗的肌筋膜经线［M］. 关玲，周维金，翁长水主译. 北京：北京科学技术出版社，2016.

13. 李义凯，齐伟. 推拿解剖学［M］. 北京：科学出版社，2019.